健康寿百岁

严 铭◎著

线装書局

图书在版编目（CIP）数据

健康寿百岁 / 严铭著. -- 北京 ：线装书局，
2023.9
　　ISBN 978-7-5120-5607-7

　　Ⅰ．①健… Ⅱ．①严… Ⅲ．①保健－基本知识 Ⅳ.
①R161

中国国家版本馆CIP数据核字(2023)第151653号

健康寿百岁

JIANKANG SHOUBAISUI

著　　者：严　铭
出版策划：唐根华
责任编辑：崔　巍
出版发行：线装书局
　　　　　地　　址：北京市丰台区方庄日月天地大厦 B 座 17 层
　　　　　（100078）
　　　　　电　　话：010-58077126（发行部）010-58076938（总编室）
　　　　　网　　址：www.zgxzsj.com
经　　销：新华书店
印　　制：三河市中晟雅豪印务有限公司
开　　本：787mm×1092mm　1/16
印　　张：17.25
字　　数：265 千字
版　　次：2023 年 9 月第 1 版第 1 次印刷
定　　价：88.00 元

线装书局官方微信

内容提要

此书关乎防治疾病，健康生活，在涉及有关医学、保健、食疗、减肥、美容、安全、食物营养，以及遵纪守法和积极倡导健康的生活方式习惯等许多方面，颇有心得和实例。其最大优势特色是科学防治疾病知识丰富全面。

书中104篇文章内容都是正面宣传教育，语言通俗易懂，真实可靠，并有创新之意，书香浓浓，味道好极。它传递的信息是科学地充满着关爱和呵护，很暖心也很感动人。

作者表达的知识内容丰富多彩，生动有趣的观点看法是沙里淘金。并侧重于讲述怎样有效防治疾病，如何应对各种疾病的侵害和挑战，采取科学合理措施，总结出一套聪明养生保健即有病尽早康复、无病要认真保养增强体质的体会。

本书着重提出要靠自己主动积极守护健康，坚持保持健康的状态，努力提高生命的质量，显示有活力和朝气蓬勃。这样人们的健康长寿就很有希望和期待。

本书介绍的内容方法简单易学，无疑能让人民群众的身体受益，并被自己照顾保养得越来越健康年轻，这样的寿命更加久长。故作成书以飨读者。

前 言

养生防病是保养身体的王道。咱们要将健康认真仔细负责任地管起来。从日常生活源头做起，危害健康的不良生活方式要坚决纠正和克服，要严防疾病和事故对人体的伤害。生病后治病很重要，但预防疾病比治病更加重要。所以我们要预防为主，大力倡导健康的生活方式，养成良好的生活习惯，养生不能无知疏忽和任性，而要善待自己的身体。这样做就是负起责任为自己好，对家庭对亲人也是最大的爱。

养生防病就是黑夜里点亮追求健康的灯塔。在养生奋斗之路上坚毅前行，与健康相伴，这是靠我们努力追求来的，是因为特别重视养生防病实践做出来而得到的。况且这样保养体质好，咱们还能为国家建设和创新创业更好地贡献智慧和力量。因此我们一手要抓工作事业，另一只手要抓自己身体，两手都必须过得硬。这就是养生素质好，这就是有文化修养觉悟高，这就是有梦想有志气。这样做到是很了不起的伟大，值得称赞和敬佩。

养生防病是走长命百岁的幸福大道。人生的旅程很漫长，但只有一张单程的船票。所以防病养生对我们而言不是小事，而是一件重要的大事。保养好身体是不可推卸的责任，这是神圣的天职。我们肩负的责任重大艰巨，要担当起来有所作为真懂实干，动脑筋想尽办法要严格按照养生保健知识照顾好身体，努力提高生命质量，使自己健健康康安然无恙。

如果我们坚持不懈去追求健康长寿梦，那么我们未来的生活无疑会过得很香甜和美好。这样活到120岁就有很大的希望，相信大家可以通过勤学此书能保养好身体，如愿以偿圆梦。

作者

吴眉点评 ●●

如何保持和增进健康？怎样轻松地寿至 100 多岁？毫无疑问，我们需要大幅提高养生素质。本书是能够大幅提升养生素质的美味精神食粮，是保养身体有效预防疾病侵害的优质图书。它突出文章的主题思想，结构合理，内容丰富多彩全面，颇有创新之意，令人大饱眼福。

作者用通俗易懂的语言，富有趣味性和可操作性的哲理，深入浅出地向读者介绍健康知识奥秘和危害长寿因素，指导人们怎样健康生活，怎样防病养生保健，真实可信倍感亲切。其中作者还热情地介绍许多专家教授谈论养生之道，古今中外百岁老人如何保健的经验体会，阅读后定会深受启发而得到鼓励。作者还列举很多实例和生动有趣的故事，说明防病养生的重要性。

这本书是中老年人追求健康推迟衰老的行动指南，是人们想健康长寿活到百岁的加油站，也是我们全面预防疾病打击病魔的强大理论武器。因此，我们要义不容辞承担起责任，将文章内容深阅细读，认真思考读懂，反复琢磨悟透。只有这样长期坚持做，把养生保健重要知识入脑入心，我们才能大幅提高养生素质，熟练地掌握养生知识用于保养好自己身体。

养生家强调追求健康长寿喜获成功的关键，是要认真落实在行动上，做到有病要想尽办法及早康复，无病要从多方面全面性地加强防病养生保养。这种观点说法和措施落实是真理，这就是科学养生。

咱们渴望健康长寿百岁梦，长期坚持不懈地努力追求，这样就能活出健康，活出人生的精彩和圆满。

吴眉

2023 年 8 月 18 日

注：吴眉系上海中医药大学曙光医院医学博士、硕士生导师。

目 录

01篇
创作歌词（10首）

1 养生百岁健（歌词）

七十岁前早亡逝，
有福无寿世人醒。
生死别离悲痛极，
养生迷路拒任性。

营养早餐补身体，
欲要健康戒烟酒。
心态乐观无忧愁，
体育锻炼长长久。

2015 年 9 月 12 日

2 养生家之歌（歌词）

与健康亲切握手，
那就要特别重视养生。
饮食均衡，
多素少荤，
粗细兼顾，
新鲜卫生。
严防疾病的侵害，
这样就健康。

与健康平起平坐，
那就要勤学防病保健。
起居有常，
生活规律，

戒烟限酒，
心态平和。
远离病魔千万里，
这样就益寿。

与健康相伴到老，
那就要践行养生之道。
有病早治，
安全重视，
锻炼积极，
必有回报，
科学养生防疾病，
这样百岁老。

2015 年 2 月 18 日

3 日常养生（歌词）

看书读报好处多，
种花养草心头悦，
节食减肥身苗条，
养肾无愁显年轻，
心静体动喜增寿。

戒烟限酒保平安，
闲来无事锻炼忙，
防病保健当首要，
和睦家庭香又甜，
聪明养生度天年。

2020 年 11 月 5 日

4 酒趣（歌词）

小酒怡情也许是，
舒筋活血解心愁。
贪杯酒醉患病多，
害人误事殃及家。

酒足饭饱花私款，
八项规定令之严。
少喝益寿似神仙，
安全养生是最佳。

2015 年 2 月 6 日

5 体育迷（歌词）

体育锻炼效果好，
庭院走路千头回。
活血通经心肺健，
按摩气功样样会。

健身壮骨力气大，
有点苦累今无悔。
益智养脑防衰老，
身心健康金不换。

2020 年 2 月 27 日

6 点亮梦想做养生家（歌词）

谁保养身体最健康？
不是好逸的肥公肥婆，
而是平凡普通养生家。
谁生活过得最幸福？

不是财产千万的富翁，
而是没有半点官职养生家。
为啥这样说？其理由是啥？
因为养生家看来健康最重要，
勤奋学习悟透养生之道，
他们走防病之路稳妥积极；
因为养生家深懂保健知识，
没有不良生活方式习惯，
他们善待自己挺健康；
因为百岁老人都是养生家，
保健养生认真仔细科学合理，
他们的体质体检依然很不错。
养生家啊，你是健康守护专家，
照顾自己这么好倍受称赞，
你啊是百花园里牡丹最鲜艳。

2015 年 5 月 16 日

7 情深（民歌）

相约在凉爽的春风里，
因爱有缘组建家庭。
真情可贵，
和睦情深，
相伴一生，
这是尽善尽美的好事。

夫妻敬重，
友爱谦让，
心地善良，
相互帮扶，
这就是甜蜜的恩爱。

亲和陪伴，
高尚奉献，
爱意浓浓，
温暖快乐，
这样的婚姻天长地久。

2022 年 2 月 8 日

8 晚年生活美好（歌词）

世间无人不老，
只是有晚有早。
天若有情亦老，
何故为老烦恼。

年纪大不可怕，
老有老的时髦。
但要维护晚节，
唯求宝刀不老。

退休安享晚年，
养生防病首要。
尽量推迟衰老，
夕阳分外妖娆。

2014 年 12 月 13 日

9 家睦温暖幸福（民歌）

家是亲情的归宿，
对它总有依恋思念，
逢年过节双休日，
要常回家看望。
帮爸妈做点事情，

嘘暖问寒聊家常，
问有什么困难要求，
尽心给予帮助也应该。
如果爸妈做得欠缺，
那要轻声细语不责备，
因父母养育之恩重泰山，
多做事尽孝敬是报恩，
家和善良最幸福。

家是春天的港湾，
对它总有不舍的牵挂。
逢年过节双休日，
要常回家探望。
为妻儿做些家务，
说说新鲜事话养生，
问有何打算和期待，
尽责助困解惑亦应当。
妻儿有些过错，
那要理让三分不埋怨，
因讲文明献爱心是美德，
鱼水情手足情很珍贵，
家睦温暖最幸福。

2014 年 5 月 6 日惠南

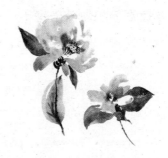

10 上海之夜（民歌）

夜晚滨江两岸万盏灯火明亮，
犹如夏夜的天空繁星散落。
浦江豪华游轮悠悠驶，
一路美景美不胜收。
外滩建筑古朴典雅中外闻名，
遥望东方明珠一枝独秀，
两座彩桥凌空飞架流光溢彩，
好比双龙戏珠趣味浓。
上海的夜景如此美如画，
好像身处如梦的仙境。
夜景醉，我们心潮起伏，
啊，这就是国际大都市上海。

夜晚高楼大厦霓虹灯闪烁，
火树银花蝶舞多姿。
浦江摆渡巨轮声声笛，
一江欢歌豪情满怀。
南京路上人流如潮热闹非凡，
外白渡桥百年雄姿不减，
城隍庙里商品琳琅满目，
商情浓人情更加浓。
国际大都市的夜景真好看，
仿佛走进迷幻的天宫。
夜景迷，游客流连忘返，
啊，我们美丽的大上海

2018 年 11 月 5 日 首届进博会

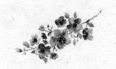

02篇
三首歌词的五点体会

　　这三首歌词是指《养生家之歌》《养生百岁健》《点亮梦想做养生家》。笔者讲五点体会感想：

　　1 歌词的创作灵感，是由于受到世界卫生组织一份研究报告的启发。新华社日内瓦 2016 年 1 月 19 日电：世界卫生组织今日发布一份研究报告称，心肺疾病、中风、癌症、糖尿病等非传染性疾病每年导致全球 1600 万人在 70 岁前过早死亡，比 2000 年过早死亡 1460 万人还要多。报告中涉及中国的这部分内容指出，每年超过 300 万中国人在 70 岁前死于心脏病、肺病、糖尿病和癌症等非传染病的问题，属于过早死亡。

　　报告指出，良好生活方式习惯可以使绝大多数非传染性疾病导致的死亡得到预防。在 2012 年全球 3800 万名死于非传染性疾病的患者中，有 1600 万人过早死亡且本可避免。为此世界卫生组织呼吁各国政府要加强心血管等慢性病防治，倡导减少烟酒消费，鼓励健康饮食及运动锻炼，扩大全民健康政策的覆盖范围并提供全民卫生保健服务，以促进非传染病死亡人数的大幅减少。

　　关于世卫组织的这份研究报告，

我们不看不知道，看看吓一跳。中国每年超过 300 万，全球每年 1600 万名这么多的人过早死亡且本可避免，这实在让我们深切感到非常的同情和悲哀。因此，我们痛定思痛，要立即行动起来，进一步加强对疾病的预防和治疗，建立良好的生活方式和习惯，认真仔细抓好科学养生措施的落实。于是笔者经过认真仔细琢磨推敲，先后创作出这三首歌词。

2 歌词的本意，是积极响应世界卫生组织的号召并且告诉人们：只要用心认真仔细保养和照顾好自己的身体，健康就会忠诚地紧紧伴随着你保护你，过美好的小康生活，家庭也就安宁和幸福，这是毫无疑问的。如果对防病养生的学习与实践疏忽，未能照顾好自己的身体，那么中年之后身体就会出问题，倒霉的事会接二连三有，最后过早地遭遇"罢工"。所以我们一定要好好地善待自己和家人，按照科学的生活方式习惯去生活保养好身体，这是最起码要做到的养生之道。

"点亮梦想做养生家"，这语句解释是这样：如果只有昂首仰望天空，没有脚踏实地做，梦想就永远只能高高在上。梦想虽然很美好，但要经过坚持不懈努力、磨炼、实践与奋进，最后才能圆梦而实现做养生家的愿望。

特别重视养生的含意，就是说保养身体要讲究养生之道，在各方面要非常注意防病和早期治疗，切实保障身心健康。将自己身体照顾好保养好，到七十岁时依然与健康握手，这是最开心的事情。年届八十岁，投入精力和时间会有丰厚的回报，这个老本的付出就有"赚进"。年满九十岁时，这是长寿又有福气，很不容易。与健康相伴百岁，那是"五谷丰登"喜事的来临，坐养生家的宝座，子孙簇拥，耀世光宗，当然这是很快乐又幸福的大喜事。

3 一个人能活到百岁，现在社会比过去旧社会的人数要多很多，但亲眼看到的百岁老人极少。话还得说回来，保养照顾身体是做得很出色很好，这基本没有悬念，可以实现百岁美梦。活到 100 多岁的时候，仍然耳聪目明、说话条理清楚、走路稳健、身体灵活柔软、没有心脏病、肺病等慢性病，这就是养生家的体质特征。这也说明保养身体是好，养生素质较高。这就是我们要坚持追求的人生目标，要追求的美好愿望。

实事求是地讲，活到百岁以上是个宝。政府将他们看作"国宝"，这是人人羡慕的优厚待遇。但这优厚待遇是要靠自己长期不懈地防病养生实践得来的，要靠特别熟悉科学养生保养身体而得到的。这也就是说合理照顾身体和坚持追求是可以实现百岁美梦的。

4 能够享受这优厚待遇的关键是，在中青年起跑线上就要努力向前跑，勤奋看书学习养生保健知识百读不厌，这样"肚里有货"走百岁幸福之路就比较稳健。有些人退休之后，在老年起跑线上开始向前跑，虽晚了些但也要坚持向前跑，因为不跑是根本不行的。如果在中青年或老年起跑线上不向前跑，那这样就等于他们缺乏防病保健知识的护航，其在保养身体上必然会迷失方向摇摇晃晃走错路，这是很可怕又可惜的情景。

其实这样会为健康减分，为生命亮起红灯。这样他们的身心健康面临着严峻的挑战，或早或迟不容乐观，年纪不大很有可能体质下降、身疲乏力并身患胃病、心脏病、癌症等。此时也许他们感到无奈，有些后悔，也有可能根本感觉不到身体不舒服，可能不重视检查治疗和食疗等养生保健。最终英年早逝或七十岁前早亡，他们的人生就这样画上句号。

因此养生不能任性，防病养生要认真仔细做到位，严防疾病"钻空子"。光羡慕长寿百岁没用，不重视保养也不管用的。要有实际行动，积极参与养生实践与疾病智斗。保养身体就是要把养生防病知识落到实处，在日常生活中要做出来且有成绩。如果认真做到位不马虎，这就是聪明养生保健，头脑灵活有智慧。这样长期不懈做下去，体质和生命质量肯定会越来越好，看上去显得很有精气神和年轻。

5 这三首歌词是养生保健诗，亦是养生经验的总结。其主题思想是，防病和有病治病的责任重大，要爱护珍惜生命，有爱心要善待自己和家人，把身体好好地保养好照顾好。所以我们的肩膀要主动担当起责任，能够做到经常认真看书学习养生保健知识，学懂悟透，日积月累懂得很多很多的防病之道。并且还要学用结合，有实际行动，将科学养生知识用于保养身体，身体才能被养护在身心健康的状态，这样很是令人羡慕和向往。

03篇

走养生之路辛苦但有点甜

在地球上没有哪个东西和财富能比得上身体的健康。但是有健康就可以马虎吗？对待健康是绝对不可马虎的。当健康失去之后，你才会发现它的价值。金钱可以买来药物，却不能买来健康，例如有很多病人脑梗后肢残、肺气肿哮喘等疾病只能靠药物来维持生命，无法恢复健康，这样只能是痛苦和后悔，很是无奈。因此一个人身体的健康是第一位的，其他金钱地位、名誉豪宅、宝马轿车等等都统统排在后面或靠边站。

虽然健康不能代表或保证一切，但没有健康就没有一切，这句话是千真万确的肺腑之言。你不健康是病歪歪的身体，哪里还有什么东西能使你高兴愉快起来呢？所以说不管是青年人还是中老年人都要关心爱护身体健康，做一个生命健康的忠诚守护者，养生保健的积极践行者，不可任性和疏忽来对待自己的健康。再说健康是长寿的基础和有力保障，也是生命过程的"春暖之花"，因此身体健康就显得特别的重要。

我们追求健康百岁梦是美好愿望，但必须要高度重视防病养生，且要紧紧依靠和调动养生素质，充分发挥核心作用，紧紧抓住各方面防病治病的科学合理。并且长期要把自己身体照顾好，这样能不断增强体质，大幅提高健康水平，这样最后就会有惊喜而美梦成真。

否则是竹篮子打水一场空，根本不可能身体健康的，倒很有可能英年早逝。因在养生保健方面有养生的短板，这样在他们的人生道路上就有拦路虎，危险性很高很不安全。例如养生保健不太重视这样日积月累，体质状况今不如昔很不乐观，生命质量必然会打折，寿命也会不动声色地渐渐缩短。这是他们死在对养生的无知和疏忽任性上，非常的可怕，这样他们的精彩人生未能享受够很可惜。这是千真万确的情况是，这样真实可信，肯定无疑。

养生理论源自防病养生实际，用于指导实践。因此，保养身体不能脱离实际而违背养生之道，更不能有防病的疏忽无知和任性。而要严格遵照科学防病知识聪明养生，早防早治认真呵护自己的生命和健康。这就是我们的天职，责任之重大不可违。健康长寿是认真仔细保养出来的。而且我们要积极去追求才有可能实现梦想。

此书《健康寿百岁》，给我们指明前进的正确方向，是一条防病养生道路，弥足珍贵。但是其关键要鼓足干劲，养生保健责任扛在肩，勇于担当，风雨无阻地负重前行。这样做是咱们心甘情愿地吃苦，为追求健康长寿应抱有的态度。

我们走养生之路虽辛苦，但远比生病痛苦要好许多。如果没有辛苦的付出，没有艰苦努力的追求，哪里还有什么成绩或成果取得？没有苦就没有甜。人生尝尽百苦，只为换取一丝甘甜的健康和快乐。

04篇
生活有目标也能延年益寿

有目标和追求能够更健康延长寿命。如果没有目标和追求，衰退的进程就会加快，这是日本东北大学医学家经过长期研究后得出的结论。他们在长达十几年的时间里，对5.3万名40～75岁之间的健康居民进行跟踪调查。其中60%的人有明确的生活目标，6%的人承认没有目标，剩下的难以作答。经过研究发现，在那些宣称没有生活目标的人当中，患病和自杀的概率要比其他人高很多，其寿命也远远短于那些有目标追求的人们。

日本东北大学医学家们说，生活里没有明确目标和不愿紧张劳作的人，他们的死亡率要比"积极分子"高出50%。在这调查期间，没有什么目标追求的人中有1874人死于疾病和自杀，而且他们患心脑血管疾病的几率比常人高出1倍。研究人员说，积极的心态显然会对免疫系统发挥正面的作用。所以一个人在退休之后仍要积极参加社会活动，要多动脑筋找些事情做，不要宅在家里，要积极培养自己广泛的兴趣爱好，参加文化娱乐活动和锻炼身体，这是非常重要的。

医学家的研究结论，科学家并不感到惊讶。因为科学家早已发现一个人的生活态度对其自身健康有影响，只不过医学家通过实践与调查加以证实。科学家认为，人类发病的因素当中心理因素占到30%，生活中是否有追求，这决定一个人的心态，进而会影响其生理和健康状况。健康状况体现在生理、心理、精神和社会等各个层面，任何一个环节的缺失，健康就会受损害。毫无疑问，生活没有目标追求的人容易得心脑血管疾病和忧郁症，这些病主要是由于心情郁闷和养生保健欠缺疏忽而引发的。

心理学家们认同医学家、科学家的观点。"你为什么而活着"，这个问题提得很重要，需要搞清楚。心理学家说，如果你有追求健康的目标，想做养生专家好好地照顾自己的身体，这样你就会努力去寻找实现目标的途径和方法，比如注意饮食合理搭配有营养、戒烟限酒、坚持每天锻炼身体、家庭要和睦谦让、相互关心帮助等等，结果身体保养得很好，健健康康的。

如果你没有健康长寿的追求目标，这样对保养身体就会不够重视，隐藏在你潜意识里的"自毁机制"就会悄然启动：生活起居不规律、吃饭过饱、常熬夜工作或娱乐、还常去赌博、深更半夜回家等等，过不健康的生活。这样你的体质就会渐渐地衰弱，每况愈下。而且"自毁机制"变得强大时，当事者就认识不到这样生活是不健康的，还自以为是在"享受"。此时你对自己生命的把握和对健康的管理就大为减弱，长此以往你的身体和体质就会越来越糟糕。

凡是获得成功的人，他们知道自己想要做什么，给自己定下明确的目标，并且长期不懈地朝着这一目标迈进，就会有好的结果。比如运动员平时努力刻苦地训练就会出好成绩，甚至拿到某一项冠军；中小学的学生在校读书一直很认真成绩优秀，这样经过十年寒窗苦读最终考上名校；企业家科学经营管理手段高明，生产出来的产品科技含量高，产品质量优就能赚到很多很多的钱。是什么原因做得这样好？主要是他们有明确的奋斗目标，在他们的潜意识里"追求机制"的力量强大。

在我们的生活里面也应该有目标。如果想健康、想长寿，就要把每天的生活安排得充实丰富些，饮食科学合理，每天参加体育锻炼等等，多方面践行养生防病，这样身体越来越健康很舒服，到年老的时候回头去看自己的人生经历会有成就感，也许会感觉很满意。我们千万不能丢掉未来的目标、理想和心愿，也不要丢掉在现实生活中可以把控的细微却又切实

可行的东西，而要想办法积极地去追求。等到自己渐渐老去，坐在墙角晒太阳回忆过去的时候，这辈子全都是为了遥远的期待和心愿之中的目标去生活，现今实现得到的东西很多很多，这辈子也就没有白活，心里头挺高兴的。

但是也有怪事的。新的目标会在不经意间意料不到的时候出现。墨西哥一个老人叫安德列夫，被医生检查出早期癌症，但当他的儿子儿媳出车祸去世之后，他的早期肿瘤在体检时被确认消失。按常人想，病情应该恶化才对。然而实际情况是，老人此时此刻萌发新的动机、新的目标，他说他要抚养无依无靠的孙子。正是这种强烈的召唤和负责任的担当，不能倒下而要勇敢地去迎接疾病的挑战，促使他积极采取措施治疗、食疗和天天坚持三四个小时体育锻炼、保持心态，坦然面对肿瘤，最终他成功摆脱癌症的纠缠。这件事例告诉我们，长期坚持不懈地追求健康目标，并且采取各种养生措施认真保养身体，这是能够获得身心健康长寿的动力源泉和最好的办法。

再举个名人的例子，确定目标后他不懈地追求而喜获成功。英国戏剧作家萧伯纳诞生在爱尔兰一户生活贫困的家庭。他读不起书，失学后为谋

生，在柏林的房地产公司当小职员，工资微薄仅够他一人吃饭，甚至连一双鞋也没钱买。帽子耷拉着，穿的裤子破得露出皮肤，他只好走人迹稀少的小胡同上下班，以此避遇熟人。但在如此生活困境里，萧伯纳始终对生活充满信心。萧伯纳说："生命在我绝不是一截短短的蜡烛，而是一支辉煌的火把，在将它燃烧着的瞬间，我要紧紧抓住它，尽力把它燃烧得越明亮越好"。有这样的信念确实是很了不起，这是他成功的力量源泉。

萧伯纳与佛兰克有一天晚间讨论体育运动的重要意义时，佛兰克问："你为什么将体育锻炼放在如此优先的地位？"萧伯纳微笑着回答说："你应该明白，这就是生活目标理想。像我这样的人想在金钱万能的英国出名，光有智力不够，还要有一副结实的身体，必须锻炼得像个运动员才行。"萧伯纳说到做到，身体力行，除不吸烟、不喝酒、不暴饮暴食、爱吃杂粮蔬菜瓜果、少吃肉等传统养生保健之外，他还十分重视体育锻炼，划船、游泳、骑车、打网球、做体操、打乒乓、日光浴等。但他更多更经常的锻炼是跑步，不管多苦累多忙天天如此积极参加健身活动。

聪明能干的萧伯纳正是这样一步步攀登并走向光辉的顶点。他85岁时身体很健康，还在创作写剧本，一生写有50多部剧本。他是英国杰出戏剧作家，在英国文学史上享有盛誉，也是诺贝尔奖奖金获得者。萧伯纳享年96岁高寿，在古今中外作家中是少有的长寿作家。由此可见，萧伯纳是有智慧肯吃得起苦并有才华的。他是我们学习的榜样。

上述故事明确告诉我们，想取得成功就要有具体的目标理想，而且要为目标理想的实现积极追求。生活的目标理想就像我们心中的一盏航灯。

什么是心中的航灯？你这一生也许承受不了多少折腾，但是只要不迷失方向不迷失心中的航灯，只要鼓足勇气马不停蹄有目标的追求梦想就行；你就这一生也许像一棵树，再努力也只能开一种花，但还是要努力让这棵树的花开得鲜艳夺目的美丽；你这一生，别把所有的希望和期盼都留给说不清楚的未来，而现在就应该开始走自己独特的人生旅程。学习要勤奋，工作要认真，身体要认真仔细照顾好保养好，最起码的这三方面要求都要放在心上抓在手里，毫不放松，做出好成绩。这就是我们生活的目标理想，这就是我们心中的航灯。

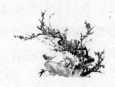

05篇
顺应生物钟养生更健康

什么是生物钟？什么叫生物钟养生？据生物科学家发现，人体内有一张"预定时间表"在支配和指挥着人体内的一切生理活动。例如血压、脉搏、神经、内分泌等生理活动，都有高潮、低潮等，这称为生物节律，或称为生物钟。人的活动，要与这些生物节律合拍与相应。比如说，清晨人虽醒来，但血压脉搏和呼吸开始加快，神经开始兴奋，内分泌开始加强。这些高潮的到来就促进人醒来，并保证白天的活动精力旺盛。经过一天的活动到晚间，这些生理活动就慢慢减弱而低潮，于是就感到疲劳想要睡觉。人若顺应这生物钟的高低潮，按时起床和就寝，这就是生物钟养生，身体就更健康。因为这样做能保证生物钟的正常运转，而保证生物钟的正常运转是生物钟养生最核心的内容。

我国远古时代的养生学家，对起居作息与饮食等极为重视，认为"起居不时，饮食不节，寒暑不适，则形累而寿命损"。《黄帝内经》上也有"饮食有节，起居有常，不妄作劳"的记载。意思说，人们起居无常、饮食无度、违反生物钟节律运转就会使人早衰，损害健康缩短寿命。这是很

有道理的。因为人体各种生理活动都具有规律的周期性变化，人的生命活动都是在生物钟支配下进行的。

与世隔绝的洞穴生物钟研究表明，那时的人体生物钟是自然睡眠八小时。临床研究也证明，八小时睡眠对健康最有好处。所以人的一切活动要与生物钟的运转合拍才能使身体保持健康。如违反人体生物钟，使生物钟"紊乱"，这就是产生疾病、提前衰老和短寿的重要原因。

心理学家罗伯托·雷菲内提的研究成果证实，人们大脑生物钟需要日夜轮回、黑白交替来协调身体功能，身体的所有功能每天都根据生物钟来运转。如果长期扰乱身体的节律，就会严重损害健康。研究显示，需要经常上夜班的护士得乳腺癌概率比白天上班的女性要高不少，而且经常要上夜班的人还容易得糖尿病和肥胖症。

科学家们研究发现，人体内生物钟节律主要是顺应太阳的活动。科学家们还发现，人体内至少有100多种不同的生理节律，其中大部分并不明显有感觉。比如血块的迅速形成大多在上午8时，由此可解释为什么中风和心脏病很多发生在早晨；在下午晚些时候人体对疼痛的忍受最强，此时运动员也就能比赛出更优异的成绩。

科学家最近进行一项试验，让老

鼠处于昼夜颠倒、时差紊乱的状态，结果发现频繁倒时差会导致老鼠容易死亡。虽然研究人员没有说明频繁倒时差是否也会导致人死亡，但他们指出长期倒时差会对人类健康造成永久性的损害。

科学家研究认为，生活起居有规律可使人健康，反之就会损害健康。因为人体昼夜节律与人体的生理活动和生活习惯有着密切的关系，规律的起居和作息在中枢神经系统中形成良好的刺激，这样使大脑皮质在机体内的调节活动变成有节律的条件反射。人们长期定时的从事某种活动就会逐渐形成良好的条件反射，而且它还有预见性和适应性。这对保持健康和提高效率很重要。

譬如，最佳起床时间是早晨6点，这时是人体生物钟的高潮，体温升高，起床后精神抖擞。最佳工作时间是上午10点至下午3点，工作效率最高。按时进餐的饮食习惯会使胃消化腺到时候就会自动分泌出大量胃酸，这时就要吃饭与胃酸中和，否则胃"空磨"会损伤胃粘膜，容易患各种胃病。按时起居生活习惯的养成，有助于睡眠的深沉，到起床时间就可准时睡醒，使人不容易疲劳和生病。每天起床后定时排便，使直肠的排便运动按时产生条件反射，这有助于防止便秘，也

促使肠胃功能的正常运行，这比吃药还要好。人的体温在早晨睡醒前最低，而在下午4～5点钟最高等，这都是生物钟的准点与人体条件反射的"合拍"。

但需要特别注意的是，长期形成的准点与条件反射合拍的良好习惯，不要随意更改或打乱。如果夜以继日地忘我工作或娱乐、昼夜颠倒、生活起居不规律，这就是违反人体内生物钟，扰乱生物钟的节律性。长期这样就很容易患各种各样的疾病包括癌症，也会提前衰老。

心脏的跳动也是有生物钟节律的。健康教育家洪昭光教授说："心脏非常有智慧有理性，工作与休息有序。"以正常人为例，一般来说正常人的心率为65～75次/分，即每次心跳为0.9秒，其中收缩期（工作）为0.3秒，舒张期（休息）为0.6秒，这就说明1/3时间工作，2/3时间休息，相当于我们的八小时工作制。到夜间入睡，心跳自然变慢为50次/分，这时每次心跳为1.2秒，收缩期还是0.3秒，舒张期变为0.9秒，也就是1/4时间工作，3/4时间休息，心脏自行主张改为6小时工作制。

你看心脏多么有智慧有理性，休息时抓紧时间休息，从不拖泥带水浪费体力，也决不蛮干接受"连续工作"

的指令。再忙都可以，但必须有休息，少休息可以，但不能不休息，更不能日夜颠倒打乱规律。洪教授总结说："纵观整个心脏工作，体现有劳有逸、自然和谐的完美境界，可以说心脏的一切都掌握得合情合理。这就是小小的心脏跳动不息永不疲劳的奥秘所在。"如果人为地跟心脏唱对台戏，长期生活不规律，经常熬夜或日夜颠倒，就会打乱心脏工作与休息的节律性，就会逐渐损伤心脏功能，出现早博、心跳过快、心脏衰弱等现象。此时的身体健康逆水行舟，四面楚歌。所以我们的生活必须劳逸结合，不能过劳也不过逸，这样有利于健康长寿。

事业辉煌获得成功，但健康却遭到失败使人十分痛惜。在此举三例。

1 著名画家，《理发师》导演陈逸飞不幸英年早逝，这本是可以避免的。因这健康危险信号向他发出有20年，很可惜20年这么漫长时间都未引起他足够的重视。胃出血的时候，他还不放弃工作，在医院输几瓶液后又抱病匆匆地赶到拍摄现场，亲自指挥拍摄。每一个细节，他都要顾问和操心，有时为一个小小的细节要求重拍。这样工作认真辛苦，追求艺术的完美，最终导致他生命健康的损害。

他绘画、做服装、广告、模特、经纪，还涉及影视，先后开了4家公司。为工作和事业他夜以继日地非常累和辛苦，他是赚到很多的"真金白银"，但他被财富剥夺了更为珍贵的健康。

如果陈逸飞能够认识到人的生命非常宝贵，并重视防病保健；如果他能想到完美艺术的追求、工作和事业的执着，都需要强壮的健康身体作支撑；如果他能够认真管理自己的健康，工作与休息两不误，有劳也有逸，那么他很有可能逃过"鬼门关"再活几十年，这也是我们非常愿意看到的。在痛惜之余，我们要感谢他，因为他为我们敲响警钟：要珍惜生命，要重视防病养生，要照顾好自己的身体。

2 微博大V李开复先生曾经先后做过无数次演讲，写下过很多篇"心灵鸡汤"，但恐怕没有一次能让这次引发如此广泛的共鸣和关注。52岁的他在微博感叹："世事无常，生命有限。原来在癌症面前，人人平等。"短短时间里，这条微博被转发20多万次，评论有30多万条。

在微博里，他这样写道："在以往的职业生涯里，我一直相信付出总有回报的信念，所以给自己的负荷一直比较重，甚至坚持每天努力多挤出三个小时时间工作，还曾天真地跟人比赛，看谁的睡眠更少，看谁能在凌晨里及时回复邮件……努力把拼命作为自己的一个标签。现在冷静下来反思，这种以健康为代价的坚持，不一定是对的"。

这朴素而又真心的一席话，足以震撼我们的心灵。有一篇评论文章这样写道：超负荷工作、长期熬夜、精神压力过大，让李开复先生患上淋巴癌，全身有20多处肿瘤。到这个时候，他才意识到生命和健康比其他都重要，是不是太晚？虽然有生活环境、工作压力等客观原因，但更多的是他出于对年龄和身体的盲目自信，总认为自己年轻身体好，完全有资本拼。于是加班当常态，饮食无准点，锻炼成空白，最终造成了"年轻时拿命换钱，病后拿钱换不了命"的悲剧。

3 上海复旦大学优秀青年教师、海归博士于娟在病榻上写的抗癌日记，提醒人们按时睡眠的重要性。她反思当时的生活方式："晚睡的确非常不好，回想10多年来基本没有午夜12点前睡觉，厉害的时候通宵熬夜。"2009年10月初，她偶然在骑车上班途中闪了一下腰，感觉浑身痛楚，之后竟被医生诊断为乳腺癌晚期。

她后来开始写抗癌日记。这不仅是她对自己患病近两年的回顾，也包括更多对人生的感悟及对癌症的分析。她写道："名利权钱，没有一样能够带得走。如今到这样的境地什么都不重要，任何的加班，给自己太多的压力，买房买车的需求，这些都是浮云。如果有时间好好陪陪孩子，把买车的钱给爸妈买双鞋子，不要拼命去换大房子，和相爱的人在一起蜗居也温暖。我不希望所有的人，到生命的尽头才意识到这辈子白活。换言之，我现在是废物利用，希望我能够在生死临界的地方反观生活，让那些同龄人有反思。"2011年7月19日凌晨，32岁的于娟不幸病逝。

复旦大学师生们都说，于老师留下的抗癌日记，其病情的苦楚，人性的感悟，深刻的反思，读后催人泪下。其实抗癌日记是一本很好的人生教材，教会我们怎样去热爱生命，怎样去抵挡疾病，怎样去生活，怎样享受美好的人生。

真实的事例最有说服力。上述三位是优秀人才，都很聪明能干，前途远大，受到我们的敬佩。但是，他们在防病养生方面疏忽大意却是人生短板。他们的不幸遭遇，是血的教训，沉痛又沉重令人痛惜。

为追求健康长寿享受美好生活，我们的工作与休息要做到两不误。工作事业要认真做好，还要不断地认真学习养生知识防病之道和保养好自己的身体。如果我们如此这样认真做到，就是告慰三位精英的在天之灵，就是我们勇于负起责任善待自己生命和爱惜身体。

06篇
严防疾病侵害是聪明养生

我们的身体没有不适很健康，这是福气。倘若身有疾病，这儿痛那儿不适，尤其是身患癌症或哮喘、心脏病、脑梗等疾病时，仿佛被一根无形的绳索捆住，挣脱艰难，精神身心会遭受折磨和痛苦。

当然中老年人各有不同的悲喜，各有不同的体质和命运，有健康也有患病的，甚至有的卧病在床生活不能自理的，情况各种各样都有。为什么会这样呢？仔细分析，这主要是由于他们对养生保健的学习程度有差别，保养身体的科学合理性有差别，对待疾病的态度和采取措施有认真负责也有疏忽的差异。这些差异，说到底是因为他们的养生素质有好有差而造成的。

为何还有许多人刚退休或年纪轻轻就去世？这是什么原因呢？除去意外事故与自杀、遭坏人谋害等情况外，都是因为受到疾病的侵害攻击而招架不住丢掉宝贵生命的。所以疾病是我们人类的共同敌人，疾病是罪大恶极的魔鬼，我们不能让病魔藏匿而要坚决消灭它。当然我们需要多动脑筋想办法，采取有效的药物治疗和食疗措施，态度坚决地将疾病治愈而进入"安全港"。这就是对疾病要严防严管的养生之道。

严防疾病的侵害是养生的核心任务和目标，不能疏忽也不能大意更不能违背。如果养生疏忽大意任性，迟早要吃一杯苦酒。

陆老师是镇上一所小学教师，天天喝酒，还长期吸烟。有一天中午酒足饭饱后他感到右腹不适，急送医院被诊断为晚期肝硬化肝肿瘤，医治无效而离世，享年 61 岁。在世时勤劳辛辛苦苦挣钱，得重病后陆老师他迎着冬日的寒风，孤单缓慢地走在去天堂的路上身无分文。

你这样走永不回家依依不舍，我们很同情你，望你一路走好。凭良心讲，他生活富裕过的日子是小康，令人羡慕得很。然而他拥有这么多的金钱财产有什么用？因此，严防疾病的侵害是我们最好的养生之道，它是经典也是王道，不能违背它而要时刻牢记在心间，用它来照顾自己呵护健康。

过早谢世的悲剧降临在陆老师身

上是什么原因？这是由于长期有不良生活方式和嗜好，违背了养生之道，这样他的健康就向下滑坡。香烟不能吸，酒少量喝可以，长期过量饮酒很不利于健康的。因为酒中的酒精被大量摄入体内会损伤肝脏和胰腺、诱发肝硬化、肝癌和急性胰腺炎等疾病。陆老师的问题，主要是保健意识缺乏和养生疏忽，对自己身体的保养不够重视。这样要闯祸的，这种祸叫病祸。

病魔不认人情，像秋风扫落叶一样残酷无情。看上去面目十分狰狞的魔鬼，披着美丽的外衣格外妖艳，还跳死亡之舞。这种舞蹈看到就害怕，而且在内心深处感到迷茫不安。所以我们容不得疾病的痴疯，对待它的态度必须要狠，要小心谨慎地预防和坚决消灭它。这需要有聪明的智慧，认真仔细地防病保养。

渴望长寿百岁是美好愿望。但必须要丰富防病养生知识，慢慢地滋养身体才能获得成功。而且还必须脚踏实地为健康而爱自己，为梦想而坚持不懈努力追求。首先我们的养生素质要来一个质的飞跃，得到大幅提高，这是理性的防病策略。因为养生素质好与疾病的较量时就会有强大的力量和能力，战胜它的信心满满；因为养生素质好，在打击病魔时的办法就多，管用有效，自己也就被保养得更

健康；因为养生素质很好，这样我们保养身体就会熟能生巧，防病养生左右逢源。这样我们就会不生病少生病，身体肯定被照顾得更健康还显年轻；这样我们今后的人生旅途，今后未来的生活肯定会变得更加美好和精彩。

这种看得见摸得着的糕甜米香的小康生活幸福得很，眉开眼笑的满足和得意。因此人的健康长寿百岁这是防病养生防出来的，保养身体保养出来的，养生素质"老师"教育出来的。

我们的养生素质越高越好。当然不是高至天上去，而是要认真落在我们的心窝里，懂得养生善防病。防病养生就是从日常生活的每个细节一点一滴做起，全面地预防疾病的侵害。这样认真保养身体令疾病的威风能被压制住，让它难以得寸进尺"兴风作浪"。这样我们的身体受到严密周到的层层保护，就会更加健康些，如有病早治疗、早康复、安然无恙。这样我们的生活就会过得安宁愉快。

以上讲的养生思路和做法贴近群众生活，合情合理，这种防病的策略从实际出发，聪明有智慧，很有现实教育意义和科学先进性。这就是驱散黑暗的真理，闪闪发光照亮人间；这就是春暖花开，温暖我们的心灵。

07篇
走防病之路平坦安全最好

夜半钟声，辞旧迎新。每年阳历最后一天的24点整，上海外滩的一幢大钟楼就会发出一阵阵清脆、悠扬、悦耳的钟声，划破宁静的黄浦江夜空。从此世界告别过去，迎来新的一年。在新年里，有许多人在见面时会说：新年好，新年快乐，祝你身体健康等，满是喜悦，节日气氛浓浓。这不仅是美好的祝愿，也是一种美好的期待。但是，想健康长寿体质好怎样才能如愿以偿的做到呢？

首先对疾病要严防早治，这是最佳的养生之道。而且要重视措施落实，做到事事处处严防。要严防着凉感冒患肺炎、防心梗、防跌倒骨折、防肥胖、防肺癌等等。严防疾病侵害就是将疾病用养生保健知识阻挡在身体之外，不让它靠近侵入体内捣蛋，或者当身体有病或有症状不适时，就要认真对待，及早到医院诊治包括食疗营养，想办法早日康复。严防疾病的侵害，这是我们应该有的权力和责任担当，不能放松更不能疏忽大意而要紧紧抓住把握好。接着举三例，让你们从中分析和思考，应该如何来严防疾病的侵害。

例一。青年歌手姚贝娜2011年5月乳腺癌手术，2014年12月26日又入住北京大学深圳医院特诊科。经诊断发现癌细胞已经转移至大脑和肺部，乳腺癌复发，不容乐观。

根据病情推理分析，姚贝娜首次手术乳腺癌不大可能是早期。疾病这个恶魔在体内刚开始的时候静悄悄的，慢慢发生发展，经过几年十几年时间由轻到重。肿瘤早期手术成活率高，绝大多数能恢复健康不复发。但到中晚期手术，生命危险性就加大。2015年1月6日，33岁的姚贝娜在深圳医院病逝。这不幸的消息提醒广大女性，在追求工作事业成功的同时，还要特别关注自身的健康，对疾病我们一定要早防早治。这是最聪明的养生之道，能为我们的身体保驾护航。

例二。央视前主持人方静病逝。方静的亲属发布讣告称：我们的亲人方静于2015年11月18日因癌症医治无效病逝。在患病期间，方静以顽强的毅力和达观的态度配合治疗，她的亲人朋友也尽最大努力为她寻找医疗救治。尊重方静生前意愿，我们尽可能不给大家添麻烦，所以在最小知情范围内处理她的后事。我们万分悲痛亲人方静的芳华早逝，在此和那些热爱她的人们一起来哀悼她安息。

方静曾先后担任《东方时空》《焦点访谈》《国际观察》等节目的主持

人，获得国际华语主持人金奖、中国播音主持作品奖等。2015年5月，她应邀担任俄罗斯阅兵实况转播主持人。方静的同事刘春，在微博发文道："昨夜获悉，我的一位央视前同事病逝于台湾，胃癌转移肝癌，年仅44岁。好友向我求证此事，我还觉得不可能。我和她相识多年，目睹其人生的风云跌宕。英年早逝，甚感痛惜。人之一世，且夕变迁，唯有平安，健康最好，且行且珍惜。"

例三。泰达国际心血管病医院急诊抢救一位32岁的心梗患者，对我们有很多有益的警示。患者沈浩的家住在天津市开发区，一天吃晚饭后有胸闷、憋气症状，持续个把小时不见缓解，大汗淋漓，恶心呕吐。家人见状，立刻将他送到医院急诊室，医生确认为冠心病、急性下壁心肌梗死。冠状造影检查显示，其3条为心脏供血的血管没有一条通畅，最严重的一条血管狭窄程度高达97%，另外两条血管也分别为30%、70%的狭窄。医生在狭窄程度最高的一条血管里置入一枚支架，由此恢复血流的畅通。

据沈浩说，他在29岁时就检查出患有高血压、高血脂、脂肪肝、体重达200多斤。对肉和蛋十分喜爱，每天要吃肉半斤多，还要吃六七个鸡蛋。据医生介绍，沈浩的血管状况比80岁老人还要差，因他具备冠心病的所有高危因素：高血压、高血脂、肥胖、吸烟、家族史等。这次发病绝非偶然，是他长期不良生活方式习惯和饮食缺乏科学合理搭配而导致的必然性。

据专家分析说，沈浩身患多种疾病，其生病主要原因是饮食过量、食物搭配不科学合理而导致的，是他自己弄出病来的。成年人一天吃二三两肉一个鸡蛋没啥问题，这叫安全量。而每天吃肉半斤多还要再吃六七个鸡蛋（肥肉、蛋黄含胆固醇多），这显然是不健康饮食。而且他体重200多斤属于肥胖，这说明他饮食过多并缺乏体育锻炼。饮食应当是每天多素少肉、荤素搭配、粗细兼顾、营养均衡，吃对食物，每餐吃七八分饱，饭后吃些水果，这是健康的饮食。

上述三位都很年轻，好像八九点钟的太阳。他们被疾病折磨得如此的痛与苦，我们都很同情。姚贝娜、方静的英年早逝更使我们深感惋惜。在同情惋惜之余，我们应该要清醒地思考谋划我们自己的路，今后该怎么走。人生路漫漫，崎岖不平坦。笔者经过认真思考反复琢磨坚决地认定，走防病养生之路平坦安全最好。

因为病魔很凶残无情，是人类的共同敌人，它会静悄悄不动声色地潜入人体内攻击伤害，会造成人们灾难性的伤残痛苦，或被病魔提前拖进坟墓。因此，我们面对疾病不能心善手软，而要时时处处严防早治。这是很聪明的养生，是对待疾病我们应当抱有的态度。如此这样做能给我们带来无比的快乐、健康和满足，还能给我们的家庭带来生活美好、安宁和甜美。

08篇
安全养生这根弦不能松

安全养生从字面上理解并不难。安全养生就是防病养生，这是一种非常重要的养生之道，是相当好的养生经验浓缩的精华。许多人都能够自觉地做到，然而也有不少人安全养生做得很差或做不到，在瞬间祸从天降魂去天国。这究竟是什么原因造成的？请阅看以下新闻报道：

1 丝巾卷入残疾车轮女子身亡。7月12日下午4时许，上海静安区保德路近共和新路发生一幕悲剧：当时女子孙某乘坐一辆非法营运的残疾人车沿保德路行驶，至共和新路口时，孙某佩戴的丝巾突然卷入车轮。由于脖颈处被紧紧勒住，孙某随即晕过去。有目击者说，事发后残疾人车的车头高高翘起，孙某倒在后座上脸色苍白。警方和急救人员迅速赶到现场，用剪刀将勒在孙某脖颈处的丝巾剪断。令人痛惜的是，约40多岁的孙某已经死亡。

2 山东省淄博一产妇"捂月子"丧命。这名产妇20多岁，7月9日送来时呼吸急促、体温高达40多度，已无法与人正常交流。产妇来时穿得很多，长裤长袖。当时家里人说，因为坐月子怕落下什么病就穿得多些。另外产妇的家人解释说，这期间家里坚持不开风扇和空调，还让产妇盖上被子。经检查，产妇中暑的程度属于热射病，她的心脏、肝脏都有不同程度损伤，遗憾的是虽经抢救，产妇最终还是不治身亡。几乎每年夏天，医院都会收治因坐月子而引起的中暑产妇。受老一辈传统观念的影响，但这种土方法是不科学的，切勿盲从迷信。如果天气炎热可开空调降温，建议温度设置在 26℃ 左右，但不能对着风口吹。

热射病是一种严重的中暑。热射病以高温和意识障碍为特征，会引发多脏器受损害，是一种致命性急症，病死率介于 20% ～ 70%，50 岁以上患者可达 80%。这类患者多见于户外工作者、夏季剧烈运动、走在路上不戴凉帽。因此高温天气要注意防暑降温。

3 轿车坠江，车内夫妇溺亡。10月18日11时45分，沪航21渡轮由横沙岛开出，11时52分到达长兴岛码头附近，缓缓靠岸。但当船体还未与码头完全接触时，一辆悬挂浙江牌照的黑色马自达轿车突然启动向前开去，结果从船体与码头间的2米多的空档处一下子坠入江中。

事发后，迅速通知海事部门前来处置，救援人员随即现场打捞坠江轿车。下午3时许轿车被打捞出水，车内一男一女，均已溺水身亡。据码头负责人介绍，当时工作人员正在指挥车辆驶上码头，而涉事轿车排在第一位。驾驶员判断船体已经靠泊码头，于是驾车前行，不料发生意外。据知情人介绍，遇难的两人是夫妻，年约50岁，从浙江台州来沪多年，在横沙岛以种植橘子为生。此次两人刚从陕西的亲戚家归来，准备回家卖橘子。

4 养老院火灾38人葬身火海。据河南省安监局消息称，5月26日清晨4时许，鲁山县康乐园老年公寓发生火灾，造成38人死亡，2人重伤，4人轻伤。伤者被送往医院救治。火灾现场一片废墟，只剩下乌黑的铁皮铁架。着火房屋均为铁皮板房，这些铁皮屋墙体夹层多由泡沫板充填，

极易燃烧。这种铁皮板房的学名叫彩钢板，不符合养老院的建筑标准。根据现场明显的着火痕迹显示，大火是从老年公寓内部最东头的电工房引发的。另据报道，天津港"8.12"特别重大火灾爆炸事故造成173人遇难。事故地点在天津市滨海新区天津港的瑞海国际物流公司危险品仓库，事故现场惨不忍睹。水火不饶人，所以我们要事事处处小心谨慎，严防事故的发生。

5 借船游玩发生悲剧。1月21日年初三，湖南邵阳县资江九公桥地段发生一起沉船事故，船上载有18人，其中9人死亡，9人获救。据事故调查组介绍，村民唐辉龙一家吃完中饭后，借用邻居家的一艘非生产经营船只，搭载部分家属共18人去桃花岛游玩。唐辉龙家与桃花岛相距700余米。船在返回途中不幸沉没。当时船速过快，驾驶者关掉发动机。因水流很急，船突然失去平衡往下沉。死者朱某的妻子说，她会游泳逃过一劫，但其丈夫在救回女儿后，再次潜入水中想救儿子却未能生还。死者中最小的1岁，最大的61岁，未成年人5名。邵阳市地方海事局一位负责人说，打捞上岸的这条小型铁皮船，顶多能安全乘坐8人。

6 新娘赴塞班度蜜月空难。都说

蓝天白云沙滩椰林，人在塞班如置身天堂。但一场飞机坠落事件，让一对去塞班度蜜月旅游的浙江新婚小夫妻梦断天堂。10月6日清晨2点，美国北马里亚纳群岛联邦航空公司一架从天宁岛飞往塞班岛的7座小飞机，起飞后不久就坠入大海。机上除飞行员外，6名乘客中3名来自浙江，空难造成2死4伤残的悲剧。

26岁的张小姐是嘉兴人，结婚半年后去塞班岛度蜜月，她的人生就此凝固在这个黑色时刻。张小姐当场遇难，丈夫遭受重伤。"我们就这么一个女儿，她很漂亮，再也回不来了"，张小姐的妈妈泣不成声。他俩是大学同学，婚后生活恩爱。"他带老婆出去玩发生这种事，这种愧疚和撕心裂肺的痛，外人是无法体会的"，代理律师这样说："小飞机很老旧，又黑夜飞行，当时还下着大雨，飞机在飞行途中出现严重故障"。在2012年，美国塞班岛的这种小飞机就发生过一次类似的坠海事故，当时也是一名嘉兴的女游客殒命。

7 女护士在家门口被害。对于退休在家的黄老先生来说，11月14日是一个让全家人悲痛之极的日子。那天清晨3时，闵行区公安局接到110报警，漕宝路、龙茗路附近一小区内居民楼门口有人受伤倒地。民警赶到

现场后发现是一名女性，已无生命体征。死者是黄先生的女儿，中山医院的护士。那天她下夜班乘出租车回家，进小区后步行至家门口时遇到抢劫。当时她的钥匙已经插入家门的锁孔里，却再也回不到温暖的家。

案发后警方迅速调动警力开展设卡盘查、走访调查。侦查员很快发现，当天凌晨2时许，在案发小区内有一名白衣男子从监控镜头前一晃而过，警方认定该男子有作案嫌疑。案发后20小时，侦查员发现一个体态特征与白衣男子极其相符的人进入网吧，于是实施抓捕行动。从男子身上搜出被害人的钱包、银行卡、身份证等物品。经查，犯罪嫌疑人丁某，男27岁，从湖北来沪后在一家餐厅从事传菜员工作。归案后，丁某交代自己因喜欢打游戏与赌博而经济拮据。那天尾随被害人并持刀威胁，扼住其脖子，因被害人惊慌呼救担心被发现，就持刀刺其胸部，导致失血过多休克而死亡。

8 18岁的徐玉玉遭电信诈骗而猝死。徐玉玉家住山东临沂市罗庄区高都街道，是临沂第十九中学高三应届毕业生。因其母亲残疾，父亲靠打工养家，家境贫寒。所以徐玉玉读书很用功很努力，参加高考以568分的好成绩被南京邮政大学录取。8月19日有陌生电话打到徐玉玉的母亲手机

上，对方声称有一笔助学金要发给徐玉玉，今天是最后一天"过期领不到"。

徐玉玉按电话要求赶到附近银行，通过ATM机领款。徐玉玉操作后未获成功，对方说银行卡没有激活，要求她从存有学费的银行卡里取出9900元，转入安全账户指定账号"激活"银行卡，并称随后会再把这9900元连同助学金2600元一起打过来。毫无戒备的徐玉玉，按照对方的说法操作后对方关机。这时徐玉玉开始意识到家人省吃俭用积攒下来的学费，还有到大学读书时的伙食费就这样被人骗走。

回到家里后，她在母亲跟前哭得非常伤心、自责和后悔。当晚，她与父亲到公安机关报案，在回家途中一向身体健康的徐玉玉坐在三轮车上突然晕倒，急送医院后抢救无效死亡。医生给出的原因：呼吸心脏骤停。徐玉玉遭到电信诈骗后，她的心里特别的着急上火，这样促使她的心脏因超负荷运转而停摆，这是气死的。

据央视新闻报道，6月27日上午9时，徐玉玉电信诈骗案在山东临沂中院一审宣判，主犯陈文辉因诈骗罪被判处无期徒刑，没收个人全部财产。其他6名被告人被判3～15年不等的有期徒刑并罚款。陈文辉等人骗取他人合计56万余元钱款，并造成还有七八天就要带着父母的希望高高兴兴走进南京邮政大学读书的18岁少女徐玉玉死亡，陈文辉等人罪大恶极，罪有应得。

9 沪昆高速"7.19"事故54人遇难。安监总局11月30日发布消息：沪昆高速湖南邵阳段"7.19"特别重大道路交通事故，被认定是责任事故。7月19日2时15分，沪昆高速公路1309公里33米处，发生特别重大交通危化品爆燃事故，导致54人死亡，6人受伤，直接经济损失5300万元。事故直接原因是，车牌号湘A3ZT46轻型货车追尾车牌号闽BY2508大客车，导致轻型货车所载的乙醇泄漏引发大火，大客车只剩车架，尸横满地，惨不忍睹。

10 私接天然气葬送5条命。在奉贤邮电路旁边，一户三室二厅居室，其中三间房用于养殖热带鱼，客厅和另一间房是卧室。出事屋中，居住着来自江西的夫妻和他们的儿子女儿以及来自四川的女婿一共5人。女婿李某25岁，以饲养和出售热带鱼为业，平时将鱼养在家里，门窗关闭。

前日上海气温骤降。为保持室内温度一家人在晚间加热锅炉取暖。由于取暖设备燃烧时室内氧气消耗较多，一家人在封闭的室内一氧化碳中毒，不省人事。有邻居闻到楼道里飘来燃气泄露的气味，随后报警。警方和120救护车迅速赶到现场。经确认，屋内三男二女已无生命体征。后经送检，五人均为窒息死亡。燃气部门在现场检查后发现，该住所家中私自乱接天然气管道到好几个房间，存在违规使用情况，最终造成悲剧的发生。

综上所述，各种各样事故致死伤残，生命财产遭受到巨大损失的案例还有很多。在此仅举几个例子只是大海中的一滴水，但这一滴水也造成12起事故288人死亡，16人重伤残。这样的不幸事故，带给其亲属无尽的痛苦和悲伤，也给我们重重地敲响警钟：做事情的时候，必须要认真思考反复琢磨，安全养生不松懈不能忘，预防工作必须要采取有效措施加以落实，真正做好做到位。安全是人间天堂美，疏忽无知是十八层地狱苦。

09篇
为何女性平均寿命比男性长

世界各国的文化背景不同，人们的饮食习惯不同，生活方式不同，人类死亡原因也不尽相同。但有件事是基本相同的，那就是平均寿命总的来说女性比男性要长4～6年。请你留意一下自己居住的村镇或社区，家里的男老人明显少而女老人还健在的有很多，而且这是各地的普遍现象。

据有关部门统计，每10位85岁以上老人中女性占7位，而男性仅占3位。平均寿命女性比男性长，这究竟是什么原因造成这样的呢？

1 男性吸烟喝酒多。吸烟酗酒、经常熬夜、生活起居不规律、吃饭狼吞虎咽、暴饮暴食、吸毒赌博、有病不去医院看病等，这些不良生活习惯，男性要大大地多于女性，这无疑在很大程度上影响男性的平均寿命。比如100个吸烟者中99.5%是男性，女性只占0.5%。而烟草含有尼古丁等40多种有毒致癌物，长期吸烟会诱发肺癌等许多疾病，长期过量喝酒或酗酒就极易发生酒精中毒，伤肝损肾危害健康，而且更容易卷入与喝酒有关的交通事故和火灾，造成身亡或肢残；经常暴饮暴食与急性胰腺炎、胰腺癌关系密切，胰腺癌这种病很难治愈，病人五年生存率还不到3%；医学研究发现，男性吸烟酗酒、饮食过饱等不良生活习惯，会导致男性胃病发病率比女性平均要高6.3倍。男性患心肌梗死而入院治疗的比例是女性的7倍。在慢性肝炎和脂肪肝患者中男性是女性的5倍。男性死于皮肤癌是女性的 2.5 倍。直肠癌也明显多于女性。据专家统计，到晚年之后，男性平均有 43% 发生心血管系统的功能紊乱，而女性只有 17.1%，男性死于高血压和中风为女性的 3.6 倍。其他因素居首位的是神经系统"超负荷"。沮丧在女性中比在男性中更普遍，但精神分裂症这种精神方面的疾病，却更困扰着男性。

2 做危险工作男多女少。男性所担负的工作与所承受的风险要远远大于女性，相对风险性高的工作大多由男性去承担，所以意外事故死亡的概率也明显高于女性。例如公路上驾驶汽车、高空和高温作业、地下煤矿开采、抗洪抢险、围捕捉拿凶犯等高危险工作以男性居多，伤残和死亡自然也比女性多。比如中国每年会发生数十次大小矿难事故，有时一次煤矿事故要死 70 多或更多的男性。据报道，中国每年因与罪犯搏斗或追捕而牺牲的警察大约有 340 名，平均每天有一位男警察因公殉职，但这种情况在近年来有所减少。在竞争激烈的现代社会，男性要养家糊口、养育子女、照顾老人，精神压力大，心理负担明显大于女性，这也影响男性寿命。

3 女性白细胞比男性多。实验研究发现，女性外周血液中含有比男性更多的白细胞，白细胞有吞噬细菌病毒及杀死病原微生物的作用，使人抵抗疾病的能力增强。因此男性更容易受细菌、病毒和病原微生物的侵害而患这样那样的疾病，而女性不易得病。男女运动员在极限训练后，女性体力恢复也比男性快，这足以说明女性疾病抵抗能力强于男性。

4 生理条件男女不同。女性分娩和月经定期失血，这作为一种生理刺激使女性造血功能比男性旺盛，且这种情况能保持相当长的时间。日本研究人员称，女性的经血可修复受损的心脏。参加研究的心脏病学家美吉春一郎说："经过培养的经血细胞比从人类骨髓中提取的干细胞 0.2% ～ 0.3% 的成功率高 100 倍，实验表明，有心脏病的老鼠在接受来自经血的细胞后，状况得到很大改善。"

5 女性雌激素的主要原料为胆固醇，因此女性血中胆固醇少，这样就减少了心血管病发生几率。而且雌激素具有平衡血脂、维持正常的胆固醇代谢、维护血管壁的作用，能减少心血管病的风险。而男性的性激素睾酮没有女性那样的良好作用，过多时还可干扰胆固醇的代谢，增加患心血管病的危险性。

据日本医学家的研究资料显示，一组 90 岁以上老妇尸检发现平均每人有 5 种病，而同龄的男性尸检平均每人有 9 种病。在动物界中，雌性动物大多比雄性动物寿命长，比如雌性黑蜘蛛平均寿命 271 天，而雄性只有 100 天；大白鼠雌性平均寿命是 805 天，雄性只有 483 天。这足以说明，雌性比雄性平均寿命长是动物界的普遍现象，而人类还要加上社会因素、职业和生活方式习惯的差别。

6 女性基础代谢比男性低且心脏功能女性比男性好。科学家研究证实，女性在 25 岁之后基础代谢率低于男性，直至闭经后才与男性相似。总的来说，男性一生中代谢能量比女性强 33% 左右，因此男性比女性的胃口好吃饭多。吃进的食物多有营养但易肥胖，同时体内产生有害的自由基和毒素也多。自由基和毒素多就更容易损伤组织细胞、血管和五脏六腑，更易导致人日渐衰老，更加易患心血管疾病。男性发生心肌梗死、中风比女性多就是这个原因。对于男性来说心脏病的死亡率高，但女性跟男性相比较在接近心脏病致死的死亡线之前，女性尚有好几年的平安期而男性没有这么幸运。换句话说，男性的心脏功能比女性差许多，这种情况很明显，女性比男性的心脏更有耐力。

7 男女染色体有差异。20 世纪 20 年代，美国著名动物学家西奥勒斯·菲佩因特首先发现人的细胞中有 24 对染色体，但到 20 世纪 50 年代经研究后明确，人体只有 23 对染色体。这 23 对染色体前 22 对为常染色体，而第 23 对染色体女性为 XX，而男性为 XY。科学家说，第 23 对染色体在遗传方面的良好作用，使女性具有较强的身体抵抗力和适应性，而男性单独的 X 染色体如果发生某种基因缺陷，就有可能出现营养不良、血友病、癌症等疾病，影响男性的寿命。

总体来说，女性比男性寿命要长，其原因大致有上述几个方面。这给男性敲响警钟，要认真仔细保养身体。女性也不要疏于保养，要再接再厉更上一层楼。不管男性还是女性，只要能挤出时间多看看防病养生的书籍，注意改掉不良的生活方式和坏习惯，善待自己，保养好照顾好身体，这样是能够健康健康的。

10篇
多数人为什么活不到百岁

两千多年前，我国医学古籍《黄帝内经·上古天真论》中提到"尽终天年，度百岁乃去"的论述，说明我们的祖先很早就知道人类的自然寿命可达百岁。天年指百岁之寿。科学家们的研究，从理论到实践也得到证实，大自然赐予人类的寿命是 100～175 岁。尽管人类寿命应该活到百岁以上，但对大多数人而言只是活到中老年或八九十岁，而能够活到百岁以上的长寿老人在现实生活里极为稀少。

苏联长寿研究所 1921 年统计，百岁以上老人有 29503 人，其中高加索山脉地区百岁老人占人口比例最高，当地 1000 万人中百岁老人有 6365 人。中华人民共和国成立后，4 次全国人口普查统计百岁老人数：1953 年为 3384 人（最高者 155 岁），1964 年为 4908 人（最高者 150 岁），1982 年为 3765 人（最高者 130 岁），1990 年为 6434 人（最高者 136 岁），你看，1990 年比 1953 年百岁老人数增加 90.1%，长寿家庭及百岁老人有越来越多的趋势。人活百岁不是梦，截止到 2010 年 7 月 31 日，全国健在的百岁老人总数是 43798 人。但是，百岁老人相对人口基数仍然少之又少，这充分表明我国大多数人未尽天年。那为什么大多数人活不到 100 岁？

1 人体自然衰老。衰老是一个复杂的全身性微小退化过程，从理论上说衰老可分为生理衰老和病理衰老。其实两者同时存在，相互影响和牵连，很难严格区分开来。衰老可导致疾病，而疾病也会加速衰老，这两者是密切相关的。科学研究显示，人体各部位的肌肉细胞随着时间的推迟会逐渐出现衰老，比如肌肉逐渐萎缩，消化功能和内分泌功能都会有退行性改变，抗病能力免疫功能会逐渐下降而患病。

每个人都会渐渐地衰老，只是有早有晚，个别差异明显。但是对衰老不必过于紧张和担忧，要心态平和，顺其自然。想长生不衰老这是根本不可能的。人体就好像是一个时钟，它一直向前走着，并且缓慢接近衰老。如果防病养生保养身体做得好，就能让这个时钟走得慢一些，有效地延缓衰老。这样能使自己身体更健康些，更年轻些，还能提高生命的质量，活得更开心和舒服。

养生专家学者都认为，衰老的原因与先天性和后天性因素有关。先天性因素即家族遗传，而后天性因素就是人为因素和环境。科学家在长寿调查中发现，寿命与遗传有密切关系，长寿者中不少有家族长寿史。但就是有良好的长寿体质，如果无良好的外部环境，不重视学习防病知识，不注意养生保健，有不良生活方式习惯，这样照样会英年早逝或六七十岁早亡。

长寿也有地区性。世界上五大长寿地区：厄瓜多尔的伟尔卡斑巴、阿塞拜疆的高加索、格鲁吉亚的达斯格坦、我国的新疆和广西的巴马县。2003 年，巴马被国际自然医学会授予"世界长寿之乡"称号。世界长寿之乡的标准是每 10 万人中有 7 位百岁老人，而巴马 10 万人中有 36 位百岁寿星。最突出的是巴盘屯，全屯 400 多人中竟有 7 位，超出世界长寿之乡标准的 200 倍。2015 年，巴马全县百岁以上老人有 81 位，最长寿的 145 岁，而 90～99 岁的老人有 584 位，百岁的后备军非常充足。

巴马长寿乡之秘有清晰的答案：主要是有优越的自然环境。巴马乡隐匿于崇山峻岭之中，到处都是绿色的树木翠竹，风光秀丽清幽，置身其中使人神清气爽，宛如世外桃源。这里的空气中氧负离子每立方厘米高达 3 万个以上，天坑大溶洞的百魔洞内每立方厘米竟达 7 万个，而国内其他的一般城市仅有 300～1000 个。

其次，巴马的水比"矿泉水"还要好许多，它集空气、阳光、地磁，孕育出来的是小分子的山泉水，符合世界卫生组织提出的最适合人体健康饮用水的六个条件。再就是巴马人的饮食有好习惯：三低（低盐、低脂、低糖）二多（多纤维素、多维生素）。

巴马长寿乡的情况足以证明，自然环境和人为因素对人的寿命和健康有着非常重要的影响。

环境因素从广义上来说，应包括社会和自然因素。如政治制度、家庭经济条件、卫生保健福利、居住地水质、空气质量、树木花草绿化等等。从个人后天养生来说，寿命和健康与人的体质、喜怒哀乐情绪、人际关系、生活起居、工作强度、饮食是否科学合理、是否吸烟嗜酒、是否参加体育锻炼、家庭是否和睦等等因素有密切关联性。而且个人后天因素占 60% 比例，所以想推迟衰老想健康长寿的主动权掌握在我们自己的手里，就看你的保养身体做得怎么样，是否合理。假使养生保健做得欠佳，健康就会大打折扣；如果防病养生做得很好就会推迟衰老，更健康还显年轻。

2 大多数人未尽天年，是由于疾病的困扰或意外伤害而被过早地夺去宝贵生命的。部分人是因为遭到意外事故，如火灾、失足落水、踏空跌倒等等，以及人为因素造成的，比如交通事故、遭坏人杀害、医疗事故、飞机失事等过早死亡。而大部分人是因为有不良生活方式习惯、养生疏忽任性和无知而导致生病，在 70 岁前就与世长辞的。这些情况，不得不引起我们的高度重视，要时刻注意安全防病养生。身体健康体质好是最开心最快乐的，这是靠自己做出来的成绩，并有成就获得感，令人很羡慕。

据政府有关部门统计，2018 年上海有 49957 人因脑中风去世，因病重或到晚期救治不了而这样去天堂。那冰冷的死亡数字背后有多少生死挣扎、多少痛不欲生。每个人都曾是鲜活的生命，有爱他的亲人牵挂，有她眷恋的人生，还有未竟的梦想。逝者已矣，但如今活着的人还要继续生活。我们不要忘记教训和痛苦，要负起责任来严防疾病的侵害。

3 未尽天年是由于养生素质差或者说养生无知和防病疏忽而造成的。推迟衰老和健康长寿想取得成功，其最为关键的在于养生素质必须要好。因养生素质直接与保养身体、生活方式习惯、防病能力、做事认真程度、对问题的分析判断等等是密切相关的。比如说，醉酒后依然驾车上路，他的养生素质好吗？长期搓麻将赌博至深更半夜，养生素质如何？经常饮食过饱尤其是晚餐、血液化验血脂高或人到中年体型肥胖，他们的养生素质怎么样呢？其实这些情况和行为都是养生之大忌，不可这样做的。

养生重在保养。保养身体就是说对自己的生命很爱护能善待自己，在生活的各方面能够按照防病知识认真做好，没有不良的生活方式习惯。这样做得越好，说明养生素质就越好，身体也就被保养得越健康，可以为长寿打下扎实的基础。当然保养身体好是指基本没有违背养生之道，这样才有资格被称得上养生素质好。

如果有明显的违背养生之道，就可以说他的养生素质欠佳和无知或是保健疏忽，长期这样肯定的其健康状况不良，不仅提前衰老还会大大地缩短寿命。因此，想健康长寿不可违背防病养生的，而要顺着养生之道去保养身体。道理就这样简单易懂，又是如此这样明确，你还在想啥？犹豫不决什么呢？养生素质好究竟从哪儿来的？答案要从养生书籍中去寻找，或者下面列宁读书的故事讲给你听，相信你会听得懂并不知道该怎样做。

列宁考进喀山大学不到一年，因参加反对沙皇的活动而被迫离开学校，但这没有难倒列宁。走出校门的当天，他就制定了一个严格又周密的自学计划，决意走自学之路。列宁一丝不苟地执行着计划，用两年时间学完学校三年的全部课程。当他在学校临近毕业考试的时候，他向校方申请考试。主考领导存心嘲弄这个不自量力的青年，想让他当众出丑，于是就答应了他。出乎他们的意料，列宁 14 门课程成绩都是优良，喜获大学毕业证书。有人问列宁，你得到谁的帮助？列宁自豪地说："有谁帮？全靠我自学。"后来，他成为苏联的伟大领袖。

列宁用两年时间自学 14 门大学课程，拿到大学毕业证书，这是非常不容易的。这与他想争口气不服输的个性有关，还足以说明列宁的学习是很用功和自觉、意志顽强执着有志气、脑子很聪明。这就说明列宁的综合素质很好，我们都佩服他。

长期坚持看书读报，学习养生类知识，必然拥有"黄金屋"，对改善增强体质、提高养生素质肯定有很大的帮助。为何你不去抓住这个良机？为什么你还不去自学呢？花好稻好样样好，这是口头上讲。你没有拿出实际行动进行自学，这就是"白好"。

4 为什么大多数人未尽天年？主要原因是由于有以上三个问题的拖累。但第三方面原因（养生素质差）是问题的核心，也最突出。它在一个人漫长崎岖的人生岁月里，竟然"自告奋勇"默默地起着主导作用，悄无声息地"操纵"并决定着人们寿命的长短。所以它这种神秘情况的出现唤醒我们，这不是小事而是很重要的大事。对此，我们需要高度重视，小心谨慎地提高警惕，因为它随时随地严重威胁着我们。我们的生命和健康就好像是茫茫大海上的一叶孤舟，面临着突然遭遇狂风大雨浪高而发生颠簸沉船的危险。

因此阻止任性瞎来是当务之急。对付它的手段，不能软弱而要狠准稳。最佳应对措施是，我们要积极主动，努力不懈地大幅提高养生素质。

为什么这样说呢？这是因为养生素质的"职责"是领导和管理养生保健，而养生保健与健康长寿有着密切联系；还因为养生素质好，这样就深知养生之道善保健，熟知防病知识，经验丰富有本事。如此这样聪明养生熟能生巧，左右逢源，我们的身体也就会得到各方面周到的良好滋养和呵护。这样体质也就日益增强有精气神，充满活力显得更年轻。

养生家强调，身体健康有朝气活力，才有希望实现长寿的梦想。而想健康生命质量好就必须要由养生素质"老师"来领导护航，例如不吸烟、走路小心防跌倒骨折、生活起居有常等各方面都很注意防病养生。所以，我们必须要做到养生素质好，因为这是一个人活命的生存之道，这也是一种向上的伟大力量。

对健康长寿内心的渴望很好，但我们不能仅依赖于别人或寄希望于别人的帮助，而应当主要依靠自己，要照顾好自己，坚持不懈去追求才有希望将渴望健康长寿变为现实。如果没有渴望和追求就没有健康和长寿，生命质量就会大打折扣，这是毫无疑问的。健康长寿没有做不到，只有想不到而任性疏忽，这样就有痛苦和后悔都会来报到。

生命研究科学家都认为，一个人可以活到120岁或130多岁，但其关键在于要让养生素质这把火燃起来，照亮前方的道路，未来的人生。必须保养好身体，就是讲究养生之道，自己照顾好自己。养生素质优良、就是养生保健方面的专家，这也是一个人生命活力与健康的基础和依靠力量。而且还使我们能够稳稳地把握住自己的命运走上正轨，身体更加健康，看上去更年轻。

那么怎样去追求呢？首先必须紧紧抓住深阅细读养生书籍"充电"不放松，手不离书的经常阅读。只有这样久而久之能治愚明智，增长知识，更聪明有智慧，养生素质能得到大幅提升。只有这样才能够全身心地投入保养身体与疾病智斗。这就是真懂实干养生素质相当好。这样做，是为追求健康长寿的梦想，肩负责任担当有志气，当人之传颂敬仰。

11篇
不良生活方式是短寿的温床

人生一世，花开总有花落，是生命总有尽头。这是客观事物发展规律，不可抗拒，像有一只看不见的手在操纵。我们人类能够活到多大岁数？期望寿命究竟有多长呢？

两千多年前，我国第一部中医药典籍《黄帝内经》明确指出，人类自然寿命应该而且可以超过百岁。古今中外，有许多人活到100岁，也有活到130岁、148岁的。因此活到100多岁并非是我们的奢望，应是人生最起码的要求。但事实上，绝大多数人只活到80多岁甚至50岁左右就英年早逝，这是什么原因？为何这样过早死亡呢？让我们先来看看德国短寿博物馆里展出的档案。

这家短寿博物馆位于德国东部的图林根市，在一条很寂静的街巷中，由德国医学家林格于1912年创建。约1000平方米的大厅里展示着全国2000多名短寿者的人生档案资料。这都是他们的家人自愿提供或捐献的，且按名人、平民、吸毒、赌博、吸烟等分门别类陈列在一只只玻璃柜内。每位短寿者都有详细说明：为什么短寿？

这些短寿者，许多死于身体严重

透支或过劳或有某些不健康的因素，年纪最大的一个不过 56 岁，最小的只有 19 岁，平均年龄不到 29 岁。其中不乏功成名就的人士，比如乌韦·巴舍尔，他是德国著名法学家和政治家，1944 年 5 月 13 日生于奥拉宁堡，很有才华，他为伸张正义打过好几场很有名的官司，并有著作出版。但由于他长期忘我劳作，没有注意休息和锻炼身体，因而透支健康，身体每况愈下，于 1987 年 10 月 11 日早晨起床后感到很不适而猝死，享年 43 岁。德国著名文学家戈特弗里德，他的叙事诗对德国文学贡献不亚于歌德。然而由于他夜以继日伏案写作积劳成疾，享年 47 岁。展板下方的提示是：如果他们注意劳逸结合，起码能活到 90 多岁，这样他们还能为社会继续工作几十年。

名人嗜烟而去世的也有不少。例如，弗洛伊德是著名心理学家，他生于弗赖堡一个犹太籍商人之家，高中毕业后进入维也纳大学医学院读书。他的著作颇多，很有前途。但他在 51 岁时口腔右上腭长了一个小肿物，开始未引起重视，后来这个小肿物越来越大，五年后被诊断为口腔癌。虽然多次手术和治疗，仍未能逃脱死亡的厄运。弗洛伊德年轻时就抽烟，长期的嗜烟且吸雪茄烟，当他口腔发现小肿物后也没有去医院检查仍继续吸烟和埋头写作，最终因癌细胞扩散而不治身亡。

名人短寿自然令人惋惜，但相当多的短寿者几乎都是虚度光阴之辈。比如，有 600 名短寿者都是性开放者，男女比例各占一半。他们从 15 岁起寻欢作乐先后患上性病和艾滋病，提早进入另一个世界。一个名叫伯兰隆德的男性，31 岁死去。伯兰隆德原身高 1.8 米，体重 80 公斤，临终前只有 25 公斤。展板文字介绍的结尾提醒人们：性放纵寻欢作乐，害人害己，苦不堪言。

疯狂的酒驾是早亡的一个重要原因。有个名叫西延的小伙子，喜欢酗酒。他结婚后第五天就因酒后驾车而酿成车祸，车毁人亡，其生命的旅程停留在 28 岁。在短寿博物馆里，因酒驾而早逝的中青年占到七分之一。

吸毒又是一个重要的短寿原因，名叫伊斯丹妮的女子，从 17 岁开始吸毒，21 岁患上致命的癌症，22 岁时因无钱购买毒品而割腕自杀。她的母亲在展板上这样写道：女儿的不幸，我们家长的教育是有过失的。希望父母长辈们从我们身上要吸取教训，从小抓紧对子女的教育，莫让他们走邪路。

短寿博物馆里，没有一位讲解员。

据导游说，来这里参观者络绎不绝，其中有很多是医院里的病患者。这些短寿者年纪很轻，却咨意挥霍着自己的生命资源。医院组织他们来这里参观，目的是让他们触景生情，唤醒他们内心的茫然和无知，增强他们要珍惜生命的意识。人们在参观时，始终播放着一首《短寿之歌》：太阳刚刚升起，怎么能让它落下？你既然来到世上，为何匆匆离去？短寿是对长寿的背叛，活着的愉悦要比死去的平静好许多……此时的参观者边看边听，都有一个心愿：健康最重要，要关爱自己的身体，好好地活着。疾病是妖魔，对此我们要提高警惕，要认真仔细保养好照顾好自己的身体。

德国短寿博物馆里展板上记录着短寿者的不幸，明确告诉我们：人类的死亡是疾病造成的。当然还有交通事故、各种意外事故而死亡或伤残的，但疾病死亡是最主要原因。而且大多数疾病是由于有不良生活方式和坏习惯而导致。

世界卫生组织指出：人的健康长寿取决于自己，有健康的生活方式习惯能使人增寿，有不良生活方式习惯会使人折寿。有良好的生活方式习惯是健康长寿的"银行"，这也是能获得健康的一笔笔"投资"。

世界卫生组织称，在中国死于非传染病的人占疾病死亡总人数的80%，非传染病包括心脏病、高血压、糖尿病和哮喘等，这些慢性病的起病大多是因为不良生活方式习惯引发的。调查研究表明，不良生活方式习惯所造成的损寿有39%。

2005年3月美国心脏病协会、美国癌症协会和糖尿病协会联合发表一条简单而清楚的信息：当人类寿命增长后，经济发达生活富裕的国家又出现癌症、心脏病、中风和糖尿病这四种排名在前最常见的疾病。这些疾病大部分是由不良生活方式习惯而引起的。由此可见，健康不是从天上掉下来的馅饼，而要依靠我们自己长期坚持不懈努力追求而得到的，是科学保养身体保养出来的。

据资料记载，北京协和医院进行"知识分子健康调查"发现，50岁左右的人死亡率上升最快，中年猝死时有发生，就是因为他们有不良生活方式习惯。其中有很多人忙于工作和事业，没有时间和精力关注自己的健康。其实这些人在忽视健康，结果健康和寿命大打折扣。教育家陶行知说："忽视健康就等于拿自己的性命开玩笑"。养生家强调，绝大多数人活不到百岁事出有因，说到底不是死于疾病而是死于对自己健康的漠视，死于养生无知，死于不良生活方式习惯，死于照顾身体不善（客观原因，就是由于养生素质差）。

英国哲学家培根曾经说过："习惯是人生的主宰"。其实习惯不但会决定命运，还决定健康。一个坏习惯带给健康的是负面影响，比如吸烟嗜酒等等可能不会在短期内表现出来，但经过日积月累后由量变导致质变，健康的巨石会被一个个不良习惯风化瓦解，最终导致提前崩塌。而一个小小的好习惯，肯定的会有回报，给健康加分，生活过得比保养身体欠缺的人更舒服更愉快，身体也更健康更长寿。

日本在考虑健康问题时，首先考虑往往是如何克服危害健康的各种不良生活方式习惯，这是非常聪明的防病养生之道。从世界人口的死因来看，一成是各种事故，二成是急性感染病，七成则为各种生活方式习惯病。因此，世界上大多数人都是由于不良生活方式习惯引起的慢性病而丢掉性命的。不过一个人的不良生活方式习惯是多年形成的，要改变这种不良生活方式习惯还得与自己的惰性做斗争。

《吕氏春秋》是先秦时期的一部名著，为秦相吕不韦组织其门客所编。这部名著告诉我们，许多人未能活到百岁，究其原因最主要是由于在生命过程受到种种危害和干扰。如果能找出原因并采取相应的措施排除这些危害和干扰，那么就会使人获得健康和长寿，甚至可以轻松地活到100多岁。这一观点指出，"去害"是人健康长寿的重要保证。坏习惯有什么就改什么，改得早收益早，满不在乎不改最终肯定会吃大亏的。

总而言之：不良生活方式习惯是体内的蛀虫，是诱发疾病的温床，也是我们追求健康长寿的"拦路虎"。所以许多人生病后痛在心里、身体之中，而死于不良生活方式习惯上。其中还有很多人明知不良生活方式和生活习惯会对人体造成伤害却总是很难改变，依然照样沉溺其中而难以自拔，这就叫积重难返。因此想改变不良生活方式习惯光有认知还很不够，关键在于对其危害性要深知，对改变后能带来的好处要熟知。

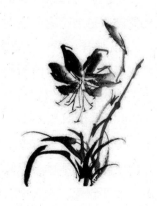

12篇
要健康就要摆脱亚健康困扰

世界卫生组织《组织法》对健康下过这样一个科学定义，明确指出："健康不仅是没有疾病或不虚弱，而是身体及精神的健康和社会适应的完好状态。"该健康定义是基于生物、生理、社会模式而形成的。我国人民长期受到传统观念的影响，把健康单纯地理解为无病、无伤和无残，所以在医院体检时各项指标无异常就以为自己是健康人。实际上这种认识是肤浅的，不一定正确。因为人体还有一种介于健康与疾病之间的状态，也就是罗马医学家格林提出的人体"第三状态"亚健康。

其主要症状多种多样：如腰酸背痛、头晕耳鸣、心慌气急、失眠健忘、食欲减退、心律不齐、疲劳乏力、胸闷腹胀等等，以及身体这样那样的不适。因此亚健康也被称为潜伏期、临床前期，包括无临床症状或症状轻微，存在一种或多种疾病的危险因素，有即将发生某种疾病的高危倾向。一般来说，亚健康的潜伏期是3～15年。

亚健康是未能检查出有器质性病变却有功能性改变，不排除恶性癌症潜伏期的功能性改变，或其症状也可能是由其他疾病引起。例如头晕的病因有很多，可能是精神紧张、服用药物不当、烟酒过度引发，也可能是高血压、血压过低、贫血、严重动脉硬化、心脏功能或肾功能不全的早期、颅内有肿瘤等，都可以只有头晕而无其他症状。所以我们所说的亚健康实际上还包括有可能患有疾病在内的一种说法，这样说没病不等于你是健康。对此，勿要思想麻痹做"马大哈"。

据世界卫生组织全球性调查结果表明，全世界真正健康的人仅占15%，经医师检查诊断有病的人也占15%，而其余的70%人都处在亚健康状态。据有关部门统计，上海市有高级职称的知识分子中75%的人属于亚健康。北京某医学院的调查发现，该校102名40岁以上高级知识分子仅有3人勉强属于健康者，其余99人都处于亚健康和有病不健康状态，这给我们敲响了警钟。

然而大多数人对亚健康的危害性普遍存在认识上的不足，抱着无所谓态度，其后果是延误治愈亚健康的最佳期。其中有许多人事业与前途在向上爬坡，但他们的健康在向下滑坡，甚至会遭遇到早衰早残、英年早逝的悲伤之祸。例如，著名作家路遥是当地回乡知青，习近平总书记当时是北京知青，两人很熟悉，曾同住一个窑洞彻夜长谈。路遥的《人生》长篇小说发表后在全国轰动一时，但他也耗费了大量的心血，健康状况一直不佳，感到心悸疲劳和常常失眠。医生曾经劝他安心调养，把身体上的亏空补上。但路遥想超越自我，夜以继日地写作，结果42岁就永别文坛，令人惋惜。

同样的原因还有著名作曲家、《祝酒歌》作者施光南，有一天他突然倒在钢琴上再也没有抬起头来，时年51岁。英年早逝者还有，如拥有25亿财产的上海均瑶集团公司原董事长王均瑶37岁、青岛啤酒公司总裁彭作义56岁、爱立信公司中国总裁杨迈34岁、海军学院教授王永刚46岁、扮演毛泽东特型演员古月61岁、上海市高级法院副院长邹碧华47岁、著名全国劳动模范李斌58岁等等，这些社会的精英在最能干最成熟的人生年华突然逝去，真让人扼腕痛惜。

因此我们奉劝那些有身体不适的亚健康人群要特别重视保养和防治疾病。因为亚健康是在不断发展变化的，它既可以向健康状态发展，也可以向疾病状态发展，想保持健康此时是在关键时刻。因亚健康所反映出来的种种症状，就是在预示着各种疾病的即将来临，或已经来临只是尚未检查而未知病灶在何处，故需要及时做必要的检查和治疗保养身体。身体属于自己的极其珍贵，健康最重要高于一切，自己不去关心爱护自己的身体那由谁去关心照顾？

所以亚健康的人要主动积极与健康亲切握手，对亚健康和疾病要斗智斗勇的狠准稳，必须特别重视保健养生和治疗，要一抓到底毫不放松。这样做就是叫认真负责，这就是叫防病养生，这就是叫爱惜身体。

想健康欲长寿就要想尽各种办法摆脱亚健康和小病的困扰，这源自心之追求。我们的生活不仅有诗和远方，还有防病养生保健要好好地把握。你也不要坐着等待，而要有实际行动，迈开步向前走。前面有光明和灿烂并有微笑与希望，还有无穷的快乐和生活小康甜美，它们正在耐心地等待盼望着你去享受。为什么你不好好地把握不去欣赏享受而自说自话放弃呢？

13篇
不要忽视小病应当注意防微

治未病，始于中医经典书籍《黄帝内经》，云："圣人不治已病治未病，不治已乱治未乱，此之调也。先病已成而后药之，乱已成而后治之，譬如渴而穿井，斗而铸兵，不亦晚乎？"

这里说的治未病就是未病先防，是指在人体未发生疾病之前，采取各种措施做好预防工作来预防疾病的发生。这是中医学预防疾病思想最突出的体现。治未病旨在提高抗病能力，防治病邪的侵害。

《孙子兵法》称："先为不可胜，而待敌之可胜。不可胜者，守也。可胜者，攻也。善守者，藏于九地之下，善攻者，动于九天之上，故能自保而全胜矣。"这正如1935年红军被迫二万五千里长征，到达陕北会师后胜利一个接着一个取得，最后转危为安。中医的治疗原则里面，无不蕴藏着自保而全胜的战略思想，既病防变不仅要截断病邪的传播途径，而且务必"先安受邪之地"，就是这种思想的具体体现。

中医自保而全胜的思想立足于培扶人体的正气，"攘外必先安内"。也就是说扶正就是祛邪，如果正气不能抗邪一意攻伐之，病必不愈反伤其正。特别是老弱患者一味攻之，必凶危立现。所以生病之后就要争取时间及早诊治，防止疾病由小变大、由轻到重、由局部到整体的防微杜渐。这是防治疾病的重要原则。例如头目眩晕、拇指和次指麻木、口眼和肌肉不自主地跳动、失眠睡不着等等为中风预兆，必须要重视防治避免酿成大患。

应该说，所有疾病的治疗都是越早越好，以利于将疾病消灭在萌芽状态。

培根是十七世纪英国著名唯物主义思想家。他的名言"知识就是力量"在世界上回响三个多世纪，并越来越多地被后人认同。他还说："不要忽视身体中的小毛病，应当注意防微。当有病时就要努力想办法恢复健康，而当健康时则应经常从事锻炼和劳动。许多体力劳动者在生病时容易较快地恢复健康，说明劳动和锻炼对增强体质是多么重要。"培根还认为，人怎样才能健康这并非要靠医学，卫生保健防病知识就是一种最好的"保健药品"。培根从青少年时期就非常重视自我保健，一生无不良嗜好，身体状况长期很不错，获享高寿。

任何一种疾病的发生都是从未病到已病，从未成形到已成形。按照现代医学的说法，就是任何一个器官性的病变都是从非器官性的阶段发展而来的。在非器官性病变阶段的治疗比较容易，而一旦进入器质性阶段的治疗就困难许多。所以医生维护人类健康无疑是天职，是永恒的追求，这不但要善治病，更要善于识病。因此未病者包括亚健康、检查指标异常者要有养生保健意识，积极配合医生把未病和亚健康指标异常、小病轻病消灭在萌芽状态，只有这样的态度才是非常正确的。

怎样治未病？现代医学正在朝发现未病的方向努力。比如，肿瘤预防中的高危人群，即那些有抽烟等不良嗜好的或在恶劣环境下的人，有癌症家族史或有遗传倾向的人群等，他们比起普通人癌症发生率要高许多。如果对这些高危人群加强健康教育、健康管理、定期化验检测、采取必要预防养生措施包括改掉不良生活方式习惯，那么他们的肿瘤和疾病发生率就会大大降低。而且也能做到早发现、早治疗和早康复。

目前现代医学从总体上讲，医生的观念仅停留在生理上的救死扶伤，基本属于筛查和有病用药物治疗的阶段。对于尚未形成的病，对于检查没有异常却有不适感，或有异常却不是确诊者，西医仍显无奈。中医从体质辨识评估入手，还可以弥补以上的不足，为治未病提供有效的方法。人体是以五脏为中心，通过经络将脏腑、肢体、官窍等联结而成的有机整体，在功能上互相协调，在病理上互相影响。健康是自身阴阳和气血动态平衡的结果，治未病其实就是一种很好的健康管理。

中医学从整体出发，采用"司外揣内"诊断方法，判断人体的整体功能状态，然后进行针对性治疗。人体内的平衡规律还受着内外环境变化的影响，如果能根据这些变化"适时而为"，就能维护人体平衡，使人不得病少得病。因此根据体质类型建立个体化辨证辨体防治方案，对高危人群进行"去害"干预和中药治疗，及时纠正体质偏颇和缓解症状，对相关疾病的预防治疗的目的可以达到。

14篇
基本要求助你轻松活百岁

如何健康活到百岁？三条基本要求做到位：第一有强烈的想健康百岁的愿望，朝着理想目标而积极追求；第二要努力学习和研读养生类书报，尽量多地获取和牢固掌握养生保健医学知识；第三能够把握住自己，将科学保健知识和养生之道能够全面性地在日常生活中落实，认真实践。这三条基本要求能做到就是养生素质好，保养身体的效果肯定会很好。养生素质好，就是呵护生命之本事和能力强，这也是我们追求健康长寿的动力源泉、信心和希望。

养生家认为，人生苦短，不要给自己留下什么遗憾，想笑就笑，想哭就哭，想健康长寿百岁就要去努力追求。三国时期的政治家、军事家和诗人曹操是今安徽亳县人，在《步出夏门行》组诗中这样写道："养怡之福，可得永年"，这句诗至今仍在广为传诵。它道出了曹操的唯物主义养生长寿观，即人的寿命长短不仅在于自然的先天强健，主要还在于后天的主观努力和科学保养。例如心情要愉快，有病想办法及早康复，家庭生活和睦等，按照养生保健知识照顾好身体才能促进身心健康和长寿。健康这东西都想要，但要靠人们自己努力争取和追求才能获得。这就是说，寿命长短并非由天决定的。

如果我们很重视养生保健，注意疾病的防治，患小病能够及时消灭在萌芽状态，使身体长期地健康，就可以到达活百岁的彼岸。如果不努力不追求或疏忽，对防病保健知识和养生之道不怎么熟悉和实践，长期有不良的生活方式习惯嗜好，这样老天爷就会毫不留情让你早衰和疾病侵害的秋后算账。这对我们而言很不合算也划不来。举两个例子给你听，很有现实教育意义和启发：

1瑙鲁共和国位于南太平洋一个美丽的小岛上，自然资源特别丰富（国家财政收入来源），然而是世界闻名的短命岛国。居住在这个小岛上的居民无须工作，他们一切事情都由政府包办，而且每人每年还能领到政府发放的35万美元零用钱。所以岛民们很富有，过着极其奢华的生活，每天吃的是丰盛菜肴和包装考究的西式食品，外出时驾驶着豪华的越野车，住房特别宽敞并有很大的庭院和花园，现代化家用电器和红木家具应有尽有，每个家庭都雇着外国人保姆。这样非常舒适安逸的生活，养尊处优的待遇，简直像一个国王在皇宫里的生活一模一样，或者说国王的生活也不过如此。

但是在这样一个美丽的岛国里，病魔四处横行：高血压、脑梗、脑溢血、糖尿病、乳腺癌等癌症发病率高居世界之首。其中有57%的成年人患有心脑血管病，38%的人身患糖尿病。据有关部门调查统计显示，全岛98.9%的人活不到60岁，大多数人只不过活到45岁左右。因此，瑙鲁是世界上人均寿命最短的国家。

究其短寿的原因，就是由于他们非常富裕，过的生活太优越太安逸，就是因为岛民们未能做到上述三条基本要求。所以他们就没有进取的念头，也没有奋发努力的愿望，更没有可以追求的目标和梦想。他们一天到晚无所事事，生活起居不规律，也不讲究什么养生之道和自我防病保健。他们满脑子想的是钱这么多，该怎样消费和享受，吃得过于丰盛又缺乏体育锻炼。因此身体就越来越胖，肥公肥婆随处可见。身体如此肥胖，健康状况就很糟糕，生命力体质自然就变得很脆弱。

2 古代名医为病人看病的故事，或许对我们有所提醒。扁鹊的医术高明，是春秋战国时期的名医、切脉诊病的创始人。相传他有起死回生之术。有一天他经过虢国，突闻虢国的太子死了。扁鹊问完什么症状什么时候死的后说："我能叫他复活，太子的病叫气阻，不碍事的。"于是他叫弟子子阳把针磨一磨，给病人扎针，又叫弟子子豹用火烧热石块给病人两肋按摩。不一会儿，太子竟然坐起来并长长地呼出一口气。其家人亲友等感到很奇怪也很高兴。扁鹊叮嘱虢君给太子喝汤药二十天就能完全康复。扁鹊的医术，就是这样高明，他家乡的父老乡亲们都称赞他有本事。这病例告诉我们，有病就要及时到医院看病治疗，药到才能病除。

中国几千年丰富的传统文化所提供的防病保健医学知识，其实并非是一种高深莫测的东西，而确实有科学道理，治病保养身体很管用。懂得养生之道后认真仔细地去实践，这就是主动要健康储蓄健康，而身心健康是

长寿活百岁的基本条件。

我们人体里面的五脏六腑很需要细心周到保养的，而且身体属于自己的只能靠自己去保养，别人是帮不了忙的。实践经验告诉我们，有丰富的防病保健知识，并且能够长期用于保养自己身体的实践，久而久之就可以使身体保持健康状态，最终获得长寿。

要健康就要去追求，心想活百岁就从梦想这儿开始。因为三分天注定，七分靠打拼，主动要健康去追求最终才会赢。主动要健康，这是一种新的养生理念。就是说要主动关心保养自己的身体，把防病保健知识和养生之道转化在自己实际行动上，认真加以落实到位，这就是叫主动要健康。

养生家强调认为，保养身体要活到老保养到老，不能一味地期待获得戏剧性的效果。防病比治病更重要。预防疾病最为关键的是要经常审视自己的生活方式习惯是否科学，如发现有不良之处就要坚决"去害"（违背养生之道需要纠正）。如果没有"去害"就会危害健康和生命，唯有坚决"去害"才能把自己身心保养至健康状态。

上述的养生观点，其实是根据经济学的木桶理论演变而来的。人的寿命长短，取决于生命木桶的那块短板。如有一块短板寿命就会缩短，所以有

短板就要想尽办法"加长"，与生命木桶原板一样长。这样就算得上恢复健康，人体健康就能长寿这样心里头很开心很愉快。

综上所述：面对病魔的威胁，我们千万不能退却，而要勇敢地迎上去，采取各种手段和措施，务必要紧紧地卡住病魔的喉咙，务必要击退病魔的进攻。这就是追求健康有实际行动，这就是我们的养生素质正在发挥着巨大的作用和威力。生命木桶原本一块块长板，哪怕只有一块也别让它缩短。这样切实做到位，我们就会喜获健康和年轻，这样就有很大的希望活到 100 多岁。

15篇
为何两位寿星体质相差悬殊

哪两位寿星的体质相差如此悬殊？那就是作家巴金和语言学家周有光教授。巴金 1904 年 11 月 15 日生，四川省成都人，享年 101 岁。他的故居在上海武康路，长期致力于文学创作和翻译工作，曾担任《上海文学》、《文艺日报》、《收获》主编、中国作家协会主席、全国政协副主席等职务。巴金的主要作品有：长篇小说《家》、《春》、《秋》、《雾》、《雨》等，中篇小说《寒夜》等，散文集《随想录》等。

巴金的写作生涯有六七十个年头。这几十年正是中国社会、中国文学史风云变幻的岁月，并为他提供了极为宝贵的创作素材。在这种历史条件下，巴金的生活与经验无疑是极为丰富的。五四运动以来，他是中国伟大的作家之一，在国内外获得过许多的赞美和奖励，宇宙中至今还闪烁着以他名字命名的"巴金星"。

多病的体质。1982 年 11 月 7 日晚间，78 岁的巴老在家中不慎跌倒，左腿骨折。虽然住院治疗，仍不良于行。其实他晚年有过多次跌跤，加上他又患帕金森病，故走路时只能扶杖缓行。几年后，帕金森病渐渐加重，使他说话缓慢，两手不停地颤抖，他几乎连握一支钢笔的力气也没有。1994 年 3 月，90 岁的他由于起身去拿一部书而导致胸椎压缩性骨折，令他痛苦不堪，使他的体质和在室内走动越来越差。更麻烦的是他的呼吸道疾病，因为经常会感冒、呼吸不畅、痰液未能咳出，于是医生在 1999 年初春对 95 岁巴老进行了气管切开术，手术后他就不能说话。许多年来，巴金的病情时有反复和变化，后来他还曾先后患胃出血、肝硬化、腹水、肾衰竭、腹腔大出血。尽管专家和医务人员始终在积极救治，但2005年10月17日巴金逝世，享年101岁。

体质虚弱多病的巴老竟然是百岁老人，人们纷纷探求他有哪些长寿之道。然而无论是他本人叙述还是旁人观察，好像都说不出所以然来。巴老是嗜烟的，但酒量不大，到年老时有病烟酒全戒。巴老的一生喜静不爱动，经常伏案构思文章和写作，但在年轻时曾与朋友们爬山划船，其他体育项目都不做。饮食他喜欢吃江南的叫花鸡与红烧狮子头等食物。巴老嗜茶，最常喝的是云南沱茶。这样的生活和饮食习惯，似乎很难与长寿挂起钩来。

但巴金确实是百岁寿星。巴老的心胸坦荡，热爱祖国，心中爱着人民，名利淡泊，心境平静，得到公众很多的赞许，这些对促进健康和长寿是有益的。但巴老的长寿最主要是其家庭亲人对他生活照顾得好，特别是他有着良好医护条件。这种医护条件大多数人是享受不到的。在巴老生命的最后10多年里，他多数时间在医院里度过。考虑到他的特殊身份和人格魅力，医务人员对他真的关爱备至。在病情稍为稳定的情况下，吃喝拉撒全部有人照料，仅仅是护士每班就有4名，白天夜间有两班次护理。如果没有医生护士的这样精心护理和医疗，巴老不可能寿长101岁的。

巴老的长寿不值得羡慕。因为他晚年体弱多病生活质量很差，只能说他勉强地活着，他很痛苦。香港有些名人就多次呼吁有关方面准许巴老"安乐死"，他们说："看到他在病床上活得那么痛苦，真为他难受"。他们还说："与其让他剧痛折磨，形如枯槁而死，倒不如让他借助医生之手早日结束生命，这从本质上说更符合人道主义"。巴老他自己尽管也希望多活些年，但面对疾病折磨的痛与苦，他是愿意安乐死的。有次，巴老在清醒时对医生说："不要用药，让我安乐死吧。"他还对女儿发脾气，说她不让他安乐死，不听他的话，不尊重他。

百岁老人周有光教授的一生充满传奇。早些年他专攻经济学，曾留学日本还在美国工作过。他同上海任经济学教授，1955年受命改行，参加设计"汉语拼音方案"。周教授1906年出生，100多岁时他仍然思维敏捷、耳聪目明、走路稳健，每天看书写文章，他的文章经常发表在国内外刊物上。看到过他的人，都会为他那聪慧的思维和健康的身体感到惊讶和赞叹。

每当有人问周教授长寿秘诀时，

他就会很快拿出 40 多年前写的一篇《陋室铭》，给大家看："山不在高，只要有葱郁树木。水不在深，只要有洄游的鱼群。这是陋室，只要我唯物主义地快乐自寻。房间虽阴暗，更显窗户明亮……"。这篇《陋室铭》，是他在"文革"期间写成的。那时他被赶出专家楼，全家三代挤在两间小平房里，工资被扣仅留下一点生活费，在这种情况下他却写下了这篇乐观幽默的《陋室铭》，与全家共勉。

后来他把《陋室铭》当成自己的长寿秘诀。周老强调说，做人就要胸襟宽大，许多事情不可能样样都顺利，吃点亏也没有什么了不起的。做人不生气这就是养生，生气是拿别人的错误来惩罚自己，最后会弄出病来的。至于物质养生，周教授说："我现在是三不主义：一不写遗嘱，二不过生日，三不过年节。饮食上少肉多蔬果，主要吃鲜鱼、鸡蛋、青菜、酸奶、厚百叶、黑木耳、香菇、紫山芋、鲜百合、莲子、燕麦片、铁棍山药、紫菜、小米、玉米等，每顿吃七八分饱。他不抽烟，偶尔喝酒只是喝点啤酒，也吃些补品，每天喝二三杯绿茶"。

周教授说："以前在上海，我有一个顾问医生，他告诉我大多数人不是饿死的而是吃死的，乱吃东西饮食过饱不利于健康。"周教授的生活，主要围绕着看书读报、写文章、吃饭、睡觉、弄花草、锻炼身体 6 件事。看似简单却很有规律，对身体很有好处。

周教授认为，想要健康长寿生活过得愉快就要善于去创造条件，由自己去努力做。所以他的四间小屋里的书架上都摆满着书籍，要查查资料他就常常在四间小屋里跑来跑去，这也是一种锻炼。每天当文章写累后他就起身动动，走到阳台看看 10 多盆花草，浇水修枝松松土，或到室外散散步，或在室内晃晃脑、伸伸臂、踢踢腿、弯弯腰，做自编的体操等锻炼身体，他给这种运动取了一个很形象的名字叫象鼻运动。他说："大象的身体很庞大，它却健康得很，不大生病。虽然它没有蹦啊跳啊的但它的鼻子是不停地运动着，这就是持久的小运动带来大健康。这种象鼻运动是很好"。周有光教授于 2017 年 11 月 9 日驾鹤西去，享年 112 岁。

巴金与周有光两位百岁寿星，工作事业都获得巨大成就。但巴金的晚年体弱多病活得很累很痛苦，而周教授 100 多岁时依然耳聪目明体质还很不错。一个人的幸福和美好生活的享受来自名气地位和工作事业成功固然重要，但更重要的是身体的健康。健康的重要性是第一位的，其他什么金钱、地位、名誉等都远远不及健康。

因为金钱豪宅等等东西都是身外之物，身体的健康却是专属于自己独享的。

工作事业是永远做不完的。而健康是一只花瓶，捧在胸前一不小心它会掉落下去摔坏，眼睁睁看着它破碎而感到心痛和后悔，这意味着，从此的生活并不快乐不幸福，因身体有恙。因此我们要通过不断认真学习和掌握防病养生知识，且要努力纠正和克服不良的生活方式习惯，从各方面加强对疾病的预防力度，把身体保养好照顾好，使自己身体保持健康的状态。幸福和美好生活源自坚持不懈的努力学习和追求，这是千真万确的放之四海皆准的真理。

16篇
他们的生命何故如此脆弱

在举目无亲的异国他乡，为求生存和实现梦想，许多人省吃俭用拼命工作，不惜透支体力每天工作十几个小时。在夜以继日的劳作和恶劣的生存环境中，许多侨民的健康在不知不觉中变得千疮百孔。

在西班牙马德里众多的华人制衣厂里，流传着这样一个故事：几年前一位女工拼命赚钱，平时总是第一个上班，在后半夜最后一个离开工厂。在工作量大的时候，她经常是通宵车衣服，困倦时就在缝纫机的台面上趴一会儿，醒来后再车，每天的睡眠时间很少很少。终于有一天在经过一天一夜连续奋战后，她趴到台面上想休息一会却再也没醒来。

在华人制衣厂里，工人每天十几个小时工作时间，这是不争的事实。对许多职工来说，每天的休息时间除去睡觉之外，就只有吃饭和上厕所的时间。像制衣厂这种长时间超强度的工作和劳动，在华人所从事的餐馆、仓库装卸、装修队等行业中已是司空见惯的事情。如此满负荷的运转，别说是人就是机器零部件也有个疲劳强度减降的问题。

目前在侨民里面，人到中年就患上癌症和中风等恶疾，甚至英年病逝的人已经越来越多。前不久，瓦伦西亚一个服装店的老板因腰痛欲回国检查身体，他这一去就没有回来，周围熟悉他的朋友听说他的情况后无不扼腕叹息。这个老板，十几年前就独自来到西班牙，开始在餐馆里刷碗，后来又干过装修队、店员等。为把家人办过来，他每天早出晚归，除白天十几个小时打工外，晚间还到海边去摆摊，他在朋友圈里面是很有名气的拼命三郎。平时他特别节省，大家从未见过他进一次餐馆，连身上的衣服许多都是他在路边捡来的。

家人过来后，他开办了属于自己的服装店。为打理生意令他夜不能寝。功夫不负苦心人，短短三四年里他又开出第二家、第三家服装店。从年末开始，他总觉得腰疼，起初认为是自己干活扭伤腰，贴了张从中国带来的风湿膏，后来医院检查结果居然是肾癌。像这种例子，在侨民中还有很多。

拼命上班干活是不是过劳呢？对这个问题日本有一个实验研究。据统计，2006年日本死于心脑血管疾病的过劳死达157人。过劳问题长期以来一直是日本社会关注的焦点问题。日本研究人员经过对老鼠进行的实验后确认，极度疲劳会导致位于大脑中心部位的脑垂体细胞逐渐死亡。脑垂体是人体的"司令部"，负责处理和传递各种信号。它分泌多种激素，这些激素贯穿人体代谢、生长、发育和生殖等各种生理过程，人体的大部分生理疾病状态都与脑垂体有直接和间接的关系。

因为在国外这样忙碌和紧张工作，业余时间有限再加上语言不通，所以很少有侨民到当地医院做身体检查。平时有点小病就扛着，实在熬不过去就吃点自己从国内带来的药片。万一有大病，西班牙医院预约时间长，因此得不到及时治疗。由于华人习惯扛与忍，常常会错过最佳的治疗时间。当意识到疾病严重时，往往总是回天无力，没有办法能够挽留住性命。而且华人与当地社会存在文化和语言差异，华人打工者一般较难融入当地社会。而有些华人的老板常常抓住这一点，利用职工对自己的依附而对打工者进行残酷的剥削与压榨。

上述事例促使我们这样思考：衣锦还乡、光宗耀祖，这是海外华人的最大梦想。但以健康为代价来实现这种梦想，实在是不值得。金钱是重要的，然而健康比金钱更重要。因为金钱是身外之物去了还会来，而健康一旦失去就会致病、疼痛、体质下降甚至会丢掉宝贵的生命。所以身体健康是我们人生的最大财富和快乐。

在养生字典里有两句很经典：留得青山在，不怕没柴烧；养生贵在预防，重在落实。要照顾好自己的身体，这种责任是义不容辞不可推卸的。但有些人对保养身体不当一回事，或为名所困，或为利所惑，或为官而奔波，把功名利禄看成是一种时尚和追求而忽视健康。其实这是非常愚蠢的，很不明智。

我们要将过美好生活作为人生的

目标理想。然后认真当一名养生实践家，严格按照养生之道纠正和克服不良的生活方式习惯，把自己的身体和家人的身体保养好。这样做就能健康而长寿，家庭生活也就过得幸福和美满。

17篇
吸烟是在悬崖边跳舞

每年的 5 月 31 日是世界无烟日。世界卫生组织指出，在西方发达国家人的死亡大约有 20% 是直接或间接由于吸烟而造成的。烟草的使用，是冠心病、中风、肺病、肺癌等疾病的重要危险因素。该组织列出三组相关重要数据：首先每年有 1800 万人死于心血管疾病，其中 200 多万人死于吸烟。烟草使用是继高血压后导致心血管病的第二大病因；其次烟草导致全球每年 700 多万人死亡；第三全世界有超过 10 亿吸烟者，其中大约 80% 生活在低收入和中等收入的国家。

全世界因吸烟而过早死亡人数每年有 700 多万，就是说每天有近 2 万人丧生。每月有 60 万人因吸烟而死亡。而且月月都会出现这种情况。吸烟者面临的境况真的是非常悲惨，他

们为自己用香烟打开墓门而进入坟墓里安息，这很可怕，是非常笨愚之举动。

卫生部在第三次全国卫生服务调查分析报告中明确指出，吸烟是成为危害人类健康的重要原因。卫生部印发的《中国癌症预防与控制规划纲要》表明，中国癌症的主要危险因素依次为吸烟、乙肝病毒感染、膳食不合理和职业危害等；最新临床数字统计显示，91.3% 的肺癌患者与吸烟有关，近 30 多年来山西省肿瘤医院每年接诊癌症患者 27 余万人，其中 20% 是肺癌患者。

《大众医学》杂志和上海东方广播电台《健康乐园》节目组，曾经联合上海 105 位著名医学专家进行的一项权威调查表明，吸烟是危害健康和长寿的头号杀手。据科学测定，在引起早死亡和各种疾病的因素中占首位的是吸烟。在这项调查里，专家们对影响上海市民健康长寿因素分类排列：吸烟是头号原因，其他原因依次为小儿营养过剩和不足、动脉粥样硬化、胃炎和胃癌、糖尿病、肝炎肝癌、骨质疏松、老年痴呆等。

英国专家预测，21 世纪全球将有 10 亿人因吸烟而引起各种疾病，提前死亡。中国有烟民 3.2 亿，是世界第一烟草消费国和受害国，每

年消费全世界 1/3 的烟草，相应每年有 100 万人过早死于与吸烟有关的疾病。

美国科学家经过研究惊奇地发现，香烟是一种放射源。当点燃一支卷烟并被一口口吸入体内时，你可曾知道着一身白衣的"妖精"正顺着你的呼吸道慢慢地开始它的这场身体的掠夺之战。吸烟时尼古丁等有毒物质在 10 秒钟内可到达大脑，引起大脑兴奋和损害，并且同时到达心脏、肺、肾、骨骼和血管等部位，是全身性的到达并危害健康。以每天吸一包烟计算，每年吸入肺内的放射性剂量与全年 200 次胸透相等。医学专家说，吸烟是频繁地接受胸透辐射，埋下致癌的祸根。

科学研究表明，真正的凶手是吸烟产生的一氧化碳、烟雾中的微粒、尼古丁和焦油。烟草中的放射物质主要来自种植烟草的农民所施的磷肥，磷肥含量虽微却不容忽视的铀，铀会蜕变为氯 -220、铅 -210 等。科学家描述说，就像河中飘浮的垃圾在河滩边淤积一样，放射性物质也就在支气管和肺部组织的某些富含黏液的部位搁浅下来，继而不停顿地放射。这也就是未来导致癌症地病因，与烟草的芳香族含苯物质相结合就会诱发癌症。除肺癌外，还能引发喉癌、鼻咽癌、食道癌、膀胱癌、胰腺癌、胃癌、肝癌、心脏病和心血管病等。研究已经确认，吸烟会导致多种各类疾病，包括 21 种癌症、6 类心血管病、慢性阻塞性肺病和肺炎。由此可见，吸烟对人体的伤害是全身性的灾难。因此，烟草的毒害被称为 21 世纪的瘟疫，是世界上最凶恶的魔鬼。

据日本科学家研究测定，一支烟燃烧后可产生烟雾 500 毫升，含有 45 种化合物被证实具有致癌物质，包括尼古丁。如果日吸一盒烟，吸烟 30 年累计大约吸掉 21.9 万支烟，体内尼古丁储量将达 109 克，用它可以毒死 22 万只老鼠。日吸 5 支烟，烟龄一年以上男子的精子畸形率高达 25%。研究还显示，吸烟与体重超标以及不参加体育锻炼都会增加成年男性患阳痿的风险。

科学家提出警告说，吸烟对人的健康尤其对心肺和动脉血管的危害性极大，是百病之源。俗话说，"烟酒不离嘴，医生跑断腿"，提示要远离烟草。这是因为香烟中含有尼古丁（成瘾性物质）等 40 多种有毒致癌物，吸烟后这些毒物可以在口腔喉部等接触部位被吸收，继而进入血液。受毒素污染的血液又不停顿地在体内流动，30 秒钟在全身循环一周，这样就造成对肺脏、心脏及血管等全身性损害。这种损害很缓慢，起初感觉不到什么伤害使许多人丧失警惕性，还自以为这是享受。然而久而久之就会发生毒素累积效应，会渐渐地患支气管炎、肺炎、哮喘、肺癌、心脏病、高血压等疾病，向死亡之路慢慢走去，很是可怕可悲和可惜。

因此有人说吸烟是慢性自杀，这很有道理。正常人体内没有癌细胞但体内有原癌基因，在其一定因素例如长期吸烟、厨房油烟污染的综合毒害作用下，体内细胞会出现突变而诱发肺结节、肺癌和心脏病等严重疾病，这个时候就被疾病折磨而感到十分痛苦和后悔。所以香烟绝对不能吸，要善待自己的身体。

嗜烟者，寿命短。英国心脏病基金会曾经发表一份研究报告说，吸烟人活到 70 岁的可能性比不吸烟的人要少许多。该基金会的专家对在 1980 年期间 40～59 岁的 6753 名男子进行长达 15 年追踪调查后得出此结论。研究报告指出，从年轻时就开始吸烟且不戒烟的男子活到 70 岁的可能性只有 28%，而从未吸过烟或吸烟不久就戒烟的男子活到 70 岁的可能性达 90%。调查还表明，到 1995 年 12 月，在这些被调查的吸烟者中有 978 个瘾君子去世，而不吸烟者中仅有 81 人死亡。这些数字对比，烟鬼非常明显是短寿，在 70 多岁前过早死亡本可避免。

科学家强调说，吸烟者年龄在 50～70 岁左右是疾病的高发期。相当多的吸烟者患病而死于肺癌、肺气肿、心脏病、肝病及各种癌症等，其死亡总数量远远超过交通事故、饥荒、战争、艾滋病和恐怖暴力所造成的总死亡人数。

吸烟危害大，猴子可作证。美国德州一家医院饲养 30 只大猴，其中 15 只猴被做试验，令其每天吸香烟并作吸烟数量等记录。试验结果发现，15 只每天吸烟的猴子先后都短命去世，不吸烟的 15 只猴子依然都健康地活着，而且比吸烟的猴子长寿 1 倍多。猴子吸烟越多，病痛也就越多，寿命也就越短。

据媒体报道，美国有个为烟草公司做广告的牛仔酷哥，51 岁时因嗜烟而死于肺癌。临死前他良心发现，声泪俱下地哭诉着向人们痛彻忏悔："我为烟草公司做一辈子广告，我吸烟我害自己也害大家，现在想想我很后悔。所以我劝你们：为香烟花钱不值得，为烟草去死更不值得，我劝告你们，香烟不能吸，要远离"。

前些年，曾经有一位男演员在中央电视台接受采访。当节目主持人问他香烟的危害性时，他说："吸烟就是在吸毒，百害无一益，吸烟的人是在悬崖边跳舞，这很危险的随时会掉下去没命"。近些年来，女性肺癌的增长率很快，这与她们被动吸烟大有关系，当然还有厨房油烟污染等因素。研究发现，在空气不流通的室内吸烟的烟雾是高度含毒，被动吸烟妇女与有吸烟史的女性肺癌死亡率相差不大。据报道，美国每年有5千名被动吸烟者被夺去生命。父母吸烟会使孩子肺炎和支气管炎的发病率高5倍，还会使孩子的发育迟缓。所以有些人说吸烟比鸦片还厉害，鸦片危害吸毒者本人而香烟却要祸及他人健康。

目前世界各国都在大力宣传戒烟，德国等许多国家还颁布《公共场所戒烟令》。从1980年以来，世界上已有100多个国家发行107种戒烟邮票。博茨瓦纳的戒烟邮票的图案是由烟头堆积组成的一座墓，墓上竖着由两个燃烧的香烟头组成的十字架。看到这个图案，让吸烟者望而生畏、不寒而栗。还有更多国家在烟盒上印着警示语和图案，比如吸烟有害健康、戒烟有益健康、亡灵者的头骨、烂黑的肺等。其宣传目的是希望大家不要吸烟吸毒，为自己为家人的健康早日戒烟。

养生家强调说，长期吸烟生病是自己招来的痛苦，而且还会提前衰老和缩短寿命过早死亡，自己亲手用香烟为自己掘坟墓，这真的是非常愚笨和悲惨之极。而把香烟戒掉或远离烟草，就能使自己和小家庭的生活过得愉快和幸福。这就是保养身体，这就是叫聪明养生。

中国政府也在重视宣传戒烟并采取积极的行动。上海世博会2010年5月1日隆重开幕，历时184天，累计入园参观总人数是7309万人次。世博会的主题是，城市让生活更美好。这次世博会在中国是第一次举办。在世博会前，上海市政府颁布《公共场所戒烟条例》。虽然在大力宣传戒烟，戒烟人数在逐步增多，但吸烟者仍大有人在。

早在1916年4月2日，上海就成立国内最早的反吸烟组织：不吸卷烟联合会，力倡戒烟。我们该为20世纪初期先辈们的心血付之东流而悲哀，还是该为21世纪新时代烟民的无知和任性而叹息。

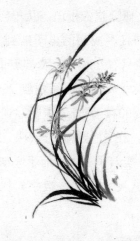

18篇
戒烟成功要靠态度坚决

世界卫生组织强调指出，烟草依赖是慢性的成瘾性疾病，嗜烟者长期吸香烟实际是病人。烟草依赖又称尼古丁依赖，其特点是对尼古丁的渴求无法克制。尼古丁等多种致癌物通过吸烟而进入血液中，会被人体组织迅速吸收并产生强烈的刺激性与行为改变效果，从而对人体造成慢性累积性的伤害。而且这种伤害是全身性的包括对血管、心脏和肺等伤害。这种伤害毫无疑问会加速衰老、牙齿脱落、头发变白，并引发多种疾病的痛苦和不适，还会大大地缩短寿命。

吸烟是一种恶习。吸烟的人是在慢性自杀，对自己宝贵的生命不珍惜。这是根本不可能健康长寿的，慢性自杀到一定年纪时要算总账的。到此时，支气管炎、哮喘、肺气肿等疾病就会接踵而来缠着你，形影不离很痛苦的，这个痛苦是由于长期吸香烟的人自己弄来的。而如果选择戒烟，就是选择告别咳嗽、气喘、肺气肿、肺心病、皮肤衰老、肺癌等疾病，就是摆脱疾病的侵袭和纠缠，活得健康一点舒服一些，这样倒是很好。

国家卫生健康部门总结的戒烟好处，第一条是50岁前戒烟，在15年内死亡的可能性比继续吸烟者要降低一半，换句话说长寿的可能性翻了一番，这无疑是戒烟带给烟民的福音。有不少烟民说，想戒但戒不掉。那如何成功地戒烟呢？要珍惜生命，提高防病养生素质，努力改变可能会致癌的不良生活方式和习惯，特别是要远离烟草。防病养生保养身体负责任，就是要严防疾病和毒素进入体内，因此要戒烟限酒。如果做到以下6点要求，就能成功戒烟。这些要求是：①知道吸烟对健康有害，决定戒烟后就马上停止吸烟；②说话算数，态度坚决，意志顽强，把家中的香烟及烟灰缸全部处理丢掉；③不再买香烟而改买水果、核桃等零食吃，喝茶并养成习惯；④尽量避开吸烟者；⑤对家人和同事等其他人宣布自己决定戒烟不再吸烟；⑥别人递过来的香烟拒拿。

戒烟失败者有如下三个特点：①不告诉别人，自己决定戒烟；②与别人一起戒烟；③家中还有香烟。

据资料显示，戒掉吸烟坏习惯90%是自己下决心坚决戒掉的。别人的劝说只是外因，外因要通过内因起作用，所以戒烟成功的关键在于吸烟者本人养生素质较好。吸烟者要想清楚，当被医生检查出患有肺癌等疾病时再劝阻不要吸烟可能为时已晚，支付医疗费几十万元恐怕也无法治愈。

吸烟者还要想明白，你已经走错路，走的是一条痛苦又短命之路而不是一条健康长寿路，你为何要选择走这条路？你为什么对自己的身体也要如此这样恶待？这些问题都要考虑清楚。吸烟的后果非常沉重，别人是无法替代的，只能由吸烟者自己背上，这样的活命是很苦很苦的。所以尽早放弃吸烟为上策的妙计。

戒烟很需要顽强的意志和态度坚决，毛泽东在这方面做得很好。毛主席的烟瘾很大，曾任毛主席卫士的周福明回忆说，重庆谈判时因为蒋介石不吸烟也讨厌烟味，所以毛主席在谈判时始终未吸一支烟。这对一个每天大约要抽 50 支烟的人来说是多么大的考验，也是多么大的痛苦。事后蒋介石不得不佩服：从不吸烟这件小事可看出他的意志和毅力，毛泽东非一般人所及。

1972 年毛主席生病，看病情吸烟对他来说越来越不利。毛主席早就由熊猫改抽雪茄烟，后来又有专人为他特制雪茄，往里面掺杂些中草药可止咳化痰和减少烟里的有害成分。1974 年初春开始戒烟，毛主席说戒烟就马上与它一刀二断。周福明回忆说，开始怕毛主席难受难忍，烟和烟具没有收还是放原处。为毛主席上茶时，看见他要么将烟拿起来放鼻子前闻几下，要么把雪茄烟放在手里用手指回捻几次。自己想为他老人家点一支，可他摇摇头把雪茄又放回原处。有一次，周恩来总理来毛主席处商谈工作，目睹毛主席戒烟，就劝他少抽点，但毛主席还是不抽。毛主席在一个月后告诉他：把所有的雪茄和烟具收走。毛主席在他生命的最后近三年里，就这样再也没有吸一支烟。

不良情绪是健康的大敌

"千里之堤毁于蚁穴"，不良情绪日积月累给健康埋下隐患。民间谚语"遇事不恼，长生不老"，说的是精神因素对健康长寿的重要性。国家有关部门经过对大量百岁老人的调查发现，他们大多数胸怀坦荡、处事泰然、开朗乐观。而精神紧张和焦虑、恐惧、悔恨、暴躁、愤怒等不良情绪的困扰是催命的号角，许多人为此损害健康、提前衰老或英年早逝或刚退休不久就去世。在此，想告诉大家很有趣的三个动物实验：

中世纪有位医生曾经做过一项很有名的科学实验，他把两只公羊分别系在一处，给以同样的食物喂养。但让其中一只公羊看到狼在它身旁窥视，使得这只公羊万分恐惧，神经一直处于高度紧张状态。不多久这只公羊死亡，而另一只没有看到恶狼的公羊仍然活得很好。

科学家们还做过这样的实验：他们把一只猫放在装有鲜鱼的盆旁，但猫要吃到鲜美可口的鱼肉就必须通过放在鱼盒前的一个通电的电板上。这样猫就不得不忍受电击的痛苦，不然就吃不到美味的鲜鱼肉。在遭受吃鱼的痛苦吃不到食而饥饿难受的情绪折磨下，这只猫变得很矛盾、愤怒和恐惧。结果导致这只猫的血压升高，不久变得十分烦躁，且出现大小便失禁和攻击行为。

斑马的悲剧也很有说服力。在非洲的大草原上有一种不起眼的动物叫吸血蝙蝠。这种蝙蝠身材极小，靠吸动物的血得以生存，还常常攻击斑马。在攻击时，它们附在斑马的大腿上，用锋利的牙齿刺破斑马的毛皮，然后用尖尖的嘴去吸血。所以斑马恨透这种蝙蝠，总是想尽办法要把蝙蝠吓跑。但是无论斑马怎样蹦跳与狂奔，连着好几天这样都无法驱赶它们。而蝙蝠可以从容地吸附在斑马的任何部位，直到吸足吃饱后才满意地飞走。不多久又有许多蝙蝠飞至斑马的身上

吸血，又经过几天几夜的蹦跳、吼啸和狂奔，最终斑马被弄得疲劳不堪而累死。动物学家对死去的斑马进行检验时发现，蝙蝠所吸的血微不足道，远远不会让斑马死去。斑马的真正死因是暴怒和精疲力竭。

以上动物实验明确告诉我们，不良情绪肯定会影响健康。科学研究表明，生气发怒或敌意等不良情绪，都会引发心跳加快、心脏收缩力增强、血压升高、大量的血液冲向大脑和面部，会使供应心脏本身的血液减少而造成心肌缺氧，心脏为足够的氧供应只好加倍工作，这不利于心脏的健康。惧怕悲伤等不良情绪会破坏大脑兴奋与抑制的节律，加速脑细胞衰老，弱化大脑功能，而且大量血液涌向大脑使脑血管的压力增加，这时血液中含有的毒素最多氧气最少，这样对脑细胞来说不亚于毒药；紧张憎恨等不良情绪会使大脑命令身体制造一种由胆固醇转化而来的皮质固醇，这是一种压力蛋白，如在身体内积累过多就会阻挠免疫细胞运作，让身体的抵抗力下降，甚至会让免疫系统昏过头去攻击身体的正常健康细胞；思虑忧愁等不良情绪会使脑细胞工作紊乱，会引起交感神经兴奋，并直接作用于心脏和血管，使胃肠中的血液量减少而蠕动减慢，食欲变差、胃液增加，严重

时会引发胃溃疡，同时还会分泌激素欺骗进食中枢，被弄得吃不下饭。

世界卫生组织的研究表明，各种现代病比如高血压、冠心病、糖尿病、胃溃疡和癌症等直线上升，这些疾病的病因不是细菌病毒，而是与不良情绪困扰和紊乱等密切相关。英国著名生理学家亨特的性情急躁，他自己曾经说过他将死在惹他动怒生气的人手里。后来有一次医学会议引起争论，受到精神刺激在盛怒之下他心脏病猝发而当场死亡。这位生理学家猝死，正是由于不良情绪导致的不幸。

研究还发现，长期情绪不佳和愤怒对癌细胞有较大的扶助作用，诱发各种癌症。并且还发现经常生气的人患心脏病的可能性和死亡率要比心态平和的高 9.3 倍。有关专家还认为，不良情绪和习惯会诱发乳腺癌，乳腺癌只有约 10% 与遗传有关，其他患病的诱因都取决于后天的不良生活饮食习惯和不良情绪。

现代社会压力大。很多女性因此常常处在忧郁、沮丧、焦急等不好的精神状态中，这将成为患乳腺癌的一大诱因。临床研究显示，在女性忧郁患者中80% 以上患有不同程度的乳腺疾病，而且忧郁人群患乳腺癌的可能性是常人的5 倍。有位学者收集近 50 年的资料，发现忧郁和焦虑、失望、脾气暴躁和难以解脱的悲伤等不良情绪常常是癌症发生的前奏，情绪的变化时间大多在发生癌症之前 2～5 年左右。

美国哈佛大学精神病专家乔治·维兰特博士，经过 40 年时间对200 多人的情况调查后得出结论：精神焦虑会在短时间内使血压上升，胆固醇升高。相反的喜欢音乐、开朗乐观、精神舒畅可以使人的身体健康减慢衰老。他总结的一份报告表明，21～46 岁 139 人精神最舒畅，其中只有 3 人得慢性病。而另外 68 人年龄大致相同，只因精神压力大就有27 人得重病或死亡。

据上海市医疗急救中心统计的87 例猝死病例，其中显然发生在情绪激动时，有 23 例倒在电视机前猝死。这些病人原先均无明显的冠心病史，因为电视镜头过于紧张受到刺激，电视中体育比赛过于精彩而兴奋，或某一恐怖动作突如其来受惊吓而死亡。所以说，精神紧张、焦虑、失望、压抑、恐惧、悲伤、悔恨、愤怒等不良情绪的困扰是健康的大敌。

我们来到这个世界，没有选择不得不来；我们离开这个世界，毫无办法不得不走。但是我们唯一能做主的就是让每一天要过得快乐些，生活悠闲心态要好。遇到烦心事要想开点，坦然应对，心情要愉快些，不要让忧愁焦急等不良情绪折磨自己。忘记该忘记的，记住该记住的，改变能改变的。因为要想到人生好像是一本甜美苦涩的书，只要每天"写好"希望的一页，最后才能拥有灿烂的明天。

20篇
如何排解不良情绪纠缠

百病生于气也。怒则气上，喜则气缓，悲则气消，恐则气下，寒则气收，灵则气泄，惊则气乱，劳则气耗，思则气结。《黄帝内经·素问·举痛论》：气充满着人体，是构成人体最基本最细微的物质。气的运动称为气机。气不断运动变化，人体产生各种新陈代谢的生命活动，称为气化。气机调畅是气化正常、维持健康的必要条件。

许多因素都可影响气机和气化。这里举其九种分为三类：①喜、怒、悲、恐、惊、思，属情志过度；②寒、灵（热），代表风寒、暑、温、燥、火等外邪；③劳，指内伤劳倦。情志过度九居其六，可见情志致病的普遍性和严重性。

喜怒悲恐惊思本是正常的情绪思维活动，但太过强烈或持续时间过长，

就会变成致病因素，导致气机失调、气化障碍而生病。例如，遇到不愉快之事而发怒是正常反应，但勃然大怒或长时间怒气难消则会气机上逆，甚至呕食呕血，此即怒则气上。因此，调节情志对舒畅气机、促进气化、维护健康的意义，怎样强调都不为过。

心理学家认为，人是一个独立的机体，要从人的心理承受能力上来看外界刺激对人的心理影响，而不是把人的心理简单地看成是外界刺激的机械反应。比如车祸配偶死亡、离婚等生活中的不幸，不同心理倾向的人会做出不同的反应。有的人表现出悲痛、沮丧、懊恼和后悔，缺乏继续生活的勇气，从而陷入情绪的困扰中，这种情况很容易患身心疾病。但有些人则会很快地适应这种情况，从悲伤痛苦的不良情绪中摆脱出来，能够正确地对待并做出新的选择，情绪稳定不悲伤想得开这样就好。所以健康的心理对于一个人是非常重要的。

这世上没有笔直平坦的人生之路，也没有十全十美的命运。每个人在成长和生活过程中都难免会受到一些伤害、挫折和磨难，其实这是生命的一个组成部分。任何热爱生活和生命的人，绝不会因为一时的不幸而动摇自己的意志、放弃自己的理想和追求。我们从苦难和不幸中学到的东西，

远比其他渠道来得更加真切和丰富，应该通过总结经验教训使自己变得更加聪明、坚强和成熟。

人生像是一趟长途旅行，沿途你会看见各种山水风景，遇到各种人物。有时你会走在一段较为平坦顺畅的路上，有人伴你同行，给你帮助，但更多的时候需要你一个人独自面对和寻寻觅觅地在曲折的小径上奋勇前行。不管怎样，只有轻装上阵而不是背着沉重的包袱才能把路走得更远。

人生总有曲折和起落，人因精神而伟大。不要因失败或挫折而哀怨，也不要因成功或事业有成而沾沾自喜，始终怀着一颗愉快和感激的心情去体悟生命和努力地生活，这样世界将会变得简单和温暖，你的人生也会充满阳光和幸福。

尤其是遇到纠纷、争议时要谦让，难得糊涂，吃些亏也无妨。尽量避免不良的情绪反应，向前走是死胡同，后退一步海阔天空。要学会放松自己，在放松中能摆脱烦恼，能放飞心情、愉悦身心、安定情绪、平复创伤。法国作家莫罗阿认为，解脱忧郁悲哀的最佳途径莫过于旅游。他说："最广阔最仁慈的避难所是大自然、森林和高山。大海之苍茫伟大，我们个人的狭隘渺小，对照之下把我们的心灵创伤能抚慰平复。"

每个人难免有些纷扰，特别是中年以后，工作生活压力与矛盾较为突出，导致烦恼与困惑或头昏脑涨身体不适、心情不愉快。特别是当人经受亲人生离死别时心灵遭受打击，情绪就会极为波动，此时外出旅游或到公园里走走，亲戚家住几天，这对于平复创伤驱散忧郁的阴影是极为有利的。

宋朝文学家、书画家苏东坡所言："月有阴晴圆缺，人有悲欢离合，此事古难全。"在漫漫的人生道路上，上帝总是把鲜花与风雨、快乐与烦恼捆绑在一起赐予每个人，使每个人既有幸福与喜悦，又有不足与遗憾。比如工作碰到困难、被人误解、经济纠纷、年终拿到万元奖金、节日赴宴等等，在这个时候因为情绪与内脏有直接的关联，焦虑太盛脾胃虚，怒气过盛伤肺充血，大喜过度气血涣散，心平气和能平衡阴阳调和六脉。因此除对事情本身要恰当地对待与处理之外，特别重要地是要冷静，心平气和不要急，慢慢地来，坦然处之。

中国健康教育家洪昭光教授说："要是想不开心情不好时，那么看过'三座山'之后准保什么都想得开，心情很快就会愉快起来"。他说的三座山是指江西的井冈山、浙江普陀山、北京八宝山。井冈山是中国革命的象征，中国革命的圣地。到井冈山后，你会知道今天的幸福生活来之不易，是无数革命先烈用鲜血和性命换来的。湖南烈士公园的纪念广场上，巍峨的纪念塔在暮色中显得格外庄严凝重。纪念塔内有两大间陈列室，分别陈列着郭亮、毛泽覃、杨开慧等90余位烈士的遗像和生平事迹；陈列室的展柜里还有不少烈士的遗物；如江梦用过的油灯、蔡和森留下的笔砚、烈士遗书等等。

清明祭英烈，遗书抵万金。抗日女英雄赵一曼的孙女陈红，亮相央视，声情并茂地朗诵她奶奶英勇就义前留给儿子的一封家书。这封家书在日军审讯档案里，是时任东北抗联第三军二团政委的赵一曼，在1936年8月2日牺牲前一刻留下的遗言。

她给儿子写道："宁儿，母亲对于你没有尽到教育的责任，实在是遗憾事情。母亲因为坚决做抗日斗争，今天已经到了牺牲的前夕。希望你宁儿啊，赶快成人来安慰你地下的母亲。在你长大成人之后，希望你不要忘记你的母亲是为国而牺牲的！"这封近八十年前留下来的家书，充满了英雄爱国情怀和母亲的思儿深情，给观众以心灵的震撼。

赵一曼留下的这封家书，由于牺牲前没有泄露自己的真实姓名，使这封家书迟到21年后才传到其儿子手中（当年的宁儿是陈掖贤）。赵一曼的真实身份也随着这封家书一起在1957年被解开。她原名李坤泰，四川宜宾人，牺牲时年仅31岁。曾遭到非人摧残的赵一曼烈士，在长时间经受高强度电刑的折磨后依然守口如瓶，连日伪特务都感到"不能从医学生理上解释"。她实际上并非铁打铜铸之身，她患有肺病，在莫斯科求学时"曾因寒冷冬季感到特别难熬"。然而就是这样难熬寒冬的柔弱之躯，竟然挺过敌人惨无人道的酷刑，其超强的意志力和爱国之情真是令人难以想象。

再举个例子。抗战后期有名的常德会战，牺牲非常惨烈。1943年10月，日本侵略军大举向湘西重镇常德进犯，当时驻常德的守军是代号"赟虎"的74军57师。该师在师长余程万的率领下，全师8000人在日军6万余人四面包围中背水一战，以一敌八苦战十余日，与敌人浴血奋战，争取到了时间得以使援军合围。日军残部，不得不窜回长江北岸。但全师8000人仅有83人生还，爱国将士们的事迹，真是可歌可泣！这还是一次会战啊！可想而知中国八年抗战有多少革命烈士在战场在刑场抛头颅洒热血？我们如今生活在和平环境里岂不是太幸福？尤如掉进蜜缸里。所以我们不要忘记革命先烈。

例如朝鲜战争（1950 年 6 月 25 日至 1953 年 7 月 27 日），当时一首雄赳赳气昂昂的志愿军军歌，伴随着 240 万中国人民志愿军跨过鸭绿江，鼓舞他们在朝鲜战场浴血奋战。据国家民政部门统计，2015 年 3 月已确认的抗美援朝烈士有 197653 名，其中上海籍志愿军烈士 1634 名。

437 名志愿军灵盒于 2014 年 3 月 28 日首次由一架中方客机护送回国。客机进入中国领空时，有 2 架战斗机起飞迎接，并在客机的两侧"保护"英雄烈士回家。当时，我们都聚集在电视机前，看到很多的礼兵双手紧抱着盖国旗的灵盒，神情肃然起敬，缓缓地行走。烈士遗骸安葬仪式隆重举行，《思念曲》哀婉低回扣人心弦催人泪下，全国电视机前的观众都泪流满面。英雄烈士被安葬在沈阳的地宫里。为国捐躯牺牲的志愿军烈士，虽然离开我们这么多年，但最可爱的人没有远离，英雄形象仍留在我们的心中，祖国母亲和人民永远会铭记他们、怀念他们的。

鲜红的五星红旗，是用烈士鲜血和生命染成。想想无数革命先烈为国牺牲，为人民的自由谋幸福而抛头颅洒热血，我们现在的美好生活是革命先烈和前辈的奉献而换得来的，我们还有什么不开心和烦恼？想想革命先烈，我们遇到的困难挫折算得了什么？我们还有什么私心杂念不能放弃？还有什么忧愁不乐意无法排解呢？

再到浙江省普陀山看看。在寺庙里，看大佛的那个大胸怀、大度量、大境界，领悟一下我们人生的苦短和亲情、友情、爱情的重要，就能一笑抿恩怨，就能尊敬别人爱护家人，友好和睦相处。

最后看看北京八宝山，保证什么烦恼痛苦等等都烟消云散。中国人的传统，死亡后去天堂是阴阳相隔。追悼会上，你就会感受到那个氛围，送葬的哀乐是多么的悲伤，多么的痛苦和思念，让人泪流满面非常伤心。洪昭光教授说："每次到八宝山参加遗体告别仪式回家后，都会感到心灵得到净化，被荡涤一清，灵魂得到升华，觉得再也没有值得烦恼生气的事情。"因为无论什么级别的人，也不管是高官还是平民或有豪宅生活富裕的百万富翁，个把小时后都是一缕青烟飘进那苍茫又遥远的夜空中无踪无影。

所以我们千万不要做被不良情绪困扰的奴隶。碰到任何事情，遇到任何问题和矛盾的时候，都要想开点快乐些，不要斤斤计较，吃亏就吃亏点，心态要平和，要顺其自然，随遇而安。姿态要高点，宽容他人，气量要大点原谅亲人。好家风好家规要尽力传承发扬光大，家庭要和睦亲爱，还有养老爱幼要做到。这样长期坚持做下去，肯定就会天天有好心情的。

21篇
养生保健三句话要牢记不忘

亲人远行去天国，生死离别残酷。9月16日上午，王家宅办丧事出殡，鼓与号、竹笛乐器奏《思念无限》响起后，气氛顿时庄严悲伤，哭声一片，催人泪下。淡红浅黑的灵柩被4人缓缓地抬起运出大门，又慢慢地被推进殡仪馆运尸车厢里……乳白色的送葬大客车刚行驶时，本来蒙蒙细雨忽然下起大雨。老天也有情，惋惜她而"落泪"，哭她去天堂两手空空，哭她一路走好。

唐娜因肠肿瘤医治无效而去世。她这次走，去天国永不回家，但她的家属亲人们都舍不得啊，很想念她，舍不得。生命如此脆弱，这件事给我们一个沉重的劝告：要善待自己，认真照顾好身体，养生防病三句话要牢记在心里不忘记。哪三句话下面来介

绍一下。

1 预防疾病和有病治疗要高度重视。对疾病的预防和治疗，我们的态度和看法是要特别地认真仔细小心谨慎，想尽各种办法要预防好和治愈它，为何要这样做呢？因为疾病会趁人的疏忽大意静悄悄地侵入体内损害健康。所以对待疾病我们就要全面的预防和早治疗。对此我们不能有丝毫的疏忽和麻痹松懈。

严防疾病的侵害和早治疗，就是保护我们的健康和生命，这样就是防病养生。而且养生防病完全可以管控，只要用心去做是能够做好的。关键是你想不想要健康，想不想日子过得更美好。得到的回答是想，那么保养身体就要先动起来，认真按照养生之道去做，活到老保养到老，善待自己和关爱家人。这样的养生保健效果就会显露出来有回报，到八九十岁时很有可能没有心脏病、哮喘等慢性病困扰，耳聪目明走路轻快，体质总的来说还很不错。身体好，这样的生活肯定过得有滋有味很开心，这是人人渴望想得到的幸福感。

2 养生防病是维护健康呵护生命的基石。追求健康长寿是一个人一生中最大的事情，要认真对待。如果严重违背防病养生保健，例如经常饮食过饱、喜吃肉少蔬菜、长期吸烟或嗜

酒、看电视深更半夜、痴迷网吧等等，这样肯定的家里日子过得不太平，自己或家人的健康会受损，进而会弄出病来的。其寿命将会大大缩短，很有可能英年早逝或七十岁前早亡。

假使反过来做，能够认真按照防病养生的要求去践行，没有不良生活方式习惯，那么毫无悬念一定能为自己和家人的健康加分，为自己为家庭带来无限的幸福。打个比喻，防病养生就像一棵参天的大树青绿枝叶间开满朵朵鲜艳的红花，远看很美丽。因此说，防病养生是最聪明的养生之道。

3 保养身体需要靠养生保健知识护航。护航任重道远，由谁护航？靠什么护航？怎样护航？这些问题必须想清楚。答案是，护航肯定要由你本人去实施操作，别人是帮不了忙的。这样就要凭你的养生保健知识依靠你的本事去开辟"新天地"。也就是说，想健康长寿就要靠自己坚持不懈追求和努力争取。

倘若你确实具备养生好素质，保养身体也就会做得很出色，身体状况体质就会比同龄人要好许多，更年轻健康些。而且要想明白，有养生好素质防病有本事，这是你为自己为家人的健康而护航，为你们的家庭保平安谋幸福而服务的。

因此，养生素质好是一个人一生中非常重要的事情。你首先要为自己拥有这么好的养生素质而感到高兴、庆幸和自豪，你的不懈追求和努力不会白费劲的，这里面有苦劳但可以肯定的会有功劳和好报。你说是不是呢？

深知养生保健体质佳。如果对防病养生专业知识疏乎学习不熟悉，那就肯定没有或缺乏养生保健的本事，这样身心健康将会面临着极其严重的威胁。因为这样容易导致胡来，有着不良生活方式习惯，好像盲目地拐进有老虎出没的原始森林里迷路很危险。其体质必然是缓慢地越来越差，健康状况今不如昔。所以我们要如饥似渴地学习养生防病知识，且要学以致用，认真仔细保养好自己身体。这样才能不断地增强体质有精气神还显得年轻些。这就是叫有志气有梦想，这样做是很聪明的养生。

综上所述我们要认真仔细地按照防病之道去追求健康目标，风雨无阻地坚持前行。对这件事，不管是否有人喝彩，也不论是否有人理睬，无论是否有人陪伴同行，都要坚定不移地迈开步子向前走。在遥远的前方，迎接你欢迎你的必然是鲜花和掌声，还有快乐、成功和精彩。

22篇
重视防病养生促进健康长寿

肥胖会引发冠心病、脂肪肝、心梗和脑中风等多种疾病，但过瘦好吗？这也不好。这是因为，形体过瘦的人对外环境的适应能力较低，体内脂肪和营养物质除作为能量的来源之外还对机体有保护作用，胖人比瘦人更不怕冷就可说明问题；其次，瘦人的生理代谢"支出大于收入"往往成为疾病的源头，抵抗疾病的能力较虚弱，当疾病和饥饿来临的时候，瘦弱的人首当其冲有生命危险；再者，实际体重小于标准体重的15%者，多数是慢性病患者。之所以过瘦主要是由于营养不足，还因为患有慢性病如消化不良、胃炎或有寄生虫病、肠道或肝脏、肾脏的病变或有癌症等，都会导致人的消瘦。

有钱难买老来瘦，这种说法缺乏科学根据。专家们都认为，老年人不能一味地追求老来瘦，因为已经体瘦说明吸收功能较差，这样会造成营养不良等多种疾病。有一种观点说少吃多寿，也许这不无道理，但要有个度。吃过少是不合适的，人靠营养才能生存有力气。老年人的生理功能和营养吸收不太理想，再吃得太少营养不良和体瘦是必然。因此一天三餐还是要适当多吃些，吃对食物，种类丰富些，加强营养。对于开刀术后恢复体力者，更应当要这样做。到冬天是进补时节，吃只老母鸡补补身体很合适。退休老年人和身体虚弱者，吃点西洋参、林下参、生晒参的粉或片，泡二三杯绿茶喝喝也很好。

日本经过调查显示，80岁以上老年人中在家生活的有7%营养不良，在养老院生活的有30%人营养不良，在医院病房住院的老人营养不良达50%，这个问题很严重。日本专家还对250万人进行跟踪调查，结果发现体重过低和过高的人死亡率最高且一样的高，稍胖的人寿命最长也最健康，死亡率最低。医学与营养学家普遍认为，患慢性支气管炎、贫血、肺结核、骨质疏松、神经衰弱的病人体瘦较多见。瘦人的抗病能力低，经不起慢性病的困扰和折磨。所以过瘦的人死亡率较高，寿命较短。

那么是不是营养越好就更长寿？回答也是否定的。许多人都知道，长期处于营养不良状态的人不可能获得高寿的。当人们的生活水平不断提高，富裕起来后营养状况也越来越好的时候，必须清醒地认识到营养对健康固然重要，但更重要的是要合理均衡营养才能更有益于健康。合理均衡营养，就是说要动脑筋将伙食搞好。怎样搞好？吃对食物、少荤多素、粗细兼顾、吃营养早餐、饭吃七八分饱等。如果天天大吃大喝，摄入体内营养过剩也是叫营养不良，就会使人体能量代谢失去平衡，肝脏代谢不掉就在体内沉积。这样就会导致肥胖、高脂血症、脂肪肝、冠心病等多种疾病。这对健康无益，还将对自己的生命造成潜在威胁。古今中外的百岁老人，几乎没有肥胖或过瘦者，都是体重正常（比标准体重稍多）。

为何稍胖的人比较健康和长寿？因为稍胖的人进入安全养生避风港，这是他们重视防病保健善于保养身体的结果。这样他们可避免过瘦或肥胖给身体带来各种损害和威胁，还可看出他们的营养状况良好，到年老时体质依然较好，而且他们能有效抵抗疾病的侵袭，自然就能获得健康长寿。

但是，防病养生内容要全面性的领会，这不仅要注意不发胖和过瘦，还要从其他各方面养成良好的生活方式和习惯。比如，身体是稍胖看上去体质好，然而长期吸烟，体育锻炼不参加，这样就不可能身体健康更长寿的，很有可能成为短命者。因此，我们想健康更长寿就要顺着养生之道保养身体。凡是对健康和生命不利有危害的就拒做，而对健康有益的就去认真仔细做，这叫防病养生或称之为聪明养生。只有这样才能被称为养生素质好。

健康长寿的关键是，重视对疾病的防治，懂得养生善保养。古代名医长寿的秘诀，对我们很有教育意义和启发。据有关史料记载，中国古代名医大多长寿。秦汉时期：扁鹊97岁；两晋时期：竺替88岁，王叔和90岁；南北朝：陶弘景84岁；唐朝：甄权102岁，孙思邈101岁；宋代：郭雍96岁；金元时期：成无己90岁，杜思敬86岁；明朝：陶华94岁，孙一奎97岁，杨济时98岁；清朝：喻昌97岁，蒋永吉89岁。以上14位古代名医他们的平均寿命达94岁。

远古时代社会动荡兵荒马乱，老百姓的生活水平低下，医疗条件又差，能活到50岁的人都很少。但14位名医能有这样的高寿确实很不容易，这充分说明他们保养身体是有一套本事，可以说他们的养生素质是很好。名医长寿秘诀有哪些？

1 古代名医精于医术，为别人看病治病的同时对自己保养身体不疏忽，也很认真仔细地预防疾病，偶尔有病时能够及时有效的治疗，因而他们的身体长期保持在最佳状态。

2 他们热爱医生职业，且能勤奋地学习医书和钻研养生保健知识。因此他们的养生素质是相当好，知识渊博、兴趣广泛、书画棋琴和防病养生保健无所不通，气功按摩等锻炼身体也能积极参加，包括适当进补等等各方面都做得有板有眼，保养身体力行并有良好的效果，所以他们从中就能获得健康和长寿。

23篇
养生家总结养生经验很宝贵

养生一词，首见于《吕氏春秋》。其曰："知生也者，不以害生，养生之谓之。"养生从意义上看，是指养护生命之意。一般而言，有意识地通过各种手段和方法养护人体生命的主客观行为，或根据人体生命过程所进行的心身养护活动，均称之为养生。古代养生家总结的七种内容丰富的养生经验很宝贵，接着作介绍：

1 饮食均衡。饮食欠妥易生湿热痰浊，而合理均衡的饮食可调养人体精气神，纠正脏腑阴阳气血之偏差，防治疾病，增强体质，延年益寿。故饮食要注意营养的全面和均衡，即以"五谷为养，五畜为益，五果为助，五菜为充。"荤肉蔬果和杂粮等都要吃，尽量做到品种丰富多样，还要重视新鲜卫生和五味调和。否则由于营养不良会导致脏腑功能失调和降低，患这病那病的体质不良，身体虚弱和乏力，这样衰老就会提前到来。

2 宁心安神。这种养生在传统养生学中占有重要地位。古代养生家历来十分重视养神，认为神是生命活动的主宰，它统帅人体的五脏六腑，神弱者病，保神者昌，守神者健，失神者亡。养神的主要方法是守心安神，只有保持神气清静、心理平衡就可以保养元气，使脏腑安和，心情舒畅，这样有助于增强免疫功能预防疾病，能促进健康益寿。反之则喜伤心，忧伤肺，怒伤肝，恐伤肾，甚至会诱发种种的身心病患。讲神也不能忽视精与气，因为精气神是人体的三宝都非常重要，人类就是靠精气神来活命的。

3 修身养生。人若喜怒无常性格脾气不好，就容易导致体内阴阳气血失调，冒犯六淫，伤之外邪则百病丛生。凡是追求健康长寿者，凡是想做养生实践家，首先要从修身养性做起，应排除各种不切实际的妄念，奉公廉洁，遵纪守法，多做善事，家庭和睦亲情浓过好日子。古代医学家孟说云："若能保身养情者，常须口有善言，又当身行善事"；医学家孙思邈说："心诚意正思虑除，顺理修身去烦恼。"所以养成良好的品行，关心善待家人，常做有利于他人的善事，乐于助人，这样就可以使自己的心胸宽广，心情愉悦，健康延年益寿。

4 四时保养。天有春夏秋冬气候的不同变化，地上万物有生长收藏的自然规律，人的身体也不例外。因此，古代养生家提出要从衣食住行等方面顺时养生。这就是说，人体内的五脏六腑、阴阳气血的运行必须与春夏秋冬相适应，不可反其道而行之。因时因地制宜地调节自己的生活习惯行为，有助于防病保健，否则逆春气易伤肝，逆夏气易伤心，逆秋气易伤肺，逆冬气易伤肾。

《黄帝内经·素问·四十调神大论》指出：春宜"夜卧早起，广步于庭"，即春季宜晚卧早起，外出散步；夏宜"夜卧早起，无厌于日"，就是夏季应晚睡早起，多动少怒；秋宜"早卧早起，与鸡俱兴"，即秋季应早睡早起，神志安静；冬宜"早卧晚起，必待日光"。就是说冬日应早睡迟起床避寒，衣裤穿暖，风大下雨寒冷少外出。总的说，人的生活起居和活动应当注意与春夏秋冬的气候变化相适应，这样有利于健康。

5 适时进补。老中医热衷于推荐用滋补中药调理阴阳气血、滋养精血元气、补益肝脏，尤其是要多关照脾胃肾的调理。进补的目的是强身健体、防病祛病、延年益寿。但进补要辩证要适当，还应考虑顺应春夏秋冬，如系入肺补药在秋季较合适，如系温补药在冬季比较妥当。进补辩证，这要根据体质情况。进补适量就是温补，不可大补和乱补。除中药膏方滋补之外，还可吃生晒参、西洋参、红参须、林下参等（磨粉）泡开水喝。还要吃些补品，如纯牛奶、酸牛奶等。补益身体，使虚弱的体质逐渐增强有力气，走路变得一天比一天更加稳健。适宜进补的人群是身体偏瘦、退休老人、病后术后、体质虚弱、营养缺乏、身疲力乏者。这些人群的体质差很需要进补，当然一日三餐的伙食要搞得更有营养。

6 固精养性。精血是人体营养物质中的精华，这是生命的物质基础，五脏六腑得精血的供养才能保持其正常功能，身体也就健康。如果性欲无节，精血亏损过多就会造成肾气衰弱、乏力疲劳、减短寿命，而保养精血肾脏功能正常就有利健康，延缓衰老。

阳痿早泄怎样做今后不再有这种状况？羊肉固精汤。原料：羊肉500克，山药适量，仙芋、金樱子各15克，生姜、盐、大蒜、调味品适当。制法：羊肉切块与山药加水炖汤至熟，吃肉饮汤。功效：温补肾气，固精止泄。适合肾气不固早泄者。

核桃羊蓉汤。原料：核桃仁150克，羊肉150克，肉苁蓉10克，菟丝子15克，山药120克，生姜等调味品适当。制法：羊肉洗净切片，上药布包，加适当水炖煮至熟，每日一剂。功效：温补肾气，固精治泄。

虾米炖羊肉。原料：羊肉250克，虾仁25克，生姜等调味品适当。制法：羊肉洗净切块，虾仁洗净，加适当水煨炖至熟后调味服用。一剂分二次吃完，每周一剂。功效：补肾壮阳，适合阳痿脾肾阳虚者。

枸杞牛鞭汤。原料：牛鞭一个，枸杞30克，生姜等调味品适当。制法：牛鞭剖开洗净切块，加水与上药放入锅内煨炖至熟。功效：补肝肾壮阳。每周二次，适合阳痿脾肾阳虚者。

另外的中药，如补骨脂能温肾壮阳，用于性机能减退、遗精遗尿，慢性结肠炎、腰软组织损伤等。淫羊蓉的功效是补肾阳、强筋骨，益精气祛湿，抗衰老，真阳不足者适宜。仙芋的功效是温肾祛寒湿，壮筋骨，益肌肤、长精神、明目，可治疗阳痿精冷，小便清长失禁，腰脚麻痹。杜仲的功效是补肝肾、强筋骨，用于腰肌损，先兆流产等。上述4药都是补阳药，作为学习参考用。

7运动锻炼。生命在于运动，人欲劳于形，百病不能生。著名爱国诗人陆游说，"形要小劳之"，这说明适度运动锻炼对健康确实有积极助推作用。古人们在养生实践中逐步摸索出的，譬如气功、太极拳、静坐、武术、骑马、按摩、八卦掌等动形方法，有助于强身健体延年益寿。人若贪图安逸，体育活动不积极参加或是劳累过度，都会容易损伤身体引起"体虚与劳伤"。

《黄帝内经·灵枢·九针论》曰："五劳者，即久视伤血，久卧伤气，久坐伤肉，久立伤骨，久行伤筋。"防病养生就需要适度运动锻炼，也就是坐卧立行视等不能时间太长，否则会导致身体不适。而且各种体育活动要交替进行，注意劳逸适度。历史上被誉为一代寿星的著名诗人袁枚在其《老行》诗中这样写道："老行千里全凭胆，吟向千峰屡掉头。"这诗句道出了他之所以如此高寿，是由于他能够积极参加健身和旅游活动，身体得到锻炼后体质增强。

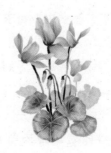

24篇
遵纪守法做善事是养身有道

一个人的善恶言行会直接影响健康和寿命。这样说绝不是主观臆断，而是美国耶鲁大学和加州大学共同就这方面问题跟踪调研加州阿米拉县74名居民而得出的结论。他们惊讶地发现，一个乐于助人处处行善跟他人相处关系融洽的人，健康状况就良好，预期寿命显著延长，男性尤其如此。

为何会这样？从心理角度看，乐于助人常常行善可以感受到人们对他们的友爱和感激之情，从中获得的内心温暖能缓解他们的焦虑和空虚。一些成功人士都深深懂得这个道理，他们常常给慈善机构慷慨捐款，他们由此获得社会特别是贫困人群的尊重和高度赞赏，他们倍感人间的温暖和获得快乐。

从免疫角度来看，乐于助人常行善有益于人体免疫功能的增强。哈佛大学一次实验，学生被要求看一部纪录片。其影片记录一位美国妇女终生救助穷人和残疾者，学生们都被她的先进事迹深深感动。之后对这些学生的唾液进行检测分析，发现免疫球蛋白 A 的数量比看纪录片前有明显增加，是这位以善著称的妇女的事迹感

动了他们，因而增强了他们的免疫功能。

他们通过调查还发现，心怀恶意损人利己跟他人相处不融洽的人寿命就比较短，其死亡率比正常人要高出 2.7 倍。那些性格孤僻不参与社会活动的人死亡率也比正常人高，视别人为敌的人往往一触即发暴跳如雷，就很容易导致血压升高甚至酿成脑中风。至于那些贪污受贿、盗窃抢劫、开设赌场、吸毒贩毒、黑恶团伙等违法乱纪触犯国法的人，因他们做事心亏做贼心虚，唯恐党纪国法的利剑高悬到他们的头顶上，所以他们日夜坐卧不安、提心吊胆、焦虑惊恐、思想负担很重惶惶不可终日，直到"东窗事发"。这种人的健康状况就较差，寿命比大多数同龄人要短许多。

其中有的罪犯被法院判处无期徒刑或死刑，剥夺政治权利终身，没收个人财产。比如，杀妻藏尸冰箱案，7月4日，上海市高级人民法院依法公开宣判朱晓东故意杀人上诉案，裁定驳回上诉，维持原判，对朱晓东以故意杀人罪判处死刑，剥夺政治权利终身并依法报请最高人民法院核准。

经审理查明，朱晓东在家与杨俪萍发生争吵，用手扼掐杨俪萍的颈部，致杨机械性窒息死亡。后来朱晓东将杨的尸体用被套包裹藏于家中阳台的

冰柜内。朱晓东的所作所为，反映其自私、冷漠、恶意，已经突破人性的底线，触犯国法。他故意杀害杨俪萍，并用被害人手机给被害人亲友发送微信，进行欺骗；还通过转账透支被害人信用卡获得人民币15万元，供其挥霍。依照《中华人民共和国刑法诉讼法》第236条、第246条之规定，遂给出上述裁定。朱晓东剥夺他人生命权犯下血案，血案要由血来偿还，他罪大恶极最后被法律"送上天"，飘散在苍茫又遥远的天国寒风里。

所以做人要心地善良，做好人好事，不要做坏事和违法乱纪的事；做人不能触碰法律红线，而且要认真学法、懂法、遵纪守法。当官不要想发大财，勿要贪污受贿而要奉公廉洁，一身正气干干净净做人，勤勤恳恳为民办事，分内的工作要认真地做好有成绩。这样就是好样的，不辜负党的嘱托和人民的期望。

我们做事，先要学会做人。做人就要跟党走，听党的话，向前看走正道，而不要走歪门邪道，牢牢把握住自己的命运；且要严于律己，宽以待人，关心爱护家人，团结友爱；且保健养生讲究、保养身体好等等方面面都要显得成熟。一个人能够拥有这些良好的素养，好人一生平安过上好日子，这样就足够而一生无悔。这样

活得很愉快和生活充实，平凡普通没有轰轰烈烈而生活过得很精彩，这样的人生有很大价值。

如今中国政府的反腐败抓得很紧，老虎苍蝇都要打。反腐败的高压线带强电，法网恢恢，疏而不漏。例如，从20世纪90年代至2012年因腐败落马的副部长以上高官逾100人。

这些人的所作所为说明，一个党员的党性和觉悟不会随着党龄的增加和职务的提升而自然提高。如果不学习时事政治和法律，不加强修养自律，不进行自我批评管束和锻炼，那么党性觉悟就不会提高，反而会降低或有可能会完全丢失。我们党和政府严肃处理他们，是对国家对人民负责，也是对历史负责。反腐败包括扫黑除恶是为了维护社会稳定，让人民安居乐业。

超级苍蝇猛于虎。《超级苍蝇》是20世纪70年代一部很卖座的美国电影片名字，不料在今天却成为一个腐败分子的代号。山西省一只超级苍蝇：吕梁市委常委、原副市长张中正。超级苍蝇是指级别不过是副厅级，但其贪污受贿所得刷新中国官场的腐败记录。据媒体报道，张中正受贿金额超过6亿元，涉案金额高达25亿元，其不义之财富累计多达100亿元。

如今在我们的身边，因无休止地

追求财富而变得贪婪，变成可怕的恶魔者正排着队，一步一步地沿着这条黑暗不归路走去。上海市检察机关1月19日召开新闻发布会，通报2015年查办职务犯罪和预防职务犯罪工作情况，共立案贪污贿赂案件364件429人，其中55名处级以上官员落马，总案值5.16亿元。还查出国网上海市电力公司原总经理冯军（正局级），上海市政府原秘书长戴海波（正局级）等7个局级干部。

马克思《资本论》第二十四章中，点评资本贪婪："只要有10%利润，它就会到处被人利用；有20%利润，就会活泼起来；有50%就会引起积极的冒险；有100%就会使人不顾一切法律；有300%，就会使人不怕犯罪，甚至不怕绞首的危险。"贪婪的不是资本而是人，是那些官员所利用职务的便利"捞"好处，占便宜。这就是贪婪财富的腐败。

触犯党纪国法红线者不管是谁，法律面前人人平等，迟早总有一天法律的利剑会降临头上，其下场肯定的很惨。由此就前功尽弃，日子难过。曾经辉煌的人生，前途一片光明灿烂，在瞬间就变得暗淡无华，其寿命必然是大大地缩短。因此想追求健康长寿就必须做到遵纪守法，不做坏事而要做好事。

钱不可无，但不可贪。古训在先：君子爱财，取之有道。财路来得干净心安，来得明白坦然，而靠歪门邪道、违法乱纪弄来的钱叫黑钱，收取占为己有这样肯定的会坏事的。

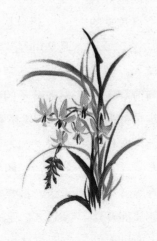

25篇
冲绳群岛百岁老人特别多

日本冲绳群岛是著名的创世界长寿纪录之岛，它由161个珊瑚岛屿组成，这个岛位于日本与台湾岛之间。岛上居住着许多长寿老人，每100万人中有340位百岁老人，105岁以上老人特别多。联合国世界卫生组织规定，每100万人中有70位百岁老人是长寿村标准。据长寿研究专家介绍，冲绳岛人长寿的秘诀并不特殊，主要是他们有着良好的生活方式习惯，懂得养生之道，善于保养自己的身体。

冲绳长寿老人百岁老人普遍饮食合理、荤素搭配。他们能经常吃天然食物、绿叶蔬菜、豆制品、甘薯等，也吃鲜鱼和猪肉等，品种多种多样。另外还常吃海藻类如紫菜、海带、昆布等。海藻类含大量的蛋白质、碘、钙、铁、锌等营养素、无机盐和微量元素。在确保摄入各种营养的同时只摄入微量的脂肪。大多数长寿老人包括百岁老人的饮食热量较低，每餐只吃七八分饱，食物以新鲜蔬菜为主，配以鱼或肉，这种饮食合理富含营养物质和粗纤维，使他们患心脑血管病的概率比美国人低80%，患癌症的概率比西方国家低60%以上。他们常说这句话："大多数人不是饿死而是吃死的，乱吃东西不利于健康。"因此，冲绳岛人的饮食提倡食物多样化和节制适当，这是科学合理的。

他们有个饮食特点：每天吃3～5种谷物杂粮，占总饮食量的三分之一左右。其中有大米、玉米、小黄米、荞麦、薏米、绿豆、燕麦等，吃的是"百宝粥"，营养极其丰富，对身体的健康很有益。

比如绿豆是低脂肪高营养的食物，常食绿豆有清热解毒、利水消肿、祛暑止渴的功效。它的解毒效果显著，患有胃炎、尿路感染、药物中毒时，经常喝碗绿豆汤能收到满意的疗效。盛夏酷热喝一碗绿豆粥可以清热解暑、利尿除烦、补养身体。但煮绿豆粥不宜加碱，这样会破坏营养，且煮绿豆粥不宜用铁锅；薏米亦称薏米仁，营养丰富含有蛋白质、钙及维生素B1、B2和B5，这些含量都超过大米。薏米仁中含有薏米仁脂和薏苡素两种特殊的物质。薏米仁脂具有抗癌作用，对预防胃癌、子宫癌等有良好的疗效。薏苡素对慢性肠炎、消化不良、舌头白腻（体内有寒湿）有明显效果，对胃炎肝炎也有疗效。此外薏米仁中的氨基酸和维生素能促进新陈代谢、消除粉刺、雀斑、老人斑，尤其对痤疮效果更佳；荞麦有益心脏，因为纤维素含量较多，可以使多余的胆固醇排出体外，可以控制血糖，帮助肝脏处理毒素，它含有的维生素 B17 能抗癌，还包括含可以扩张毛细血管的芸香甘，对降低高血压非常有利；玉米能降低血清胆固醇，防止冠心病、高血压和心肌梗死的发生，并且具有延缓细胞衰老和脑功能退化及预防癌症的作用；小黄米能滋补肾气、健脾养胃、清虚热及安眠宁心、消炎等功效；燕麦常吃能降胆固醇、降血压、预防心脑血管病，其营养价值很高。

营养专家研究发现，用 3 份粗粮和 7 份细粮的百宝粥，最为适宜吃。冲绳长寿者血液中衰老因子自由基水平非常低，经过测定百岁老人身体中的自由基和过氧化脂类含量仅是其他发达国家 70 岁老人的一半稍多点。这是因为当地新鲜蔬菜瓜果和粗粮中富含能遏制自由基的抗氧化成分和粗纤维。所以说常吃百宝粥对身体很有益，这就是冲绳长寿老人百岁老人特别多的重要原因。

冲绳岛人喜欢吃鱼，每周吃 3 或 4 次从无污染的清洁海域捕获的新鲜鱼。鱼富含不饱和脂肪酸，是构成大脑和神经系统的重要物质，能防治精神疾病、心脏病、头发干枯、经前不适等症状。大豆和豆腐干、百叶等豆制品也是他们常吃的，研究表明大豆和豆制品可以保护心脏和血管，还通过其植物雌激素来防治荷尔蒙类癌症如前列腺癌和乳腺癌，它可以平衡荷尔蒙水平。经常吃大豆及豆制品的人很少受到经前不适和荷尔蒙相关疾病的困扰。但痛风病人要忌食，因其尿酸含量较多。

冲绳长寿和百岁老人喜欢吃猪肉。他们一般都是先将肥肉剔去些，这样相对瘦肉多。而且将猪肉煮透易于消化，以致他们只有 21% 的热量来自脂肪。这符合西方的节食标准要求低于 30% 的热量由脂肪供给。他们还喜欢将各种不同颜色的蔬菜搭配在一起，做成色香味俱佳的美食来享用。而且吃得很清淡，少盐少油腻。因此他们没有或很少有与高盐量摄入相关的疾病，如高血压和心脏病的困扰、胃癌的折磨。这都要归功于他们低热量、低脂肪、低盐的饮食。

冲绳岛居民有两个有趣的事情：一是那里的人习惯每天到菜场买新鲜蔬菜和海产品。她们认为冰箱只能保鲜，而这种保鲜过程中营养会大量流失，所以她们宁可辛苦点，每天买新鲜的保证营养。二是当地的家庭主妇非常重视荤素搭配、膳食均衡，每日三餐吃的食物不重复，甚至细致到饭菜颜色选择。而且她们重视体重的增加或减少时，就会马上调整菜单。因为她们认为，体重是人的身体健康状况最直观表现，体胖或过瘦都不好。

冲绳长寿和百岁老人基本都爱喝茶。科学研究证实，茶是健康饮料，尤其在盛夏饮茶好处多多，有利于防暑降温、降脂减肥、宁心安神、清热解毒、预防中风、防止便秘。比如夏季补充足够的茶水能使机体组织含水充足，皮肤显得柔软细嫩，也可减少皱纹延缓衰老。研究显示，绿茶中包含比其他食品更多的抗氧化成分和儿茶酚，能够有效捕捉和消灭引起人体衰老的自由基，可以阻止癌细胞生长繁殖，还可以通过降低血液胆固醇浓度和阻止血管内脂肪物质的沉积来降低心脏病和中风的发病率。

适当多饮茶能有利体内氧气的供给。因为人的呼吸需要水，水可使肺部组织保持湿润，肺功能舒缩自如顺利地吸进氧气，排出二氧化碳。人体吸收氧气除呼吸系统外，肠胃也能吸收氧气，而这些氧气是由饮食主要是水携带的。医学研究证实，当水含氧量达到9%时心脑血管的发病率将降低40%，结石症发生率降低70%。所以说，饮茶是一种益寿延年的好习惯。

冲绳长寿和百岁老人多数是渔夫和农民。他们一年到头劳作不歇，还坚持不懈地做有氧运动。例如散步、武术、传统舞蹈和田间劳动，中青年和70岁前常跑步，年满90岁甚至100岁仍在农地干活或在园林里修剪花草、施肥、在乡镇小厂里制作工艺品。他们觉得自己还未老还能做事，让人很是羡慕。

冲绳岛现年111岁的川田美子，拥有柔软的身体和光滑细嫩的脸，看上去像80岁，显得年轻。她现在跟小女儿住在一起，但她不需要帮助，生活能自理。她每天早晨做一套自编的健身操，还做静坐养生，每天锻炼2～3小时。她早睡早起，耳聪目明，每天听收音机关心时事政治，不戴眼镜也能看清字体较大的书报。她还喜欢左邻右舍串门闲聊，也常在女儿陪伴下走访老同学、朋友和亲戚，日常生活过得很舒心幸福。

想健康长寿百岁这个美好愿望是可以实现的，但不能光有梦想而没有行动。正确的想法做法是，要认真仔细地保养好、照顾好自己的身体。这样使自己有健康的身体，有清醒的心智头脑，有精气神并充满着青春的活力。但是这里面首先要做到的就是要勤奋地学习养生类书报，这样就深知养生保健知识，懂得大量的养生之道，善于保养身体。否则想健康长寿是根本不可能的。

26篇
揭开日本人长寿之谜

　　日本是目前全世界人均寿命最高的国家，是我们这个星球上健康长寿的民族。日本政府在2005年6月公布，全国年龄超过90岁的人已达到100多万，其中包括2.3万名老人年龄超过100岁。至2008年9月底，日本逾百岁寿星达36276人的创新纪录，其中女性占八成约为31213人，男性为5063人。

　　为什么其他许多国家的人均寿命只有70岁左右，非洲国家只有40来岁，而日本人寿命却这样高呢？且有这么多的百岁老人？据专家研究后认为，日本是个岛国，其周围尽是白浪滔滔的大海，靠山吃山，靠海吃海，日本的新鲜鱼类丰富。而且日本人特别喜欢吃鱼，这样有利于他们的健康长寿。鱼肉富含不饱和脂肪酸，是优质蛋白质，经常吃鱼不仅可以使血液不易形成血栓，能预防动脉血管硬化，降低血压还可以修复血管壁损伤，具有预防中风以及心肌梗死的效果。常吃鱼尤其对青少年的生长发育和中老年人增强体质都是非常有益的。

　　据有关专家对日本考察研究后认为，日本人长寿的重要原因是低热量饮食。什么叫低热量？简单地说就是饭吃七八分饱。美国科学家曾经做过这样很有趣的实验：100只猴子随它吃饱，另外100只猴子限食只吃七八分饱，定量供食。结果怎样呢？随它敞开肚皮吃饱的100只猴，10年下来胖猴多，患脂肪肝多，冠心病多，高血压多，并且死得多，100只猴死掉51只；而每顿只吃七八分饱的另外100只猴子苗条健康，精神好充满活力，基本不得病或很少生病，100只猴同样是10年仅死12只。专家观察到最后得出结论，高寿的猴子都是吃七八分饱的。

　　中医认为，少食是一种很好的养生之道。人吃下食物在吸收营养时氧化作用也在同时进行着，这个过程中会产生自由基和毒素损伤组织细胞和血管。少食也就是说，人体内自由基和毒素相对要少，这样可以减少损害，有利健康。中医还有两句话："若要身体安，三分饥与寒"，"吃死的人比饿死的人要多得多"，这是有道理的，很有启发。

　　美国华盛顿大学科学家丰塔纳说，他和同事们研究发现，长期摄取低热量食物的研究对象的心脏更富有弹性，其心脏跳动情况接近于比他们更年轻的心脏状况。丰塔纳还说，长期摄取低热量食物且注意营养均衡，不仅能延缓心脏功能衰退，还有利于降低心肌梗死、动脉硬化、糖尿病等发病率。

日本人长寿还有个重要原因是喜欢低脂肪饮食，吃饭讲究营养均衡。他们的饮食特点是食物种类多样，而不偏嗜，平时吃饭不多，也吃动物肉类、鲜鱼、蛋、豆类、多吃新鲜蔬菜水果，每天喝小半杯牛奶或酸奶、常吃海带、紫菜等食物。富豪之家也都是这样低脂肪饮食的。另外还有日本人从20世纪60年代起提倡饮食清淡，很少吃盐，这也是个重要的长寿原因。根据世界卫生组织报告，盐使用量越多，患胃炎胃癌的发病率越高，还会导致肾脏病、心脏病、高血压、风湿病和头发掉落等许多种疾病。

动物性和植物性的蛋白质搭配合理也是日本人长寿的重要原因。营养学家说，我们身体里面除去水分后剩下约60%是蛋白质。因此蛋白质是人体每天需要不断补充的营养物质。人到中年后，摄入动物性肉类因脂肪和胆固醇较多，易导致身体发胖后患高血压、高血脂等疾病。所以有不少人认为，多摄取大豆及豆制品等植物性蛋白质为好。日本在20世纪40年代，蛋白质几乎大多以谷物和豆类植物性食品中获得，但那时日本人平均寿命不到50岁。营养专家说，如果长期吃素会对人体健康带来负面影响，这

不仅易衰老易患胆结石等疾病，还会出现血管硬化，发生中风及心脏病的几率也会相应增加。因此，要注意动物和植物的蛋白质合理搭配，营养互补显得非常的重要。

日本人的口味注重清淡，这也能促进他们的健康长寿。譬如，日本奥委会备战第29届北京奥运会可谓全力以赴，就连饮食也毫不马虎。在赴北京前，日本国家体育训练中心的营养餐厅就为运动员提供会出现在奥运村的饮食。其目的就是提前让习惯吃口味清淡的日本菜的选手们适应一下重口味和肥腻的中国菜，使肠胃预先适应。例如北京烤鸭、咖喱羊肉等传统名菜都出现在食谱里。据专家介绍说，口味清淡是指少盐少油腻的菜肴，这样的饮食习惯对预防心脑血管病和癌症的效果相当好。

日本人的寿命是在第二次世界大战结束之后迅速升高的。日本人从1868年明治维新时代直到第二次世界大战前这段时间里，主食是米饭和盐渍食物，加上信佛教不吃四脚动物的肉，故营养既不足又不平衡。当时的饮食以大米和泡菜为主，很少吃蔬菜和肉，口味重。所以缺乏蛋白质和钙，许多人死于心脏病、中风和癌症。二战后，日本人十分注意食物的搭配和少盐、多吃新鲜蔬菜瓜果等，寿

命的延长就节节攀升。这也正好是他们的生活水平大幅提高和猪肉进食量增加的时候，生活得到很大改善。到1984年3月统计，日本人动物和植物的蛋白质摄取几近相等，平均寿命达到74岁。又过去20年，到2004年底，日本人平均寿命达到81.6岁，当时居世界之榜首。由此可见，动物和植物的蛋白质几近相等，注意饮食的合理搭配和少盐多吃蔬菜瓜果，这就是日本人健康长寿的秘诀。

日本人长寿还有个重要因素是健康从中小学抓起。1964年东京奥运会后为推动全民锻炼，日本政府出台一部《体育振兴法》，其中最核心内容就是关于增进国民健康和体力对策，融合西方的法治精神和东方国家主义，以法令形式硬性规定全民锻炼日、学校体育课和必修体育项目。日本国民视体育锻炼为富民强国的重要手段。在日本每天清晨或傍晚都有成千上万人奔向运动场或公园，打网球、棒球、慢跑、做健美操等运动。在日本的中小学和幼儿园里，经常可以看到成群的孩子在老师的带领下，光着脚绕着操场或沿着走廊有组织地进行慢跑活动，这是日本赤足训练。

在强调锻炼的同时，日本政府也强调学生的营养。早在1954年，日本针对中小学出台的《学校营养早餐法》，实行全国统一配菜。营养午餐的价格非常便宜，家长只支付午餐原料费，对一些困难学生则免费为其提供营养午餐。每天吃饭营养配方不一样，严格按照学生身体成长不同年龄层由营养师制定不同的营养菜。谈及日本青少年身高快速增长体质增强的原因，东京的专家伊藤敬的体会最深："国家和学校重视从中小学抓健康，因此学生的体质不断增强，健康状况越来越好"。

注意性格修养也是日本人健康长寿的秘诀。日本自古受到中国传统文化的影响，有注重性格修养的传统。近几十年来，日本国民的教育程度提高，民族素质大有增强。例如他们很讲究礼貌、待人和气、提倡"安于本分，敬业重业"精神；他们注意内心修养，像儒家的"不动心"、文天祥的"浩然正气"、奉行"不听闲言，不说别人坏话，常有宽厚仁爱之心"的待人处世格言，几乎家喻户晓。这些精神和素质的调养对一个民族的兴旺发达，对国民的健康长寿，无疑是起到很大的推动作用。

除上述所讲的这些因素外，日本的卫生保健条件好，家庭和睦，工作有张有弛，定期体检，做到未病先防和有病早发现早治疗，居住环境良好，绿化做得相当好等等，也给日本人健康长寿创造了有利条件。比如卫生保健，日本人是很讲究卫生的，在日本很难找到脏乱死角，公共场所很难摸到灰尘。日本人的居室保持整洁，妇女婚后主要整理家务。再比方说，在绿化方面可在世界称雄，几乎到处是绿色的树林，草木葱郁，空气清新，氧负离子特多，眼睛不易疲劳，精神易于放松。而且日本的气候温和，冬暖夏凉，加之环境污染少，这些都有助于日本人健康长寿。

总的来说，日本人健康长寿因素是多方面的，有国家的鼓励和优惠政策，环境的优良，医疗保险条件好，积极鼓励参加体育活动等等。但最主要的是因为他们对防病养生之道能够做到一学二懂三践行，认真保养自己的身体。这当然是非常美妙的事情，值得称赞。

27篇
中年抗衰老的五种防病之道

人到中年，血气方刚，年富力强，是干事业出成果的黄金时代。人不可能长生不老，也没有返老还童的灵丹妙药。科学研究证实，中年后的体质与精力开始走下坡路。但是只要采取适当的养生措施，延缓人体衰老和精力的衰退进程还是可以做到的。中年人采用以下五种方法试试，保证你眉开眼笑，赞不绝口。

1 勤劳工作劳动与学习。为官要奉公廉洁，做工的要业精技高，且要努力工作劳动与勤学多思考，遵纪守法不走坏道，这样才能立足于社会有成就感。这是中年人立身之本，对未来美好生活的追求过程中最起码要认真做到的这些要求。这对改善大脑功能和增强体质是很有益的。

日本科学家对500名20～70岁的人进行实验观察，有趣的发现长期从事脑力劳动的人到60岁时思维仍然敏捷，对答如流反应快，而40岁体力劳动者的对答不如意反应慢，这说明用脑少会使脑细胞"生锈"。有关专家用超声波测量不同生活方式的人大脑发现，勤于思考学习的人脑血管常处于舒展状态，这种状态使脑神经能得到良好的滋养，大脑也就很有希望不会早衰。因此劝君想延缓脑功能衰退不仅在中青年时就要加强学习勤于用脑，而且在老年后也要重视看书读报经常地学习，坚持多用脑多思考。

2 兴趣爱好要广泛。这样能克服性格上的孤独、易怒、敏感多疑、心情会舒畅许多，这有利于中年人身心健康。例如，暴躁易怒会干扰大脑皮层对人体整个生命活动的控制和调节，从而使易怒暴躁者的机体抗病能力下降血压升高，经常这样就容易引起提前衰老甚至死亡。

祖国医学认为，心疑则会神衰体弱，正不胜邪，造成早衰和生病。所以中年时期要培养自己具有乐观开朗、喜欢社交、兴趣爱好广泛、善于适应各种生活环境的良好心理特征。尤其是兴趣爱好活动要积极参与，如养几盆花草、河边钓鱼、在家听音乐、短途旅游参观、观看几场电影或歌舞晚会等。这样做能使人的精神有寄托，生活过得更有意义更充实，极有利于中年抗衰老。如果吃饱饭整天枯坐，没有事情做清闲得很，生活和精神空虚无聊，这样久之就会加速人体的衰老进程。

3 加强营养与保健。每天吃进肚里的食物滋养大脑和全身，以此来维护生命和身体的健康。中年人为防体力衰退，食物营养要全面和丰富。其中有的食物要常吃，比如西红柿、鲜鱼、各种新鲜蔬菜瓜果、酸奶、绿茶、红枣、黑木耳、小米、黑米、燕麦、银耳、百合、铁棍山药、白萝卜、核桃、鸡鸭肉等等，多素少肉。还要吃点杂粮和坚果，食物尽量多样化，要

轮换着吃调节口味。这样对促进身体健康很有帮助。

4 锻炼身体持之以恒。这是中年人增强体质、到年老后仍然耳聪目明、身体柔软有活力的最重要的好措施。因为坚持每天体育锻炼能活血通经心肺健、增强体质有力气，推迟衰老。经常参加体育锻炼能使腿部肌肉发达，走路更稳健防跌倒防骨折，还能减肥保持身材苗条，精神面貌好。这也是预防和战胜各种疾病包括抗癌有效果的健身好办法。

5 有良好生活方式习惯。每天生活有规律、起居有常、饮食有节、劳逸适度、戒烟限酒、常喝绿茶防衰抗癌、加强食疗益五脏、睡眠充足、有病早治、无病早防等等，这样采取全面的保健养生，中年人的体质就会放慢衰退。这样到退休后还会耳聪目明、身板硬朗，还能透出有青春气息显年轻。当然这是很开心的事情。什么原因身体这么好？是因为生活方式习惯好，是因为保养身体讲究养生之道做得好，是老天爷给的奖励"红包"。

如果有不良生活方式习惯，如长期吸烟、长期过量饮酒、玩乐深更半夜、生活起居没有规律等，老天爷会怎样对待？这肯定的老天爷会给一杯警告的"苦酒"让违反防病养生者品尝。想拿红包还是愿喝苦酒？只能由

中年人自己去选择和把握。

　　人们的行动是受到意识的支配和指挥，而行动的结果有两种：一种是对这五种保健养生很用心做到位，这样身体就更健康还显年轻；另一种是对这五种养生之道做得差不如意，甚至对某些养生保健对着干，这样势必会加快衰老进程，体质一年不如一年的衰退，各种疾病就会"乘虚"接踵而来。所以这五种养生之道应该要入脑入心，深深地根植于我们的思想中，根植于养生实践行动中有所作为。这样保养身体肯定有良好的效果，更加健康长寿显得年轻。

28篇
中老年温补五脏推迟衰老

　　人类的长生不老是不可能的。因为渐渐地衰老是人类生命活动的自然规律，任何人没有办法阻止。人到中年，生理功能开始逐渐衰退，特别是人到老年必然会逐渐出现视力减退、齿脱发白、记忆较差、精力不足、走路缓慢不稳等一系列变化，显现老年特征。但是如果将防病养生之道用上去推迟衰老的进程，这是可以做到的。

　　中医理论认为，这些衰老变化与脾肾虚弱、精血亏耗密切相关。尤其是老年人无论是生理性衰退还是病理性致虚，都是由于脏腑损害、气血失调、精血亏损，从而导致这样那样慢性病的发生。所以中老年抗衰老防治疾病，应立足滋补脾肾，调整阴阳，须细察虚实。

　　《医宗必读》里面指出，脾肾有"相赞之功能"，"脾肾者，水为万物之元，土为万物之母，两脏安和，一身皆治，百病不生"。"相赞"就是指脾肾间存在着辅佐、协同的关系。古人云："脾为五脏之母，肾为一身之根"，这句话充分体现脾肾对人体生命活动的重要性。肾作为先天之本，藏有生命需要的先天精气的能量，而脾作为后天之本，运化着生命活力需要的五谷精华。

　　祖国医学认为，生命的持续气血精液的生化，均有赖于脾胃运化的功能。但是脾胃运化水谷的功能，却需要借助肾中阳气的推动，而肾中的精气也需脾胃运化的水谷精微之气源源不断地补充，这样才能保证人体生命活动的正常需要。因此对养生来说，脾胃肾的正常运转是保持正气充足、生命力旺盛的根基。而脾胃肾的不足正是生命和衰老的根本原因，因病致虚，因虚致衰。所以防病养生必须把食疗温补脾胃肾视为首要。

中老年脾气渐衰弱。脾的功能失调可表现在两个方面：一是是虚胖。体内多湿，体虚而胖，气短乏力，喘咳多痰。此时可用健脾粥：取白术10克，陈皮、半夏、生姜各6克，加水煮煎之取药汁，在药汁中加入大米煮粥；或放入事先煮熟的健脾化湿的薏米仁、赤豆，这样的效果会更好。二是消瘦。因脾胃有热，对饮食营养的吸收不良所致。这可用琼玉膏来滋养脾胃：取人参3克、生地、茯苓各10克，捣成细末后加水煮煎成稠的膏状，放入蜂蜜即可食用。

临床所见脾虚之证，分脾气虚、脾阳虚、脾阴虚。脾气虚证见纳少，食后腹胀或肢体浮肿，大便溏薄或小便不利，身疲乏力，气短懒言，或胃下垂或脱肛。长期慢性疼痛，得温则舒，四肢不温，气怯形寒，治以温中补脾。脾阴虚证见五心烦热，口干不思饮，腹胀便溏等，治宜补脾气兼补阴液。

中老年肾气渐衰退。肾脏在人体之下部，为五脏六腑之根本。所以养生必须养肾，肾气盛则人之本固，肾气弱则人之本亦弱，此须牢记之。肾气虚，人体就会出现腰酸软、怕冷多病等肾元气不足等症状。补益肾气可选用补肾骨汤：取熟地、肉苁蓉、山萸肉、怀牛膝各15克，加水煮煎后取药汁。在药汁里，放入排骨、葱姜料酒等调料，炖至肉熟，加盐可食用。此方适用于头晕、视物模糊、耳聋、腰酸怕冷、抗病力下降等肾虚症状者。肾阳虚，服中成药金匮肾气丸等，肾阴虚服中成药六味地黄丸等。

身体以脾胃和肾为中心，人之养生也应以养脾胃肾为中心。这就犹如草木之根一样，应该要很好地加以保护，固其根本使其坚。根壮的枝叶才能茂壮，本若坚固身体才会健康。由于中老年人尤其老年人大多患有慢性病，而且五脏之虚损常常是这些疾病的病理基础。临床通过补脾胃肾之法可治疗多种疾病，但单纯给以补脾胃肾是不够的，需要把补脾胃肾与调养其他脏腑结合，这样治疗和食疗才能更有效果。因为这些扶正祛邪培本方法的使用，既应立足于中老年人精血亏损虚之全局，又着眼于脏腑之病灶，在扶正的基础上祛邪。

中老年肝气渐衰。人体元气之衰始于肝经，故调肝可助元气的生发。肝藏血，如肝血不足易导致眩晕、肢麻、跌仆等症。养肝之法可选用首乌菊花茶：取制首乌、桑葚各10克，山楂、菊花各6克，开水冲泡后饮用。制首乌、桑葚养阴补血，菊花清肝明目，山楂活血通络。此茶适用于有眩晕、肢体麻木等肝阴不足症状者。

中老年肺气渐衰弱。肺气是人身元气的根本，肺气衰而患咳喘、胸闷气短等症。补益肺气可选用两冬膏：天冬、麦冬、百合各15克，研碎后加水煎煮至汤汁稠，加入生姜汁和适量蜂蜜拌匀服用。有润肺、利咽止咳之功效，此方适用于干咳无痰、咽干口燥等肺津不足症状者。

中老年心气渐衰退。心主血脉，为五脏六腑之主。心气不足可见心神不宁、心悸失眠、形体懈怠等不适症状。补益心气可用养心汤：取人参3克、黄芪15克，五味子6克，麦冬10克，加水煎煮取药汁，分早晚两次服用。每日一剂，连服7天一个疗程。人参、黄芪是补气良药，五味子酸以收敛，麦冬滋润心阴。此方适用于有心悸乏力等心气不足症状者。

中老年养生要顾护元气。元气也叫真气，是指人的精气神、体质好、精神面貌佳。人到中年，气血和精力已经或即将开始衰退的时候。明代养生家医学家张介宾提出"中年补养"的卓越思想。他认为中年早衰主要是由于不知摄生、耗伤肾中精气所致。并且他还说："求复之道，总在元气"、"清心寡欲、劳逸相得仍可望阴阳调和，肾气康复"。

中老年养生要注意头发的养护。孙思邈提出："肾藏精，其华在发。肝藏血，发为血之余。"这就是说，营养不均衡不足或肝肾脾胃功能随着年纪增长而衰退都会导致气血不足，长期久之就会影响毛细血管的供血供氧而造成毛囊的血与氧不足而掉头发、稀少或秃顶。长期吸烟、经常熬夜、喜欢过夜生活、心情郁闷不快和不参与体育锻炼等因素也会造成头发脱落、稀少和渐渐变白。所以养护头发主要从加强营养做起，还有就是要每天进行体育锻炼，生活起居有规律正常化，心情要保持愉快等重要养生保健。

还有种情况是头发渐渐变白，这是因头发中黑色素缺乏和气血不足而导致的。而黑芝麻中的黑色素很丰富，所以在早晨煮粥时放点黑芝麻粉，常吃此粥可防头发变白，白发转黑显年轻。中医学认为，黑芝麻具有补肝肾、润五脏、益气力、长肌肉的作用，可用于食疗肝肾精血不足所致的须发早白、脱发、皮燥发枯、肠燥便秘、腰膝酸软、四肢乏力等。《本草纲目》称"服（黑芝麻）一年身面光泽不饥，两年白发返黑，三年齿落更生"。

中老年养生要修行有道。现代医学研究表明，人的寿命可达百岁以上，这是天年或称为天命（百岁之寿）。

正如《黄帝内经》云："上古之人，其知道者法于阴阳，和于术数，饮食有节，起居有常，不忘作劳，故能形与神俱，而尽终其天年，度百岁乃去"。顺其自然，修行（养生）有道，就可推迟衰老的速度。当然，同时不可忽视"保养"好心情。老年人容易有不良心理，如孤独、焦虑、担忧等，故常常有急躁不安，这有害于健康，会加速衰老。所以要多参加文体活动、多阅读养生书报、多做家务、多与人交谈聊天、在阳台或庭院里养几盆花草供观赏等等，每天闲不住有点事情做做。这种很诗意的生活有时有点累但很充实，这样能改善心情使人愉悦，有效地推迟衰老的到来。

孙思邈是中年保养的典范。唐朝著名医学家、养生学家孙思邈在幼年时体弱多病，为筹汤药之资而倾尽家产。他20岁开始学医，中年之后得养生之道，注重饮食调理和防病保健，其体质和精神面貌越来越好，活到101岁。在唐朝"七十古来稀"能活到这么大岁数，就是由于孙思邈深深懂得养生之道，保养身体很仔细认真毫不马虎，这样自然而然地获得健康长寿。

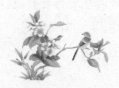

29篇
五种养生走百岁成功之路

世界上任何东西，包括金钱、地位、名誉、财产、职权等都是身外之物，都不过是人生旅途中的过眼云烟，而只有我们自己的身体属于"真货"。健康长寿的主动权和命运全部掌握在我们手中，寿命长短修行在本人只能由我们自己负责和把握，与别人的关系不大。

有句话很耐人寻味：人是握着拳而来，撒手而去的。婴儿握拳来时握着精气神不让它外泄，生命握在自己手里。然而有些人对保健养生疏忽不重视和无知，而千方百计去握钱握权，握那些有形的东西丝毫不松劲。而等到英年早逝或70岁前早亡的时候才意识到手里实际上什么也没有握住，两手空空。到此时，他们因为严重违背养生之道后悔已迟，谁之过？

因此握在自己手中就看你握着的是什么，应该是健康才对。因人生最珍贵的东西是健康。我们怎样使自己身体健康？如何做到防病养生？那就必须认真做到以下五种防病之道。

1 营养合适，不吃过饱。饮食不当是患各种各样疾病的温床。经常喜吃肉饮食过饱者，其饮食是"三高一低"就是高热量、高脂肪、高蛋白、低纤维素，长期的这样饮食不当营养过剩可使人肥胖和血管粥样硬化，继而会诱发冠心病、高血压、糖尿病、脂肪肝、肠癌和乳腺癌等疾病。身体有病就被"套住"健康，这好像一匹高大的骏马被一根粗粗的绳索套住而无法向前奔跑，身心备受折磨与煎熬。未患过重病的人是体验不到这种痛苦滋味的。所以饮食荤素搭配要科学合理，营养宜全面充足和均衡，但不宜每餐吃得过饱和过于丰盛。

朋友吴明对笔者说："我得心脏病有好几年，此前做厂长时基本上天天吃喝，香烟老酒海鲜牛羊肉吃过多过饱是吃出来的这病，现在病休。"看他的脸色不太好，就安慰他要注意休息，看医生服用一些活血化瘀的养心药物。想不到的是，两年后初春有天早晨，他在社区里锻炼做俯卧撑用力，心脏立刻出问题。其嘴里发出"喔唷……"的声音，倒在地上而亡，享年58岁。吴明担任厂长期间曾风光过却遭此厄运，因长期违背防病养生之道而犯病，最终他勤劳辛苦一生的心血就这样付之东流。

2 戒烟限酒。民间谚语：烟伤肺，酒伤肝，提示吸烟危害健康且对身体的危害性极大，应当远离烟草。限酒是指适量饮酒，这样可增进食欲，消除疲劳，增添生活乐趣，对身体有益。

如饮酒过量或嗜酒如命则对身体很不利，会诱发慢性酒精中毒、伤胃损肝、骨质疏松、急性胰腺炎等多种疾病，甚至有的醉饱而跌倒致残，或酒后驾车而丧命。

居住在古钟公园附近的倪师傅是因病提早退休，喜欢吃且嗜酒成瘾，每日早中晚都要在家中喝酒还吸烟，曾因胃出血住院多次。他很得意地对笔者说："出院回家后，我照样喝酒不误"，"这次胃出血刚出院要养胃，喝酒抽烟要戒，尤其是酒对你来说不能再喝，酒精刺激胃黏膜的"，"吃死比饿死要好"他这样回答。后来发现怎么很长时间未见到倪师傅在公园里的身影，他的邻居告诉说："三个多月前，他由于用力搬一盆花而造成胃出血，口吐鲜血，家人急送医院在途中气绝身亡，时年55岁。"

倪之死的问题就出在他对养生无知和任性瞎来，还有他的人生观也有问题，因此他迷茫地走上这条短命之路毫无觉察到危险。为何这样长期嗜酒抽烟恶待自己的胃？他自以为这样做是在享受，其实这是他自己用嘴巴"掘"坟墓害自己，很可惜悲哀。

3 精神要愉快，勿使悲欢极。享年101岁的名医孙思邈所著《养生铭》云："思虑太伤神，怒则偏伤气。神疲人易役，气弱病来侵。"中医学把精气神视为人体三宝，认为一个人想健康长寿活百岁就必须惜气安神，重视对自己身体的保养与照顾。一天到晚闷闷不乐、忧愁不愉快，对人的健康负面影响很大。

贪欲让他从外交官沦为阶下囚。这个外交官名叫王春，在监狱里接受采访时说："刚进监狱那阵子，我整夜失眠，一念之差我的太阳永远落下，个把月时间，我的头发白一半"。王春蹲监狱，这亲生感受的经历足以证明，焦虑不安痛苦、提心吊胆、忧愁不悦会催人渐渐地衰老，身体虚弱，会生出各种各样的病包括脱发白发。然而反过来，遵纪守法、克己奉公、不贪污受贿、不偷盗抢劫、不做坏事、不做亏心事、与人为善、态度宽容、老老实实做人做善事，这样就能心安愉悦，对促进身心健康增强体质很有帮助。

4 体育锻炼好处多。勤劳作、做家务、多走路、跳广场舞、转转腰、甩甩手臂锻炼等都可以。这样认真锻炼可以改善肺功能、增强心脏和心肌功能、促进心血管健康、提高抗病免疫力、增强体质，使人的精力旺盛容光焕发。

动物学家发现，大象在野外生活可活到200多岁，这是因为，大象在野外生活的环境气候恶劣，还要寻食吃和避敌，所以这样势必会迫使大象要不停地走动。长年累月这样不断地走路运动，它的4条腿锻炼得粗壮强健有力，还能促进它的心血管更健康有弹性，具有很强的抗病能力。因而野外大象的体质好，寿命也就很长。如大象被关进动物园里就长期缺乏运动锻炼，它的体质就逐渐衰退，抗病能力下降，心血管容易老化，这样就影响健康，最终是折寿只能活到80岁左右。动物学家上述发现，证明"用进废退，生命在于运动"，这是千古不变的真理。

5 工作忌过度劳累。印度尼西亚选举委员会证实，17日选举结束后，超过270名选举官员死亡，印尼卫生部23日要求卫生医疗部门尽最大努力照顾生病的选举官员，财政部正在准备补偿已故官员的遗属。他们都死于工作过度触发的疾病，另有1878人生病。印尼官方安塔拉通讯社报道，选举官员的死因与工作劳累过度加班相关。

印尼选举正副总统、国会议员以及省、县级议会议员和地方代表理事会成员。印尼人口2.6亿，选民大约1.93亿，投票率预期为80%。这次选举是印尼首次在同一日举行总统和国会选举，每名选民填写至多5张选票。全国超过80万个投票站的选票全部采用人工计票方法，工作量特别巨大，任务非常的繁重，因而导致这么多的选举官员生病和离世。这是很深刻的沉痛的教训。

上述五条防病养生是非常重要的养生之道，是我们追求健康的行动指南，也是我们很喜欢走的一条百岁幸福大道。谁如果违背养生之道任性瞎来，那么身心必然会遭受损害，寿命会大大地缩短或英年早逝。这不是空穴来风，是经过长期无数次事实证明过的千真万确的真理。因此想健康长寿年轻，就要严格按照养生之道保养好自己身体。这样我们的体质也就能获得不断地增强而身体好，心里暖暖的很幸福。

30篇
室内空气污染危害健康

室内污染，室外大气环境难辞其咎。有数据表明，大气中的颗粒物对室内渗进率高达35%。从我国环境污染程度来看，室内比室外高五六倍。像建材装修、胶水油漆、灰尘螨虫、二手烟、厨房油烟是室内空气质量不良的主因。而城市居民和工作单位职工在室内时间平均有70%，因此室内空气污染有严重影响健康的风险。

世界卫生组织把室内空气污染列为18类致癌物质之首，尤其是厨房油烟的污染严重危害人的健康。对此，我们要引起高度重视，要经常开窗通风严加防范。室内空气污染主要有以下的污染源：室内装饰材料污染、卧室家具造成的污染和厨房油烟燃气污染等。例如，装饰材料包括内墙涂料、胶合板、油漆等。装饰材料中有害有毒气体在夏季温度高和湿度大的情况下释放量会增加。其中含有对人体有害的有毒气体，常见的有甲醛、苯、氡等化学物。

甲醛是世界上公认的潜在致癌物。它能刺激眼睛和呼吸道黏膜，最终会造成免疫力降低，肝损伤及中枢神经系统受到影响。而且还能使胎儿畸形，如甲醛在体内过高会使人患白血病（血癌），尤其对儿童的伤害最大。有资料显示，大多儿童白血病患者在发病前家中有新装饰的经历。多层胶合板、纤维板材料中大量使用黏合剂，而黏合剂中有主要污染物甲醛；还有非正规企业生产的质量差的涂料中更有大量的甲醛，甲醛的释放期长达4～10年。新装饰后往往导致室内有害有毒气体超标。

苯是强烈的致癌物,主要来源于胶水、油漆、涂料和黏合剂。它可抑制人体的造血功能,使红细胞、白细胞和血小板减少。人体吸入苯后会出现中枢神经系统麻醉症状,轻者头晕头痛、乏力恶心、意识模糊,重者会出现昏迷和患白血病等癌症。

氡在装饰材料里是放射物质。建筑材料,比如花岗石、瓷砖及石膏等是室内氡的主要来源,尤其是含有放射性的石材易释放氡。氡是看不见嗅不到的,就是身在氡浓度很高的室内也毫无感觉。但是氡对人体的危害却是终生的,是导致肺病肺癌的主要诱因。除此之外,室内装饰材料里还有芳香烃、氯、一氧化碳等有害物。一氧化碳吸入后,使人血液丧失携带氧的功能,特别有害于心脏病患者。

室内空气污染会造成呼吸道肺部疾病包括肺癌、儿童和成人白血病等疾病,直接危害人体的健康,后果会很严重。据媒体报道,林军与陈红结婚后住进装饰一月余的新房,半年后两人体检发现,陈红是血尿,林军是血尿加蛋白尿,这对风华正茂的夫妻双双被诊断为肾炎。据肾科医生说,他们患此病与装饰有关。

再举例的年轻人姓孔,他负责筹建公司的办事处,刚装饰好他就进入办公,年轻人工作是勤奋,在一年多时间里,他吃住都在办公室,后有泡沫尿未引起重视,发病后被医生诊断为尿毒症。尿毒症是肾脏解毒功能丧失,只能靠医院的透析机来换血,他苦不堪言。我们该怎样有效预防室内空气污染防病养生?

1 居室新装饰不能马上入住。每天开窗通风四五个月后,最好经过七八月份高温后入住。这要想到做到不能忘。

2 装饰材料最好自己购买。要花一点时间精力对材料研究一番,仔细看说明书,认真选择经国家权威机构认证或名牌、正规企业生产的无毒微毒产品。

3 厨房里必须安装脱排油烟机,在炒菜煮食物时一定要开启使用,不能为省电费而不开。现在家庭使用的大多是煤气和天然气,人站在灶具旁炒菜煮食物时火势旺,燃烧后的废气有害物和炒菜时的油烟致癌物的量就较多。如长期不开脱排油烟机就将废气致癌物吸入肺部而患支气管炎,久而久之会患肺病肺癌,最终有的人到晚期肺烂而无法抢救。

许多家庭主妇对养生一知半解而未能重视这问题,她们不吸烟也会患肺病肺癌,就是由于上述这个原因而导致的。她们为省电费或疏忽任性而得病。所以厨房里的废气油烟要尽量注意避免吸入肺内致病，炒菜煮食物时必须开脱排油烟机，室内要适当开窗通风，这就叫防病养生，爱护自己的身体。

4 电磁炉不可使用。因使用的时候有一种看不见闻不到味的电子辐射对人体有伤害，会伤及眼睛、肺、肝、肾等内脏而生病。而且使用电磁炉时间越久对人体的伤害越大越严重。所以应当避免用电磁炉烧菜。电热锅可以使用。

5 在卧室和客厅里各悬挂一台"负离子智能净化吸顶灯"，它能够净化空气、防病治病、促进健康，使用效果很好。

负离子，就像人体所必需的各种维生素和微量元素一样在人类生存环境中必不可少，它对人的生命健康有着特别重要的影响，因而被专家学者誉为"空气维生素"。还由于负离子与人的寿命有关，所以也被称为"空气长寿素"。

大自然的空气负离子是如何形成的？空气、阳光和水是地球上一切生命之源。空气尤重要，五分钟不呼吸空气就会无法生存。空气主要由氧和氮组成，其中氧占21%，氮占78%，二氧化碳等占1%。氧有两种形式存在，一种是不带电的中性氧，另一种是带负电的氧被称为空气负离子。

在自然界，强紫外线和宇宙射线的照射、高山的瀑布、山谷喷泉、雨水和浪花的冲碰、树梢摆动等，所产生的能量称之为激发能。在激发能的作用下形成大量空气负离子。在大雨过后，海滨沙滩、绿树山水旁、公园里、森林等地方，人们会感到空气清新、心情舒畅，就是因负离子浓度高。当每立方厘米空气中负离子数在1万个以上时，人就会感到神清气爽很舒服。而当每立方厘米空气中的负离子数高达10万个以上时，就能起到镇静、止喘、消除疲劳、提高睡眠质量等有效防治疾病的效果。

负离子有何特性？负离子按其迁移率的大小，分为大小负离子。对人体有益的是小负离子。在山区瀑布、海滨树林、公园中存在的主要是小负离子。小负离子具有良好的生物活性，它还具有相当于一个电子电荷的带电微粒，只有小负离子才能进入人体细胞发挥生理作用，起到养生保健和辅助治疗疾病的作用。小负离子还对空气中的飘尘、烟雾、PM2.5去除能力极强，是治理室内空气污染物的有效手段，真正能做到室内空气绿色环保优良。

负离子有哪些养生保健功能？

1 调节神经系统。负离子能改善大脑皮质的功能，振奋精神消除疲劳，使人精神焕发，记忆力增强，反应速度快，提高学习工作效率。还能增进食欲，改善睡眠质量。

2 改善心血管功能。吸入负离子后可使毛细血管扩张，改善人体微循环，有降血压的良好作用。通过心电图及心脏彩超等研究证明，负离子可改善心功能和心肌营养不良状况。

3 增强造血功能。负离子可使血沉减慢，使白细胞、红细胞和血小板增加，使球蛋白增加。负离子还能增强人体造血功能，有人在动物实验中观察到，贫血动物在吸入负离子后，其周围血液中的幼稚型血细胞、白细胞数均有增加。

4 改善呼吸系统功能。负离子对呼吸系统生理功能有明显良好影响，吸入负离子后可改善肺泡的分泌功能及肺的通气和换气功能，并可缓解支气管哮喘、增强肺活量、镇咳消炎等。实验证实，吸入负离子半小时后，肺部吸氧呈现比较对照组增加20%，排出二氧化碳增加15%。

5 增强代谢功能。吸入负离子后可降血糖和胆固醇，还可激活体内多种酶的活性，如过氧化氢酶、胰蛋白酶、脂酶等，加强对氧的吸收，氧化还原和新陈代谢，增加基础代谢率，故可促进机体发育，提高免疫力，增强体质。

6 改善肠胃功能。吸入负离子可加强胃液分泌，改善胃肠道的功能，增加食欲。负离子还可调节内分泌功能，有停经妇女在应用负离子治疗其他疾病时，常常重新有月经来。

7 促进伤口愈合。在负离子作用下皮肤血管短暂性收缩后继而扩张，可改善微循环和肌肤营养，加快上皮再生且有抑菌作用，促进创伤愈合。实验证明，吸入负离子后可使伤口愈合速度加快20%。

8 预防慢性病的发生发展。负离子通过呼吸系统、经神经反射而引起机体各系统的生理反应，对人体有十分广泛的生理作用，能有效预防多种慢性疾病的发生和发展；负离子对呼吸道及肺部炎症、支气管哮喘、支气管扩张、慢性过敏性及萎缩性鼻炎等呼吸系统疾病有良好预防作用；还能预防神经衰弱、失眠、偏头痛等神经系统疾病。

9 预防传染病的侵害和传播。负离子经过高效净化室内空气，能消除室内空气中的细菌病毒，可以防止流行性感冒、肺结核等呼吸道疾病及流行性腹泻、痢疾等传染性疾病的侵害和传播。

学校、企业、医院、机关办公室等公共场所使用负离子发生器，可提高工作学习效率，还可明显降低呼吸系统疾病和传染病的发病率。瑞士有一家银行 308 名职工使用负离子发生器 32 周，呼吸道感染的发病率仅为对照组的 1/16。

31篇
家庭和睦能促进身心健康

健康不仅仅是没有身体的疾病和残缺，还要有良好的心理生理状态和社会的适应能力。这种身心健康新观念的提出，使健康有更深层的意义，也给我们提出更高的要求和期待。然而在现代社会里除细菌病毒、不良生活方式习惯等致病因素外，不和睦的家庭生活也在很大程度上负面影响着人们的身心健康。所以有意识地去努力营造一个有利身心健康的家庭生活，显得非常的重要和必要。

家是生活的归宿和温暖的窝。大多数人的一生有一半或 2/3 时间在家里度过，因此这个家应该是日子过得太平充满着爱和亲情的家，温暖的窝，幸福的家庭。家人的身心健康就根植在和睦温暖幸福的家庭中。

古今中外的百岁老人，之所以能健康长寿，除他们注重身体各有养生保健方法外，就是他们都拥有爱和亲情的家庭温暖。长期生活在这样温暖幸福的家庭里，偶尔身体有点不适或生病，也会在良好的家庭气氛里得到心灵的安慰、心理的调适、爱的温暖、关切的治疗和鼓励。这样就毫无疑问能使身体得到尽快的康复。

如果一个比较健康的人很长时间生活在关系紧张经常吵闹的不和睦家庭里，也会因长期受到的精神不愉快、心理压抑、情感折磨、日子过得不太平而最终导致多种疾病的发生，甚至身患精神病和癌症，这是无数事实证明了的。

医学研究报告显示，在癌症和精神病患者中有不少人在疾病确诊前有 3～5 年甚至更长时间的感情创伤史，在精神上受过刺激和折磨。这足以说明，拥有一个和睦温暖的家庭是多么的重要。所以浓浓的情与爱必须进入我们的家庭中"生根开花"，这样的日子才能过得很愉快和幸福。

现在老年人手里的钱够花，都过着衣食无愁的日子，如能与家人和睦相处就是温暖，温暖就会开心幸福。家人健康自己身体也健康，这样是最好最为理想。幸福感是指内心有较为稳定而持续的愉悦和幸福的感觉，包括对家庭生活的满意度，对生命质量的评估以及家庭中的爱和亲情的感受。幸福度越高，就越能够促进人的身心健康。

心理学家普遍认为，幸福与丰衣足食、住宅宽敞安全、环境幽静整洁和有较多的积蓄密切相关。因为幸福源自人对外部世界的判断，来自人对物质生活和精神、情绪的心灵感知。富者有富者的幸福，贫者有贫者的幸福；位尊权贵者有其幸福，身份卑微者也有其幸福。在人生的路上人人都有泪和笑，在生活里个个都有苦与甜。因此实际上幸福与愉快是个"心情问题"。心在哪？在胸境，如把胸境比作门，心在门内闷。如打开胸境，开心就快活，快乐就会感到幸福。

精神神经学家认为，亲情和爱能使人愉快。因为亲情和爱会使人的机体处于良好状态，并且能使神经内分泌系统调节功能处于最佳状态，使内分泌和免疫系统维持正常功能。这样极有利于调节脑细胞的兴奋，促进血液循环，会使体内产生愉悦之感。所以谈恋爱的男女，若有伤口或炎症，其痊愈比不谈恋爱的人快得多。

美国医学家通过长期研究发现，几乎40%的鳏夫比有妻室的男士死得更早些。研究还发现，离婚者找医生看病次数要比有美满婚姻的人多两倍，已婚者通常比单身者的寿命要长久些，大约要多活10年。德国对神职人员的寿命做过统计，福音神职人员通常都结婚，他们比立誓单身的天主教的同行平均要多活9.6年。

婚姻家庭专家普遍认为，营造和睦温暖的家庭氛围就要努力做到4条：首先家庭每个人必须顾家，顾家就是爱家，爱护家的责任要担当起来。必须遵守家庭美德、家风规矩正、待人心平气和、不乱讲乱管、相互尊重、关心和帮助、相互照顾、孝老爱幼；其次要培养良好的生活习惯，比如按时起床、生活有规律、注意清洁卫生、不吸烟不酗酒、不吸毒赌博、遵纪守法不做坏事等；第三遇到有事需要多商量沟通，夫妻达成共识事情就好办，问题就能得到解决把事情做好；第四家庭经济要合理使用，妥善保管好。夫妻AA制不可取，而应该共同管理，不可相互隐瞒。钱款存在哪家银行共有多少钱等，让双方心中有数就不慌。密码也要让双方知晓，以防万一财产变遗产。知密码可领取，不知密码须公证。而公证要收费，遗产越多收费越多，知密码可省这笔钱。

教育引导培养孩子会做家务能使家庭更美好。通过做家务如叠被、扫地、倒垃圾、整理玩具等，让孩子懂得生活是由很多细碎不能摆脱的小事组成的，从小就懂得自己的事要由自己来做。这不仅要打理柴米油盐，长大后还要会挣钱、理财投资，外出有注意安全的意识，很自信地面对社会。

孩子会做家务，这不仅是为培养生活自理能力，更重要还在于让孩子的精神自立。这样当他外出求学、打工而离开父母身边的时候，就不会有断奶的感觉，不会畏缩不前，不会遇事都找父母或推给别人。而自己能决定并有行动，能够认真地把事情做好。

哈佛大学医学院教授乔治·威伦特花费40年时间对456名少年进行长期跟踪调研并写出报告。该报告内容令人深思：从小爱劳动打过工、积极参加社区和集体活动的孩子，成年后更容易感到幸福，人际关系和父母的关系更加和谐。比起他们，那些不怎么会做家务的孩子长大后失业率会高16倍，获得高薪的机率低5倍，犯罪率和患精神障碍疾病的几率则高10倍。前后这两种教育结果的好差明显，套用一句育儿经叫作"严是爱，松是害"。

家庭和睦是过小康生活的必要条件。这就要求家庭里的每个人特别是夫妻两人要有爱和亲情，有一颗善良心，有较高的素质和修养。也就是说做事先要会做人，夫妻团结朝着这方面努力，就能把家庭婚姻搞得和睦和幸福。如果夫妻只要有一方，遇事抱怨、指责、贬低对方，或把家里的钱拿去赌博吸毒，久而久之这个家庭日子肯定过得不太平，就成为病态的不温暖不幸福的家庭。

家是用来过日子的需要温暖，而不是用来吵吵闹闹的。要明白知道，家里争争吵吵是在折磨人，这样生活在一起有什么温暖可言？把家搞得千疮百孔一团糟，这犯得着吗？事后的后悔检讨还能挽救吗？因此做一个人就要宽宏大量有教养、守家规、遵纪守法和稳重，这相当重要。夫妻是家庭中的核心人物，对家庭婚姻必须要负起责任来敢于担当，以身作则做好榜样。

让俄罗斯的一首小诗《短》作为渴望家庭美好生活的咱们一道来共勉：一天很短，短得来不及拥抱清晨，就已经手握黄昏；一年很短，短得来不及瞧瞧春天的芽嫩苗绿，就要打点素裹秋霜；一生很短，短得来不及尽情享用青春年华，就已经身处暮年走路蹒跚。这首小诗，表达的意思是时光流逝得太快，美好生活的享受远远未享够就此惜别，有依依不舍之情。因此我们要学会珍惜夫妻情和亲人情，把自己的家庭尽量搞得和睦友爱和温暖，美好小康生活要尽量享受，今后就不会有后悔。

夫妻因爱而结缘组建小家庭，真情可贵，和睦情深，相伴一生，这是尽善尽美的一桩好事。夫妻要相互敬爱，谦让友善，没有争与吵，相互关心帮扶，这就是恩爱。甜蜜的恩爱是人生的阳光和雨露，也是家庭生活温暖的基础。恩爱是纯洁的情和奉献，你心中有越多的恩爱，给对方就有越多的喜悦。家里有爱意浓浓的香，夫妻双方才会感到愉悦和幸福，这样的婚姻家庭就会天长地久。

32篇
裤腰带越长寿命越短

将军肚所束的裤带长，这说明腹部肥胖或者说腰围超标，这是内脏脂肪堆积的外在表现。内脏脂肪位于身体内部，它围绕着人的脏腑主要存在于腹内、肝脏、胰脏等人体内主要器官周围，这是一种对健康非常有害的脂肪。因为它会严重影响血糖代谢，会容易引起血脂、胆固醇、甘油三酯等异常。而这些都是引发心脑血管疾病和癌症的高危因素。

肥胖问题专家认为，内脏脂肪很容易以游离脂肪酸的形式进入血液，并随血液直接进入肝脏。当肝脏的游离脂肪酸过多时会转变成为低密度脂蛋白俗称坏胆固醇，且随血液流入心脏、肺和全身动脉血管，继而会诱发高血压、高血脂、心脏病、糖尿病、老年痴呆和各种癌症等严重疾病。所以说，腹部肥胖的将军肚不应看作是福相，血脂血压高等潜伏到一定时候就会严重威胁健康和生命。

餐后脂肪易囤积腰部。牛津大学科研人员发现，脂肪在人体中囤积的速度，通常比我们想象的要快得多。研究表明，人们在吃下餐食3小时后，食物中的脂肪就会迅速积累到腰部。研究人员要求志愿者摄入能够被仪器追踪到的脂肪，1小时后脂肪就已被消化，并以小脂肪的形式进入血液被运送到身体各个部位。而其中腰部脂肪组织的细胞最容易粘住这些脂肪，并将其储存起来。但在进食早餐后，只有一小部分脂肪会储存在腰部，然而晚餐后人们活动减少，食物中有一半左右的脂肪都会囤积在腰部。不过研究人员称这种储存只是暂时的，积累的脂肪在黎明前大部分能被肝脏分解掉。如果经常暴饮暴食或常到饭馆吃喝，每餐吃过饱尤其是晚餐吃得太丰盛，脂肪不仅囤积在腹部还会转移到臀部和大腿，体重日益增加而胖乎乎的。

养生专家认为，成年人适宜腰围

男性不大于 90 厘米，女性不大于 80 厘米。这是腰围的警示，对健康而言，最理想腰围当然要小于警示腰围。如果男性腰围超过 100 厘米，女性腰围超过 90 厘米，这是高风险临界值。这样心脏病、糖尿病等发病率就非常的高。因为腹部肥胖是心脏病发作的一个独立因素，腹部肥胖产生的化学物质会损害心肌细胞、胰岛素系统和患痴呆症等疾病。自我测量腰围：用卷尺围住腰部向下移动，直至卷尺停在髋骨上，不要把卷尺勒太紧，记下腰围尺寸。

现在老百姓生活水平大幅提高，平时吃得太好又缺乏运动、睡眠质量差，都会使人容易肥胖。肥胖之后营养过剩的脂肪大多堆积在男性的腹部和女性的臀部，这是不健康的征兆。其实腹部肥胖是可以通过控制饮食和运动锻炼来恢复的。控制饮食，是指管住自己的嘴，每顿吃七八分饱，低热量低脂肪，尤其是晚餐不宜吃得丰盛和过饱要少吃些。因为晚间活动量减少，吃进过多的营养会转为脂肪留在体内，长此以往就使人肥胖。

如果一点也不顾忌地大吃大喝或经常外出应酬，运动锻炼相当缺乏，这样减肥不成反倒变成"养猪"，男人体形像孕妇。这样就在体内埋下祸根，很危险的。饭少吃一口，肚里舒

服一宿，这对肥胖者包括腰围超标者和中老年的养生保健都有着重要的参考价值。同时要尽量少喝或不喝汽水、可口可乐和啤酒，少吃肉而要多吃鱼，多吃新鲜蔬菜瓜果，适当吃些杂粮等。

为何要少吃红肉多吃鱼？这是因为肉中的饱和脂肪在人体温度下不易溶解，大部分保持原有的固体状。这种脂肪进入人体会怎么样呢？为能被主要由水构成的血液吸收后，变成微小的颗粒也就是说需要乳化。脂肪颗粒黏着性强，会同红细胞结合变成球状，这样就很难通过细小的血管，毛细血管的循环就会不畅。也就是说，如果过多地频繁摄取肉类脂肪，不仅会使毛细血管循环不畅状况转为慢性和恶化，而且血液黏度还会升高朝着动脉硬化发展。而鱼肉富含优质蛋白质、氨基酸、不饱和脂肪酸、维生素 A、D、E 等营养丰富，极有利于保护心脑血管，有利于健康。日本是长寿国，他们特别喜欢吃鱼。但日本女性肥胖的很少，体内脂肪含量很低。他们的饮食原则，想吃肉时就吃鱼肉。

聪明养生，中年难发福。丹麦本哈根大学的研究人员发现，聪明养生的男性中年后更容易保持健康好身材。研究涉及 2848 名 48～56 岁丹麦男性。研究人员对他们进行一系列测试，包括平衡、起坐姿势转换、握

力等，发现初成年阶段智力评估分数越高的研究对象，背部和腿部、手掌力量越强，而且平衡能力也好。

研究人员分析研究认为，更强的力量令人能轻松保持积极活跃的生活状态，也更容易保持好身材。出现这个关联可能是由于智力评估高的人能更好地理解养生知识，从而养成健康的生活方式习惯，比如他们的饮食科学合理、生活起居规律、坚持参加体育锻炼等等很会养生。这是他们的养生素质好，人也就显得很聪明有智慧。

33篇
肥胖严重威胁人类健康

古希腊神话传说，潘多拉出于好奇打开一个"魔盒"，结果释放出人世间的所有邪恶、贪婪、诽谤、嫉妒、假冒、诈骗、受贿、赌博、吸毒、黑帮、强盗、绑架、枪杀、车祸、拦路抢劫、暴恐等等。关于肥胖也一样，它是现代社会进步的"副产品"，也是当今人类健康的万恶之源，对健康和生命造成严重的威胁。从肥胖之始

可以引发或发展成一系列致命又可怕的疾病：冠心病、糖尿病、高血脂、胰腺炎、脂肪肝、老年痴呆、脑血脉供血不足、尿毒症、动脉血管硬化、代谢紊乱、脑梗等疾病，甚至会患乳腺癌、胰腺癌等多种恶性肿瘤。

国际抗癌联盟在多年前就强调，肥胖与酗酒、吸烟是癌症高发的三大元凶，因此说肥胖是现代人类健康的"潘多拉魔盒"一点也不为过。更令人难以接受的是，肥胖好像有难以管控的发展趋势。以美国为例，美国人自己经过研究后认定在全球（主要是发达国家）比较中，他们的期望寿命最短，健康（综合）状态最差，而且各种慢性病高发，大多集聚在50岁左右的人群。细析之后发现，导致这一恶果的主要原因就是肥胖。全球肥胖人口中最多的是美国人，全美共有7900万肥胖者。2/3的人处于超重或肥胖状态，其中超重与肥胖各占1/3，只有1/3美国人的体重正常。

中国人的体重超标情况尽管晚若干年，但现在也呈不断攀升的趋势。《美国医学杂志》2016年发表评论说，中国的肥胖问题正以令人担忧的速度增加着，有近15%的体重超标，儿童肥胖在近20年里增加了32倍。尽管与美英国家比起来还有距离，但如今它正迅速地追赶西方国家。令人不安

的是，这一切是在较短的时间内发生的。上海一份调查显示，成人中超重者达28%，青少年肥胖率为11%，7～12岁和50岁左右都是肥胖发生的危险年龄阶段。有专家预测，未来30年内中国的肥胖人群可能会超过2亿。因此说，肥胖难以管控可能用词太轻，说像野马狂奔或许更妥当些。

医学研究显示，中年时身体肥胖会使体内过多的脂肪堆积，到年老时要算总账的。到那时，肥胖者常有疲乏懒动、稍有活动就气喘，还会过早地诱发动脉血管粥样硬化。与此同时，还常常伴有各种疾病，如心脏病、糖尿病、高血压、高脂血症、脂肪肝、胰腺炎甚至脑溢血及各种各样的癌症等。这些都是慢性病，难以根治且严重影响人的寿命，所以说肥胖是百病之根源。

根据研究老年病专家介绍说，肥胖是加速人体衰老的一个重要因素，目前研究证实有15种以上造成死亡的疾病与肥胖有直接的因果关系。其中包括冠心病、脑梗死、肾衰竭、尿毒症、乳腺癌、脑中风等等疾病。据国外人寿保险公司统计，40岁以上男性体重超10公斤时，其寿命就会减少25%，超过20公斤时其寿命就会减少42%。

世界癌症研究基金会和美国癌症研究所专家们的研究报告，再次提醒吸烟的危害外，还特别分析饮食习惯对增加患病风险的影响，体重增加尤为突出。该报告负责人马丁·怀斯曼指出："烟草、肥胖是两个特别重要的与生活方式有关的癌症决定因素。人们通常认为，肥胖会引发心脑血管疾病和糖尿病，却忽视了它也会增加患癌症的风险。"比如胰腺癌、结肠癌、胃癌、肝癌、子宫内膜癌等等恶性肿瘤，均已证实与身体肥胖有关联。该报告建议，成年之后人们要追求健康的正常体重。正常健康体重是指比标准体重稍多些。专家给出的标准体重计算公式是这样：男身高（厘米）-105=（　）公斤；女身高（厘米）-110=（　）公斤。

没有人愿意肥胖。那肥胖是怎样来的呢？用事实来说话最有说服力：火鸡尾害萨摩亚人几代人。火鸡尾中的脂肪含量达40%，这是美国家禽业不要的"垃圾"。美国家禽和蛋类出口委员会主席詹姆斯·萨默承认说："这些东西在美国最多也就是宠物饲料。"可是二战后，美国一些奸商开始对与美国有着紧密经济联系的太平洋岛国萨摩亚倾销这些食品，而且竟然让其成为当地的一种美食。到2007年，萨摩亚每人每年要吃掉44磅的火鸡尾。从20世纪60年代开始，萨摩亚国民肥胖率开始飙升，到2008年时达到50%。当地人本来可以吃脂肪含量少又美味的海鲜，然而火鸡尾及其他垃圾食品的大量进口，使海鲜这些健康食品被"冷落"。2006年一项调查发现，萨摩亚当地人对火鸡尾等外来食物和服务认可度很高，许多居民喜欢吃价格便宜但低营养高脂肪有害健康的食品。其实他们这样做，就是无知疏忽和任性地迈入养生保健的误区。

美国俄克拉荷马州的现年36岁的玛丽和路丝是双胞胎姐妹，但姐姐玛丽的身材胖得出奇，重达381斤。而妹妹路丝尽管身材跟姐姐一样高1.7米，然而奇瘦，最轻的时候只有80斤。姐妹俩如此这样的胖瘦极端，原因竟然是20多年前亲眼目睹她们的妈妈遭遇车祸。她俩15岁时，母亲走在马路上被一名喝醉酒的司机驾车撞倒，双腿被轧断当场血流如注，躺在有很多鲜血的地上痛苦挣扎而死。从那以后，玛丽开始每天喝酒和嗜食毫无顾忌，想摆脱车祸痛苦的记忆，寻找心灵的安慰，使她体内营养过剩而导致肥胖。而妹妹路丝看到姐姐越来越肥后，心里感到害怕就开始节食，从此体重不断下降，还患上厌食症。这种病严重时就不吃不喝，直至死亡。因此身体肥胖和因过度节食而过瘦，都是灾难性的。

香港著名艺人沈殿霞，2008年2月19日在香港玛丽医院病逝，享年60岁。沈殿霞曾经给我们观众带来太多的欢笑和掌声，但她本人却长期遭受到疾病的折磨，后来几年里她的健康状况每况愈下。肥姐属于典型的"三高"人员，她患有高血压、糖尿病、血脂高等疾病，这些病主要是身体肥胖造成的。所以说，肥胖是百病之源。

34篇
想减肥变苗条就要少吃多动

身体肥胖者没有必要为自己的肥胖而发愁。只要今后的饮食科学合理和积极参加体育锻炼，少吃多运动，这样减肥并不困难。以下举两例，很能说明问题。

著名画家徐悲鸿的妻子廖静文是湖南人，原来口味重、嗜辛辣、爱吃米饭，因此她的身体也较胖。后来去了趟美国，那里的医生告诉她，饮食要清淡，多素少荤补充些杂粮粗纤维，饮食吃得合理健康些，这样对心脏、肾脏、血管健康都有好处。她听取医生的劝告，从此改变饮食习惯，以清淡素食为主，吃少量猪肉、鸡肉或鱼，盐摄入量很少，微辣多醋，主食则为大米、燕麦片、玉米、荞麦片等为主，这样身体越来越苗条健康。

1953年5月徐悲鸿患脑溢血（享年58岁）去世后，廖静文的心里受到很大的打击。从此她不注意保持体形，在饮食上放纵自己，贪吃咸辣食物，吃得很丰盛又过量，没几年工夫得了高血压病，身体胖胖的。此时她想这样不对，开始意识到健康是最重要的。于是她又重新严格控制饮食，还每天散步参加体育锻炼，两年多后她体重减去15公斤。高血压症状消失，身材也逐渐恢复苗条，精力旺盛起来，看上去体质和精神很不错。由此她深刻体会到并且这样说："科学合理饮食，食物多样化，每餐吃七八分饱且要每天走走路锻炼，这样对减肥促进健康是有重要作用的。"廖静文生于1923年4月，1939年考入中央美术学院，曾先后担任中央美术学院图书馆管理员、全国妇联常委、全国政协常委等职，著有一本传记《徐悲鸿一生》。2015年6月16日逝世，享年93岁。

新加坡前总理李光耀在担任总理期间，看上去精神饱满、面色红润、体重适中、身手矫健、走路稳快。但是他以前是个大胖子，那时他喜欢吃炸鸡翅，常喝啤酒、红葡萄酒，每顿饭吃得很丰盛。后来他感悟到保养身体之重要，肥胖不是件好事，就开始减肥健身。他决定饮食的原则是：为活着而吃而不是为吃而活着。这一原则性的改变很管用，使他逐渐走上健康长寿之路。

他早餐喝一杯不加糖的浓豆浆或牛奶加全麦面包和水果，午餐较丰盛但不吃过饱，晚餐吃得很少。平时较少吃肉类，但喜欢吃鲜鱼和新鲜蔬菜，营养均衡全面。在节制饮食的同时，他深切懂得体育锻炼能减肥增强体质，所以他坚持每天一小时的锻炼：打高尔夫球、游泳、跑步、划机械船、骑自行车等。并且他能做到持之以恒，意志顽强，几乎天天锻炼活动筋骨，雷打不动坚持。最终，他也享年93岁。

上述两个例子，廖静文、李光耀为我们做出榜样。他们防病养生知识懂得比较多也扎实，而且他们能知错就改，身体力行，养生素质很好。他们欲想减肥保持健康体重就能得心应手，马到成功。

想减肥保持苗条健康的想法是对的，但必须要按照养生之道去积极追求才能实现目标。享用美食是快乐，减肥有点儿为难，如果没有坚强的意志和毅力，欲想苗条健康就不会成功的。所以我们不要贪图一时的吃喝美味快乐而去忍受长久的痛苦，这样就很不划算也不聪明。

35篇
营养均衡是健康长寿的基石

我国三国时代的魏国著名养生学家嵇康主张："呼吸吐纳，服食养身"。是说要运用气功来锻炼身体外，还要注意饮食调养，因为食物中不同的营养物质对人体能起到不同的滋补作用。明代医学巨匠李时珍说过，"饮食者，人之命脉也"，这句话是他对膳食营养的保健作用所作的高度概括。

祖国医学在饮食与健康方面积累有丰富的经验，如元朝朱丹溪在他的《饮食箴》这本书里明确指出："凡贪求荤腥、放纵食欲、暴饮暴食者，必然会疾病蜂起。"而那些饮食以"淡薄之谚"的人才会此身康安。养生名著《太平御览》也指出："谷气胜元气，其人肥而不寿；元气胜谷气，其人瘦而寿。"养生之道，常使谷气少则疾不生矣。

养生实践家认为，吃饭的目的不仅仅是填肚，而是能够更好地活着。然而为何如今芸芸众生很难做到节食和合理饮食呢？经过调查发现有不少人在贪吃问题上存在着认识误区；其一觉得吃得多比吃得少舒服，吃是一种享受；其二觉得吃得越多，营养就会越充足，身体也更健康；其三认为食欲是生理反应，要顺其自然，想吃什么就吃什么想吃多少就多少，如此这样才能保证健康。很显然，以上的这些想法做法都是极不科学的，偏离防病之道。

其实吃得过饱并不舒服。人在吃多的情况下不仅仅不能充分吸收食物中的营养，然而还会加重胃肠、肝脏、胰腺等代谢消化器官的负担，并且如果长期如此这样会造成这些脏器的疾病发生。临床上也发现，胖人多喜吃肉类和油腻食物，II型糖尿病患者不但嘴馋食量大且爱吃甜食。节食要讲科学，应按各人生活、学习工作和年龄等不同情况而制订每天的食量标准。有个简单方法，那就是跟着感觉走；吃饭时给胃留个空间，约七八分饱，想吃而立即停止。或者整天不觉得饿，这就说明此前吃得过饱，今后应考虑在进餐时要减少进食量，比之前要少吃些。

饮食均衡其关键在于，食物数量

的平衡和种类的多样化。具体地说，是指饮食中热能和各种营养素含量要充足，种类齐全，比例适当。饮食中供给的营养素与机体的需要两者之间能保持基本平衡，饮食结构合理即能满足机体的生理需要又能避免饮食构成的比例失调。均衡饮食换句话说，就是营养要合理和全面。营养科学的要求是，食物营养应基本保持合理的比例。一般说蛋白质约 20%，脂肪约 7%，碳水化合物（米饭主食）约 50%，其余还有维生素、纤维素、无机盐、微量元素等等要摄入充足，需要重视营养的质量，吃得科学合理，益于健康增寿。

我们所吃的各种食物，都有营养价值。只要杂食什么都吃包括菌菇、酸牛奶、海带、紫菜等等，不偏食挑食，吃对食物，每样食物吃的量适当，如此这样才能做到营养均衡，才有健康的体质。烹调时要注意荤素均衡，油腻与清淡均衡，一桌子菜端上来要讲究配餐的均衡。因为我们人体需要42 种营养物质，包括碳水化合物、各种蛋白质、脂肪、各种维生素、无机盐、膳食纤维和水等，这些营养物质不可能两三种食物能全部供给，而是必须由各种各样食物搭配互补来满足的。七两蔬菜一把豆、一个鸡蛋加点肉，五谷杂粮和坚果等等均吃够，

这在一定意义上体现出饮食均衡营养合理的思想和做法。

养生家认为，在讲营养和健康上有经验有知识会养生比有钱更重要。因为许多疾病的病源在于饮食不均衡，而疾病会导致人们的体质下降，健康打折扣，精神痛苦和寿命缩短。所以我们要特别重视防病养生和追求健康，长期坚持不懈。我们提倡饮食均衡是多方面的，并非单单是烧的菜肴有色香味，更重要的是食物的营养组成是什么样的，它的营养比例大约多少包括营养是否过量，是否缺乏，有个大体的判断。

人体所有的细胞和五脏六腑都要吸收所需的营养素，补充劳动或基础代谢之消耗，滋养身体的元气。如果吃得太少或太多，如果该食物应多吃而少吃，该食物应少吃或不该吃则多吃，这样食物搭配不科学合理，这样就是营养不均衡。养成这种不健康的饮食习惯且持续几十年，在人的身体里面就会"垃圾"积累。这些积累到中老年的时候，就会造成动脉血管的狭窄和堵塞，继而硬化，会犯心脏病和脑梗等各种疾病。

吃得科学合理就要多素少肉。这是因为人体在正常状态下的血液为弱碱性，血液呈弱碱性时细胞的生理活动最强，免疫功能会处于最佳状态。

我们每天吃的米饭、面条、各种动物肉类、鱼类、蛋、啤酒等属于酸性食物，而各种蔬菜、瓜果、豆类及制品、茶、牛奶等属于碱性食物，酸性食物吃得多就会使血液呈酸性而被称为酸性体质，这种人常有疲倦感、精神欠佳、开始时症状是手脚凉、容易感冒等，这是人的体液通过神经反射出信号；酸性物质聚集过多。酸性状态呈严重程度时就会直接影响大脑和神经，也容易患高血压、高血脂、高尿酸、糖尿病、冠心病等"富贵病"或处于亚健康状态。据日本学者进行的一项调查发现，癌症病人大多是酸性体质。因此只有将酸碱食物合理搭配且多素少肉才能使血液呈弱碱性，这有利于促进人体的健康。

我们的身体所需的热量来源于碳水化合物、蛋白质和脂肪这三大营养素。为何要有个适当的比例分配？因为它们在身体内都能产生热量，在代谢过程中也可相互转化，但都不能相互代替。现在有的年轻人尤其是女孩子怕胖想减肥，一天到晚基本不吃主食或饭吃三五口，每天吃蔬菜和水果过日子，这是不对的，还是要以主食为主。

主食不仅能提供给身体所需的热量，还能提供多种重要的维生素和丰富的膳食纤维等营养。饭吃一点点或不吃等于这些营养物质就没有，过低能量的饮食将导致肌肉出现疲乏而无力，对健康是很不利的。节食减肥是提倡在均衡饮食的基础上适当减少热量摄入，饭吃七八分饱，且要加强体育活动出出汗有点疲劳感。当然在煮粥煮饭烧菜肴时，还要适当加入一些杂粮和坚果，如燕麦片、小黄米、黑米、薏米仁、绿豆、花生、腰果、香菇、海带等等。吃得杂且要营养充足和均衡，只有这样才能保障身体的健康。

有种现象需要认真反思的。过去像冠心病、糖尿病、高血压都属于老年病，六七十岁之后才逐渐出现。但现在有的年轻人也得冠心病、糖尿病等心脑血管疾病。其主要原因是许多家庭动物性食物的消耗量超过蔬菜谷类的消耗量，并且膳食纤维摄入量过少，或他们经常应酬吃喝，或者不愿在家做饭而经常出去到饭店吃油炸食品，荤吃的多"油水足"而主食和蔬菜瓜果吃得太少。这种吃法就是偏食贪食不合理，就是膳食营养不均衡，缺乏营养知识舍本逐末。如长期这样做，身体必然会出问题。所以我们要认真反思，且要坚决改变这种不健康的饮食习惯，改变坏习惯目的是对自己和家人的健康负责。

有些人觉得西方人的体质比咱们好，踢足球比咱们行，有体力还有耐力。这是他们从小吃肉长的，但是他们身体肥胖病的也多，因此他们体质比咱们好，这样说并不妥当。20世纪50年代初朝鲜战争的时候，美国医学家解剖一批战死的朝鲜士兵和美国士兵尸体发现，20岁美国士兵动脉血管硬化狭窄程度远远超过朝鲜士兵。为什么呢？因为美国士兵从小天天吃奶酪牛排，连早餐吃面包也要抹上一大块黄油。黄油奶酪香又好吃，吃牛排也很美味，但是老这么吃就非吃出问题来不可，口福的享受最终导致无情的疾病发生。

人人都要吃饭。但如果只是根据自己的喜好，爱吃的就猛吃一通，不爱吃的一口不进，形成这样的饮食习惯就极易引发心血管等慢性病，甚至患癌症。虽然并非所有的疾病都是吃出来的，但与饮食的关系很大。要把饮食当治疗，合理调节自己的饮食结构，比如说，今天参加宴会吃荤较多，明日就应当在家吃青菜、糖醋萝卜丝等素菜，喝一碗加麦片的米粥。

合理饮食营养全面，起码能起到两方面的功效：增强机体抗病能力，促进身体的健康。讲养生的很善于保养自己身体，他们认为饮食合理不合理，营养全面不全面，不仅关系到主妇自己还关系到孩子和家人。你吃什么样的饭菜，他们就照着吃，这样潜移默化的影响会传给下一代和家人。

因此家庭一日三餐饮食必须要搞好，这是非常重要的。养生家提倡饮食要科学，营养要均衡，食物要多样化，吃得杂，吃得新鲜，荤素搭配合理，吃点杂粮和坚果，饭吃七八分饱，这样长期坚持才能吃出健康来。

36篇
长期吃素易患病要荤素搭配

有不少中老年人认为，大鱼大肉吃动物性食物会导致身体发胖，还易催生心血管疾病，而吃素是健康之道可以获得长寿，于是就禁荤吃素。但保健专家指出，这是不明智之举，对自己身体健康有害。

德国食物科学院和汉诺威大学的研究结果表明，如果单纯吃素会由于营养不均衡而增加患心血管病的风险。研究人员对50多名德国素食者进行调查发现：这些素食者体内的胆固醇水平虽然较低，但是大部分人都缺乏铁、锌、维生素B12等营养，导致贫血和心血管的患病风险增加。调查还发现，不食肉类可能会导致血液中高密度脂蛋白胆固醇水平降低，因而对心血管健康和长寿很不利。

香港中文大学的研究也发现，长期吃素会使身体缺乏维生素B12，继而会出现血管的硬化和脆性，发生中风和心脏病的机会也相应增加。而且，长期吃素食会加速衰老，导致食物营养成分比例失调，引起胆结石等多种疾病。香港有5%的人基于宗教、健康或瘦身等原因长期吃素。其中有的人吃得很清淡，连鸡蛋牛奶也不吃，从而造成体内维生素B12等营养严重缺乏而得这样或那样的病。

香港中文大学曾经对100名吃素超过10年的人群进行跟踪研究。其中有七成的人吃"清斋"，结果发现有四成的人颈动脉血管内膜比正常饮食者要厚，血压也高，他们的血管硬化病变的发生亦比正常饮食者要多许多。维生素B12能促进身体的新陈代谢。如果人体内缺乏维生素B12就会导致身体内的同型高半胱胺酸水平提高，因而会不同程度地损坏血管内膜和使血管外皮增厚，进而会发生动脉血管的硬化。

科学家最终研究发现长期吃素对大脑不利，那些不吃肉的患脑萎缩的概率是吃肉人的6倍。因为长期吃素最有可能会出现维生素B12缺乏，还可能导致贫血和神经系统炎症。营养学家告诫素食的人们，养成科学合理的膳食习惯最好不要单纯吃素。如果不吃肉类食品，平时宜吃些鱼、蛋和奶，这样就不会营养不均衡。动物性食物中富含锌、铁、维生素B12等营养，而植物性食物绝对素食者易患铁、锌、维生素B12等营养缺乏症。

吃素与大脑萎缩之间的这种联系是牛津大学的科学家们发现的。他们使用记忆测试、体检和大脑扫描检测61～87岁年龄段的107人。五年后再次对这些志愿者进行检查发现，维生素B12水平最低的人最有可能会患上脑萎缩。这项研究证实，大脑萎缩和维生素B12确实有关系。科学家另外还对1800多人进行大脑扫描，发现肥胖与大脑萎缩有关，越肥胖的人患脑萎缩概率就越大，且女性饮酒的风险更大。

英国诺丁汉城市医院和诺丁汉大学，联合就妇女饮食习惯和出生孩子性别之间的关系，对6000名怀孕妇女进行一项研究结果发现，通常英国男婴与女婴数量比例为106:100，但吃素的人出生的男女比例为85:100，这项数字表明吃素的人比较容易生女孩，多吃含饱和脂肪和钙食物的则容易生男孩。不过研究人员说这与其他生活方式的因素也有关系，例如素食者爱抽烟的并不多。

长期吃素会加速衰老引起许多疾病。科学研究证实，人体衰老和头发变白、牙齿脱落、骨质疏松以及心脑血管疾病的发生，不仅跟钙等微量元素有关，还跟锰元素的摄入不足关系密切。缺锰会影响骨骼的发育，而且还会引起周身疼痛、驼背、骨折等疾病。另外，缺锰还会出现思维迟钝、感觉不灵活。植物性食物中所含的锰人体较难吸收，而肉类食物虽然含锰元素量较少，但容易被人体吸收利用。因此长期吃素会加速衰老，并且会导致食物营养成分比例失调，会引起许多疾病，如老年性胆结石患者有近半数是因为长期吃素而引发的。专家们认为，胆结石发病其中的重要原因是取决于胆固醇在胆汁中的溶解度。正常饮食人群胆固醇与胆汁中的胆盐、卵磷脂按一定比例混合溶解不易形成结石，长期吃素的人往往维生素A、维生素E的摄入不足，而这两种维生素的缺乏能使胆囊上皮细胞容易脱落，因而会导致胆固醇的沉积形成结石。

长期吃素易脑出血。养生家认为，胆固醇过高容易引发脑梗死，过低则可能发生脑出血。我们都知道，喜欢吃肉的人患心血管疾病的风险显著高于常吃素食的人，然而纯素食者也会走向另一个极端。据中国台湾《康健》杂志刊文，有研究表明，相对于正常饮食的人，素食者中风风险增加2.3倍，癌症风险增加1.26倍。

台湾研究发现，素食者的胆固醇大多会偏低，其中约有20%的人胆固醇过低。如果长期吃素身体消瘦又缺乏运动，就会成为脑出血的高危人群。而且过低的胆固醇是容易被人忽略的中风危险因子。过度素食者的食谱中一般会缺乏一些关键的营养物质，包括铁、锌、维生素B12和欧米伽-3脂肪酸等，这容易造成胆固醇过于低下。因此素食者应该增加饮食中的欧米伽-3脂肪酸和维生素B12等营养素，从而能有效控制风险。其中欧米伽-3脂肪酸可从鲜鱼、深海鱼、坚果中摄取。维生素B12的良好来源，包括海鲜、蛋、牛奶、肉类食物。

根据对寺庙里的僧尼调查，发现大多有贫血、驼背和骨质疏松症，这又证明长期素食不能保证健康长寿。因为食物中钙、铁、锌、维生素B12等营养主要来源于荤菜。科学研究显示，人体中缺钙易患驼背和骨质疏松症，钙是体内含量最多的矿物质，99%的钙物质存在于骨骼和牙齿之中，用以打造身体强健的"硬件"。缺铁易患贫血、脸色苍白、全身虚弱等。缺锌第一个影响的就是眼睛，比如发涩发干、视力下降。锌能促进各个器官的生长发育和组织再生，最常见的表现就是能让秀发和皮肤都保持健康的光泽和有弹性。

因此长期吃素不是最佳选择。而应当做到荤素搭配、粗细兼顾、各种各样食物都要吃，包括黑木耳、银耳、紫菜、海带、山药、西红柿、红薯、青菜、白萝卜、芝麻、鲜鱼、鸡鸭肉、猪羊牛肉等等，都要吃点。另外，还应注意吃些蛋类奶类、杂粮和水果等。只有这样做，食物的营养互补合理全面，自己身体才能保养好。这样获得健康有保障，想长寿也就更有希望。

37篇
低热低脂饮食是养生要诀

低热量低脂肪饮食的养生理念，在我国远古时代的传统养生保健的宝库中早有记载。刘词《混俗颐生录》："食不欲苦饱，苦饱即伤心，伤心则气短妨闷。"李豫亨的《推蓬寐语》曰："饮食不可过多，饮食最能抑塞阳气，不能上升。将以养生，实以残生也。淡餐少食常使肠胃清虚，则神气周流，阴阳得位，此最养生之大要。"

宋代文学家、书法家苏东坡（今四川省人）写下大量的诗词，其中有不少是写养生之道的。如他提倡"已饥方食，未饱先止，未饥而食虽八珍犹举木也"，这很符合现代的养生之道。在有饥饿感时进食方能食之有味，进食香甜。进食切忌过量，不可吃至腹中饱胀，这与现代适当节食、每餐吃七八分饱、有利于养生益寿的主张是一致的。

南宋爱国诗人陆游（享年85岁）很善养生保健，在其诗词中有"多寿只缘餐饮少"名句。他不论是赴宴还是亲朋好友聚餐，尽管饭桌上有佳肴美酒很丰盛，也有人不断劝敬，但他决不贪杯贪食，不会吃得过饱和醉倒。美国抗衰老专家希尔指出："长期饮食过饱是为自己掘坟墓。如果你为美食所诱惑，一味地追求吃喝，那么它的危害会进入你身体的每一个细胞，最终会将你毁掉。"

养生实践家说，低热量低脂肪饮食不是简单盲目的节食，而是经常吃热量低脂肪低但营养合理全面的食物。就是说不是每顿吃得很饱，而吃七八分饱，是饮食有节。要吃得少而精，食量可少但食物品种要尽量多，且要常调换着吃。

为何发展中国家长期处于半饱状态的人寿命短？养生实践家的解释说，这不是吃得少而是营养不良和营养缺乏，身体需要营养支撑的，然而营养不良和缺乏这怎么能健康长寿？

医学研究表明，经常饱食尤其是晚餐过饱，因热量摄入太多会营养过剩、血脂增高而导致心脑血管粥样硬化。经常饱食还会诱发胆结石、胆囊炎、肥胖、高血压和糖尿病等疾病，使人未老先衰寿命缩短。进食过饱后，大脑中的纤维芽细胞生长因子比进食前猛增几万倍，而这种纤维芽细胞生长因子是一种能促使动脉硬化的蛋白质。脑动脉硬化的结果会导致大脑缺氧和缺乏营养，继而会使大脑早衰。大脑早衰后，其他器官也就跟着起连锁反应的衰退。如果与之相反，低热量低脂肪饮食就使机体长期处于微饥状态，自主神经和内分泌系统、免疫功能都会受到良好的影响。这样就可以促进机体的调节功能，使机体内环境更趋稳定、免疫力增强、神经系统发达和旺盛，能促进人的健康和长寿。

据医生专家介绍，经常进食过饱易患急症。暴饮暴食尤其是过多饮烈性酒会诱发胆汁分泌障碍，引发急性胰腺炎。这种病的病情发展迅速，送医院治疗不及时会危及生命。进食过饱后，胃内容积物骤增至胃扩张，会引起迷走神经兴奋，反过来又会促进胃肠充血、蠕动增强、胃酸分泌增多，这很容易发生呕吐、腹痛、腹泻引起急性肠胃炎。患有冠心病的人吃得过多，特别是晚餐过饱，容易因心肌缺血缺氧而诱发严重的心肌生理紊乱，而导致心律失常或心室纤颤而猝死。饱食之后，还可使心脑供血减少、心绞痛、脑梗死等缺血性疾病的发生。此外，高脂肪食物可引起急性胆囊炎或慢性胆囊炎急性发作。在现实生活中因一次晚餐吃得过饱而被送医院急诊或当夜猝死的人有很多。其中有的年纪还不大就这样丧命。所以这个问题应当引起重视。平时身体健康的正常人要注意，有病在身的人更要注意，因为晚餐吃得过好过饱对健康有害。

低热量低脂肪饮食为何能使人健康长寿？根据营养专家们介绍说，这是因为经常吃得过饱会使人体细胞过度营养，细胞也就加快衰老而死亡。而饮食有节会激发体内的潜能，拯救细胞的过早衰退，使人体新陈代谢处于最佳状态。这样的直接好处就是推迟人体的衰老，能够大幅度地减少中老年慢性病的发生。科学家经过动物实验证实，这些观点是完全正确的。

但是我们要认识到，脂肪对我们生命是必需的，靠它做原料来合成一些激素，产生消化用的胆酸，加上紫外线产生维生素 D 及制造维持生命必需的细胞膜。因此，绝不是脂肪越少越好。据近年研究，只有 20% 的人血清胆固醇受膳食成分所影响，有不少人靠自己身体调节，健康人所吃的脂肪会根据身体需要吸收，多余的随着纤维素排出体外。但这也并不是说可以放开肚子大吃油脂食物。

地中海饮食引发心脏病的危险性比低脂饮食低 30%。地中海饮食与低脂饮食并不相同。地中海饮食强调摄入橄榄油、鱼类、家禽瘦肉、坚果、全谷物、新鲜蔬菜水果、饮食清淡、喝一杯红葡萄酒、少吃红肉及加工过的肉类。希腊哈罗科皮翁大学科研人员发现，地中海饮食可以直接改善心脏状况，还可以间接缓解糖尿病、高血压等症状，人人可以从地中海食谱中受益。

低热量低脂肪饮食，这不仅可以帮助日本人抵御大多数与提前衰老相应的疾病，比如冠心病、中风等，而且还能帮助他们始终保持身材苗条和健康。最让人惊奇的是日本人进入老年之后，动脉血管还是很年轻有弹性，身体健康和体格健壮。黑里德·温德拉博士与拉金德·苏哈博士，他们俩是进行低热量低脂肪饮食研究的世界著名学者，提到过日本人低热量低脂肪饮食对健康长寿的重要性，并且指出这是日本人健康长寿的重要原因。

节制饮食有利健康长寿，而经常吃得过饱使人短寿。日本百岁老人是世界上人口比例最高的，而且许多百岁老人依然很健康活泼，能独立生活，有生活自理能力。当百岁老人去世后，通常都是自然死亡，没有明显的疾病症状，尸体解剖也较难发现病变。他们的寿命与生物学结构按照 120 岁寿命设计的正好吻合。而西方一些发达国家，完全偏离这一生物学发现。大多数人在 20 ～ 40 岁期间身体状况达到高峰，等到 70 岁左右的时候就已经丧失 30% 的肌肉力量、40% 的肝脏肾脏功能、60% 呼吸功能，所以大多数人健康状况很糟糕。

这问题关键在于，日本百岁老人讲究延年益寿的养生之道。其中包括饮食平衡、营养全面、情绪乐观、体育锻炼积极、医养护理以及东西方养生与保健的有机融合。实际上日本饮食，就足以帮助他们保持毕生的健康。该饮食热量很低脂肪也很低，尽量选择抗氧化剂丰富和未经精加工的食物，以植物性食物为主，粗细搭配，也吃红肉却以鲜鱼居多，吃的食物品种多样，这样营养合理与全面，饮食适度和平衡。

动物实验证明，生命有极大的可塑性。美国学者马凯伊 1934 年进行一项著名的幼鼠限食实验，即在保证其他营养前提下限制幼鼠的热量摄入。结果发现，随意饮食的大鼠在 175 天时骨架停止生长，而限食的幼鼠到 500 天甚至 1000 天时，其骨架仍在缓慢地生长中。大鼠的一般寿命在两年左右，当随意取食的大鼠在两年半内全部死亡时，限食的大鼠还刚刚在生儿育女，比随意饮食的大鼠延长寿命 50%～100%。如果人类也能按此比例增长寿命，那就是 100～150 岁的高寿。由此可见，仅仅从饮食中热量因素一项，就可以如此成功地干预动物的生长、成熟、衰老、疾病和寿命。这个实验给人类带来一个重要信息，就是说人类寿命也是可以通过低热量低脂肪因素来加以延长的。

综合而言，不管大自然赋予我们什么，都可以通过良好的生活方式习惯和低热量、低脂、低盐饮食来达到保持健康和身体强壮。健康主动权由我们自己掌握着，最终起作用的不是我们手中的牌好坏，虽然这也有一定关系，但最主要的还是在于我们怎样用养生智慧和技巧去打好这副牌。

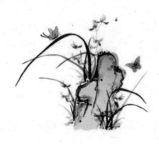

38篇
怎样饮食降血脂防病保健

血脂高、血脂紊乱会导致患心肌梗死、高血压、脂肪肝、糖尿病和慢性肾病等疾病，对健康的危害性很大。因此即使没有症状也应主动检查血脂是否正常。血脂高后许多人就谈脂色变，认为肉是脂肪的主要来源，于是就拒荤吃素。因为素食的热量不高，可以让你怎么吃都不会胖。

其实天天素食也未必能减肥降脂。因为食不沾荤腥就靠多吃素菜及米面等主食填饱肚子，如果这样吃得过多就会直接转化生成甘油三酯，时间久一样会使人肥胖血脂升高。人体需要各种营养物质，如蛋白质、脂肪、纤维素等，人体的正常代谢离不开脂肪和蛋白质，只吃蔬菜不吃肉，这样缺少蛋白质和脂肪的摄入，必将影响机体的正常代谢。所以饮食需要营养均衡才能促进健康。从均衡营养和追求健康的角度来说，应该是食物品种要多样化、少荤多素、粗细搭配、每餐吃八分饱。血脂高患者以及包括其他人也同样的应该如何选择适合自己的食物来降血脂呢？

优质蛋白质充足。动物脂肪和胆固醇摄入过量有促进动脉粥样硬化、患心梗、脑梗、高血压等疾病的危险性，所以饮食必须限制脂肪和胆固醇的摄入。但需要保证每天充足的蛋白质以维持人体正常的生理功能、修复机体损伤和提高抗病力。所以说蛋白质是好东西，一般来讲每日摄入量保证每公斤体重一克蛋白质。如各种瘦肉、鱼虾、奶类及豆类等尤其是海鱼和虾，适当吃鸡鸭等禽肉。因这些肉类食物的优质蛋白质丰富，而脂肪含量较少。实验证明，鲜鱼是一种高蛋白低脂食物，所含多种不饱和脂肪酸，不仅能降低血清胆固醇，还能抑制血小板凝集，有防治冠心病的功效并可健脑益智。此外肥肉要少吃，严格控制脂肪摄入量有利于血脂高者降低血脂。买带皮腿肉吃，远远好于买肋条肉。因为肋条肉的肥肉脂肪太多常吃不宜。有许多血脂高的患者，就是由于长期喜欢吃肋条肉或吃肥肉过量而吃出来的。这要重视改变饮食习惯。

膳食纤维摄入要增加。治疗血脂高期间，饮食不宜过饱，比以前要少吃些，每餐吃七分饱。因为很多血脂高患者是由于营养过剩而超重或肥胖，饮食习惯偏好肉类和吃得过饱。多吃膳食纤维的食物能够促进胆固醇在人体内的排泄，起到降脂作用还可增加饱腹感。例如玉米含有丰富的钙、镁、硒等矿物质以及卵磷脂、亚油酸、维生素 E，均具有降低胆固醇作用。

研究发现，印第安人中几乎没有或者说很少有高血压、高血脂、冠心病患者，这主要得益于他们以玉米为主食。

《中国居民膳食指南》推荐每日的膳食纤维摄入量为 25 ～ 30 克，这相当于 500 克全麦面粉所含的膳食纤维。血脂高患者的主食可以选用玉米、燕麦片、荞麦等小麦胚芽粗粮，与大米等细粮合理搭配以提高食物的营养价值，避免只吃粗粮而影响矿物质、维生素等在肠道内吸收。

还应常吃菌菇类食物。例如黑木耳、香菇、蘑菇等。中医认为，黑木耳有补气益智生血功效，对降血脂血压、降血黏度、贫血、腰腿酸软、肢体麻木有效，中老年人常食黑木耳不易得血栓症、冠心病和老年痴呆症，黑木耳还能软化血管；香菇含有较多的微量元素及维生素 B1、B2、胡萝卜素、卵磷脂、钙、铁等有防血液凝结，预防心脑血管病及大便干结；香菇还含有多种维生素和矿物质、50 多种酶及游离氨基酸、胆碱、香菇多糖等，有抑制体内合成胆固醇、促进胆固醇分解和排出，还能防止血脂血压升高的功效。

豆类及豆制品要适量常吃。豆类及百叶、豆腐等豆制品是植物优质蛋白质最好的且不含胆固醇。其中黄豆蛋白质谷固醇、维生素 K 和黄豆卵磷脂均具有降低血清胆固醇作用，尤其重要的是大豆还含有大豆皂苷（豆浆煮沸时液面浮起的那层物质），这种物质有减肥和预防动脉硬化的功效。所以高脂血症及冠心病人一天膳食中应该有大豆及豆制品50克左右；绿豆和黑豆等也有较强的降低胆固醇的作用。大部分豆类的膳食纤维含量都较高，其中每100克绿豆膳食纤维含量是6.4克，100克黄豆15.5克，100克扁豆是2.1克。同时各种豆所含的豆固醇在体内能与摄入的胆固醇竞争性吸收，而且减少胆固醇吸收，促进坏胆固醇的排泄。对于血脂高和血脂紊乱患者来说，将豆腐凉拌或做汤可减少烹调用油量，夏天天热可以吃些绿豆百合粥清热润肺，这是养生之道聪明的选择。

蔬菜水果要多吃些。这是因为新鲜果蔬除膳食纤维丰富外，还含有丰富的维生素和微量元素等营养。比如黄瓜，含有的细纤维素具有促进肠道腐败物质排泄和降低胆固醇作用，洋葱的降脂功效与其所含的二烯丙基硫化物及少量含硫氨基酸有关；洋葱还可预防动脉硬化，对动脉血管有较好的保护作用；韭菜含有挥发性精油及硫化物，具有降低血脂防止动脉硬化作用，对高血脂、冠心病患者很有益处；茄子富含维生素P，能增强细胞

黏着力，降低坏胆固醇，提高微血管弹性并有降脂通脉作用，对高脂血症有一定的防治效果；海带含有大量不饱和脂肪酸，能消除附着在人体血管壁上过多胆固醇，海带中的海藻酸纤维能调理肠胃，促进坏胆固醇排泄，降低血压，海带中的以上物质综合发生作用后降脂效果极佳，具有很高的食疗价值；生姜含有一种类似水杨酸的有机化合物，相当于血液的稀释剂和防凝剂，对降血脂降血压和预防心肌梗死均有特殊作用。它与茶叶中的茶多酚一样都能抗氧化、抑制和消除人体内的自由基，能够有效防治血管粥样硬化。

白萝卜是萝卜之王，营养价值白萝卜是最高，溶解脂肪也是最好的。研究表明它具有利五脏、轻身益气、溶解脂肪等功效；它含有极高的维生素C，参与体内氧化还原反应及肠道内排毒解毒，长期食用可有效地降血脂和抑制与消除老年斑等色素沉积而显年轻些；白萝卜还能促进肠胃蠕动，如有腹胀气不适吃点白萝卜就会立马消化缓解。但吃西洋参等滋补品时，不宜吃白萝卜。另外，茶叶和山楂、菊花都有降血脂作用。尤其是菊花不仅能有效地降低血脂，还可预防动脉粥样硬化及降低血压，作用持久平稳。

吃糖醋蒜能降血脂。对于高血脂

患者来说，吃糖醋蒜能降血脂无疑是意外之喜。由于它含有一种神奇物质蒜素，所以大蒜成为降血脂的良药。研究发现，新鲜大蒜能够降低18%血液中有害胆固醇含量。爱吃蒜的人患心脏病少得多，就是因为大蒜有降低血中坏胆固醇及甘油三酯的缘故。醋为血管软化剂，醋酸有利于转化能量、软化血管、降低血液中坏胆固醇。经常食用醋可以有效预防动脉硬化。因此吃糖醋蒜是很不错的养生之道。但不可多吃，早餐宜吃三五瓣或半个糖醋蒜。有肠炎、肝病的人，建议要少吃或不吃，因大蒜中有辛辣刺激物质。

综上所述，血脂高患者的饮食宜低脂、低热量、低盐、荤素搭配、粗细兼顾、饮食清淡，减少烹调用油量，不吃高脂肪高胆固醇食物，还要积极参加体育活动与适当体力劳动，总之要争取做一个养生家。因为养生家对养生保健知识懂得比一般人要多许多，很善于照顾自己身体和防病养生保养。

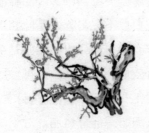

39篇
凉拌生吃要当心吃垮身体

2006年8月，北京有23名消费者在一家酒楼食用凉拌螺肉后，引发属一种脑膜炎的管圆线虫病，其中5人的病情危急。松花江人年届32岁患者石汉军爱吃生鲜，最近经过药物驱虫治疗后，竟然从其体内排出华支睾吸虫5703条，令人目瞪口呆。美国华盛顿有三名妇女和一名儿童因感染大肠杆菌病情严重而先后死亡。后来警方经过周密调查后确认，他们是因为食用凉拌菠菜而引起疾病的。

时年54岁的孔仲两个月来时常发烧。他相继去过几家医院，却未能查出病因。此时，孔先生变得消瘦没有食欲、腹胀、腹部隐痛。后来他到沈阳市第七人民医院，检验科医师为他做全面体检，发现他血液中白细胞数值奇高，经过拍核磁共振片显示肝胆管内有一团阴影。他接受胆汁引流手术，全是肝吸虫和虫卵，足有100多条。

孙仲术后，回想起在半年多前吃过一次生鱼片。肝吸虫病是肝吸虫寄生于人体的肝内胆管引起的一种疾病。患者大多是因为进食未经煮熟的鱼或虾受感染后得病。其传播的途径是这样：感染者的粪便进入江河水中被鱼虾吸食，鱼虾体内就会残留肝吸虫卵。

健康人吃这种生鱼片或醉虾等就容易感染。

寄生虫蜗居在脊髓。上海华东医院神经外科收治一个年轻的男性患者李先生。最近他半年来备受双下肢麻木疼痛的困扰，辗转于多家医院，始终没有查明病因。病痛的折磨让他陷入对瘫痪的恐惧之中，最后来到华东医院神经外科就诊寻求帮助。胸椎核磁共振检查结果显示，患者的脊髓内有疑似肿瘤的病变。当医生打开患者胸椎的椎板，切开像无名指粗的脊髓时，暴露在显微镜下的是一条长达19厘米的寄生虫。

这寄生虫是如何钻进人体的？主治医生分析说，小李对海鲜情有独钟，尤其喜欢吃路边摊的鱿鱼、贝类、烧烤，吃未煮熟的食物就有很大的安全隐患。很多人认为来自深海的鱼没有污染，这是误区。鱼的保鲜或运输方式不当，会使海鲜产生大量细菌和寄生虫。当人们食用未煮熟的这些食物时就吃进细菌、病毒和寄生虫。

国家食品卫生监督所的调查结果表明，淡水鱼的寄生虫感染平均为59%，而海鱼虾蟹等，则多达186种寄生虫常常侵入这些鱼虾蟹的体内和肌肉中。而大肠杆菌和乙肝或丙肝病毒等，往往寄生在蔬菜的菜梗上。有的菜农用感染者的粪便肥料在农田施肥培育蔬菜，所以用菜梗盐渍凉拌吃这是很危险的，不安全。

黑龙江和松花江、乌苏里江交汇的三江平原水资源很丰富，曾经先后多次发生较大范围的华支睾吸虫病流行。当时国家有关部门派出专家组深入该地区调查十个县市和农场近万人，结果发现这些地区喜食生鱼虾，平均感染率为31%，约为全省人均感染率的30倍。其中生吃鱼虾患者92.3%，有慢性胆结石、慢性胆管炎、胆管炎病史者52%，胆管阻塞者2.5%，肝硬化患者占0.67%。

广东和广西两省区域由于乙肝高发以及不良饮食习惯，肝癌发病率达37～40/10万，属于全国的高发地区。有关专家强调说，广东广西居民应当及早改变喜吃生鱼片喝烈性酒促使肝癌高发的不良饮食习惯。肿瘤医院介绍，广东广西人尤其喜欢吃生鱼片，而且吃生鱼片时还喝烈性酒，本意是为杀菌但更容易引起肝硬化，并最终演变为肝肿瘤。鱼多为河塘鱼，未经煮熟会带有很多肝病寄生虫再加上烈性酒，这种饮食习惯会给肝脏带来更大的负担，特别是乙肝、丙肝和肝炎病人，这种吃法简直是火上浇油，容易患肝病和肝癌。

北京和上海等地也有不少人喜欢吃生鱼片、生虾和螺肉，还吃蛇肉、蛙肉、野生动物等，且喜吃凉拌生食的私营企业老板、白领居多。为此专家提醒说，就在大饱口福之时，各种寄生虫、细菌、病毒也会兴风作浪而酿成病祸。

中国和美国以及其他诸多国家的医学专家再三呼吁：要严防疾病的侵袭，不要凉拌或蘸着吃各种河鲜、海鲜或生吃鱼胆等，包括猪肉、羊肉烧得半生不熟或凉拌菜梗都不行。因为凉拌生吃或吃半生不熟的食物，各种寄生虫和细菌、病毒进入人体后会在胆囊内或在肝脏安家，慢慢地会引起胆囊炎或胆道阻塞病、胆结石、肝炎、肝硬化和肝癌等。

我们要管好自己的嘴，严防疾病的侵袭，不要吃凉拌生食或半生不熟的食物，不要吃不洁不卫生久放霉变的食物，不要贪图一时口福而吃垮身体，与悔恨痛苦伴随一生。吃进肚里的食物要讲究卫生、新鲜、煮熟烧透。这样就吃得安全，这就是防病养生，这就是负责任地做养生家。

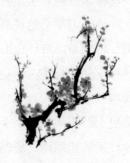

40篇
粗粮营养丰富保健功效独特

改革开放以来，百姓的生活像芝麻开花节节高，饮食日趋精细和多肉丰富。这种饮食的后果是，各种慢性病如肥胖、高脂血症、冠心病等疾病越来越多。现在像北京、上海等地也有许多人在反思，对食品营养的认识发生变化，对食品的要求不仅口感好，而且越来越注重食品营养与合理搭配。其中粗粮也叫杂粮，受到营养学家、普通老百姓的重视和接受。

粗粮膳食纤维与慢性病的关系密切。2008年11月，国务院新闻办公室举行发布会，公布2007年中国居民营养与健康状况调查结果，我国非传染慢性病患病率上升迅速。其中高血压、糖尿病患病率有较大幅度升高，肥胖的患病率更是呈明显上升趋势，而且糖尿病与高血压日趋年轻化，"小胖墩"数量逐步递增，进入富贵病怪圈。专家们指出，非传染性慢性病患病迅速上升与膳食结构不尽合理，最主要是缺乏粗粮膳食纤维密切相关。

科学实验显示，粗粮膳食纤维能显著降低心脑血管病和糖尿病风险。《美国医学杂志》刊载一项研究报告表明，中老年人每天食用三五片面包或一份高纤维谷类食品就能显著降低患心脑血管疾病的危险。在长达11年的研究中，美国华盛顿大学的达柳·莫萨福里安对两组65岁以上的老人进行饮食对比实验。第一组每天食用一定量的全麦面包等富含谷类膳食纤维的食品，第二组摄取谷类膳食纤维较少的食品，结果发现第一组老人患心脑血管病的比例比第二组低43%。该报告指出，对老人来说每天吃三五片全麦面包看上去不起眼，但获得的健康效果相当明显。此外，美国北卡罗来纳大学研究人员也曾发现，经常食用谷类纤维物质的粗粮能明显减少患糖尿病的风险。

近年来，居民的饮食结构特点是，谷类粮食消费日益下降，而动物性食物消费逐步增加，粗粮与蔬菜摄入过少。这种情况，就是高蛋白、高脂肪、高热量、低纤维、低维生素"三高二低"膳食形式，而这种膳食是诱发心脑血管病和癌症等非传染性疾病的温床。据全国营养调查，我国城乡居民每天的膳食纤维摄入量为15克，这未达到每天每人30克的推荐量，这样对预防心血管等慢性病相当不利。因此，我们在饮食中要注意多吃些粗粮和蔬菜瓜果，肉类要少吃些。

五谷杂粮壮身体，民间有这种说法。粗粮是相对精米白面而言，对中老年人的养生益寿有着极其重要的价值。它包括小黄米（养胃）、荞麦（降血糖）、燕麦（软血管）、甘薯（防便秘）、玉米（抗癌）、绿豆（清热解毒）等等。其中含有丰富的蛋白质、氨基酸及矿物质，如铁、钙、镁、维生素E、B族维生素、胡萝卜素等物质。这些营养素的量及营养效价远超过精米白面，如百克小黄米含铁量比大米多约4倍，含钙量多3倍，豆类含钙量更高可达大米的45倍；膳食纤维更是大量地存在于玉米、甘薯等粗粮中，而大米面粉中膳食纤维含量很少，维生素和必需矿物质也丢失70%。因此，我们的日常饮食要搭配些粗粮，大米面粉（面条）也要吃，这样才能做到营养互补，这样预防心血管病、肥胖和糖尿病等慢性病大有益处的。

粗粮独特的功效究竟独特在哪里？其主要独特在它含有极为丰富的营养价值高的膳食纤维。粗粮中除膳食纤维十分丰富外，还有保护心脑血管、抗癌、抗衰老的物质，如谷胱甘肽、硒、钼、铬等物质，而这些物质在大米白面中是缺乏的。硒在粗粮中含量属豆类最高，其次是芝麻和小麦胚芽。硒这种微量元素是一种极强的抗氧化剂，能捕捉和制约自由基，而自由基可破坏组织细胞和血管内皮而导致心血管病与人体衰老。硒还可加速体内过氧化物的分解，使恶性肿瘤细胞得不到氧，因而能抑制肿瘤的生长。谷胱甘肽存在于粗粮淀粉中，是一种抗癌物质，在玉米中最高。谷胱甘肽在硒元素的参与卜能生成谷胱甘肽过氧化酶，致使癌物质失去毒性并能催化有机过氧化物还原，同样能捕捉并制约自由基。铬在粗粮中都有但在荞麦中的含量最丰富，它的主要功效是能稳定血糖，防治糖尿病。脱氢表雄甾酮存在于薯类中，红薯含量最多，它是一种类固醇，可以抑制乳腺癌和结肠癌的发生发展，它既有防癌作用又有使人类寿命延长的功效。所以经常性的适当吃些玉米、燕麦片、芝麻、荞麦、小黄米、红薯等粗粮是很养生的。

我们的人体每天必需的六大营养素是碳水化合物、蛋白质、脂肪、维生素、微量元素（矿物质）和水，而膳食纤维还尚未正式被列为人体的必需营养素，但其生理作用和防治疾病的功效已经被营养专家和百姓看重。膳食纤维主要存在于植物的细胞壁，其主要来源就是植物性食物，如粗粮、坚果、谷物麸皮等，蔬菜水果次之，而精加工的大米面粉食品则含量很少。膳食纤维具有以下五大防病防癌功效。

膳食纤维可增加胃内的容积产生饱腹感，因而能减少食物总量和能量，有利于减肥瘦身；膳食纤维有利于降血压、降血脂，并且有利于肠内大肠杆菌合成多种维生素，能促进胃肠道蠕动，使大便增量和软化保持大便通畅，保护肠胃功能的正常；而喜吃精细食物和肉类不吃粗粮的人就容易便秘，使粪便中有害物质滞留时间过长，刺激肠壁和被吸入血液危害健康；膳食纤维能预防胆结石形成，因为大多胆结石是由于胆汁内胆固醇过多所致，当胆汁酸与坏胆固醇失去平衡时就会析出小的胆固醇结晶，日久而形成胆结石；膳食纤维可降低胆汁和血清中坏胆固醇浓度，也就随之会减少胆结石发病率；膳食纤维能减轻对胰岛素的依赖降血糖，经常食用粗粮者的空腹血糖水平低于不食用者，当采用麦片、玉米及蔬菜等膳食纤维多的膳食时，糖尿病患者的尿糖量及需要胰岛素的剂量均可减少。

膳食纤维对人体的最大好处，就是能防治结肠癌和直肠癌。因高脂食物如肉类摄入过多则会刺激胆囊分泌胆酸使坏胆固醇增多，在肠内厌氧菌作用下胆酸、胆固醇转变为致癌物非饱和多环烃类物质，长时间作用于结肠黏膜，这样就容易患肠癌。而膳食纤维能抑制厌氧菌活动，促进有益菌生长，使大肠中胆酸的生长量减少。同时可把消化道分泌液、肠道的细菌和机体代谢中产生的有害物质都"拖裹"起来形成粪便排出体外。还使粪便变软且缩短肠道通过时间，因而能预防致癌物质与易感的肠黏膜长期接触，从而能预防肠道的癌变。

但膳食纤维的摄入量并非多多益善。膳食纤维尽管很有利健康，如果长期过多食用反而会物极必反，对肠道产生不良影响，造成胀气、肠鸣、腹泻等消化不良，不利于肠道健康；膳食纤维摄入过多还会使人的蛋白质补充受阻，脂肪利用率降低，继而造成心脏与骨骼等脏器功能损害，降低人体免疫力，还会造成一些微量元素如锌、铁的吸收率下降，使这些微量元素在体内缺乏。

研究发现，农村儿童的缺锌缺铁与植物性食物摄入过多而动物性食物摄入量不足有关。有些妇女想减肥瘦身，喜欢植物性食物而动物性食物过少，这样会缺失蛋白质、铁、锌等人体必需的营养物质，容易出现贫血和内分泌失调等营养不良症状，使体质变得虚弱多病。因此需要掌握适当和均衡，就是说荤与素、粗粮和细粮的搭配要科学合理，每人每天大约有1/5的粗粮（磨粉）搭配为宜，煮粥或烧饭均可。

41篇
中国营养学会膳食八准则

常喝此粥食疗很好，故先介绍：绿豆米仁粥排毒益肝、健脾降血压。具体做法：100克绿豆，50克薏米仁洗净浸泡。次日晨，大米100克洗净备用（以上三种食物1人/日的量）。先将绿豆薏米仁倒入电饭锅中，加适量的水煮50分钟后，再放入大米煮沸，15分钟后可食用。

我们每日吃进肚里的食物会产生微毒和自由基引起衰老。肝脏功能之一是每天在夜间进行排毒而绿豆能清热解毒，这样绿豆能帮助肝脏减轻负担增强活力，有利于肝病的康复。而且绿豆的钾很丰富，能有效降血压。脾是后天之本，它的功能是为人体制造血液，而薏米仁是健脾化湿的好东西。因此绿豆米仁粥每星期烧煮1次食疗，这对增强体质促进健康肯定有好处的。

接着介绍：中国营养学会制定的《平衡膳食八准则》，其内容丰富多彩很有道理。用它来保养身体好像久旱的土地忽然下了一场春雨，滋养万物生长。所以要反复阅读，将要点内容牢记在心中，并且认真贯彻执行好。这样对增进健康延长寿命很有帮助。

平衡膳食八准则内容如下：

准则一，食物多样，合理搭配

坚持谷类为主的均衡饮食模式。每天饮食应包括谷薯类、蔬菜水果、畜禽鱼蛋奶和豆类食物。平均每日摄入12种以上食物，合理搭配。每天摄入谷类食物200～300克其中包含全谷物和杂豆类50～150克，薯类50～150克。

准则二，吃动平衡，健康保重

各年龄段人群，都应天天参加身体活动，保持健康的体重，不肥胖不过瘦。食不过量，保持营养能量均衡。

每天活动身体是为健康、推迟衰老、防病抗癌。坚持日常身体活动，每周至少进行5天中等强度的体育锻炼，累计150分钟以上；主动身体活动最好办法每天坚持走6000步。鼓励适当进行高强度有氧运动，每星期二三天。减少静坐时间，每小时起身动一动。

准则三，多吃蔬果、奶类、全谷和大豆

蔬菜和水果、全谷物和奶制品是平衡膳食的重要组成部分。餐餐有蔬菜，保证每天摄入不少于300克新鲜蔬菜、深色蔬菜占1/2。

天天吃水果，保证每日摄入200～350克新鲜水果，果汁不能代替鲜水果。吃各种各样的奶制品，摄入量

每天50～100克为宜，不可多喝。经常吃全谷类、大豆制品，适量吃坚果。

准则四，适量吃鱼、禽、蛋、瘦肉

鱼、禽、蛋、瘦肉摄入量要适量每周最好吃鱼2次或300～500克。少吃深加工肉制品。鸡蛋营养丰富，蛋黄每日吃一个不宜多吃。优先选择鱼，少吃肥肉、烤熏和腌制肉制品。

准则五，少油少盐，控糖限酒。

培养清淡饮食习惯，少吃或不吃高盐和油炸食品。成年人每天摄入食盐不超过5克，烹调油25～30克。

控制糖的摄入量，每天控制在25克以下。不喝或少喝含糖饮料。儿童青少年、孕妇、乳母以及慢性病患者不应饮酒。成年人如饮酒，一天饮用的酒精量不超过15克。

反式脂肪（饼干、蛋糕等等食品，90%含有反式脂肪），每天摄入量不超过2克。

准则六，规律进餐，足量饮水

合理安排一日三餐，定时定量不吃过饱，不漏餐，每天吃早饭。有规律进餐，不暴饮暴食，不偏食挑食，不过度节食。足量饮水，少量多次。低身体活动水平成年男性每天喝水700克，成年女性每天喝水500克。推荐喝茶水或白开水，少喝或不喝含糖饮料，饮料不能代替白开水或茶水。

准则七，会烹会选，会看标签

在生命的各个阶段，都应做好健康膳食管理。认识和选对食物，购买新鲜、营养价值高的食物。学会阅读食品标签，合理选购包装食品。学会烹饪，传承传统饮食，享受食物天然美味。在外就餐，不忘适量和营养平衡。

准则八，公筷分餐，杜绝浪费

购买新鲜卫生的食物，不食用野生动物。

生熟分开，熟食二次加热要煮透。

讲究卫生，从分餐公筷做起。

爱惜食物，按需备餐，提倡分餐制不浪费。

最后介绍：为什么血压会升高？其实这有很多原因，情况复杂。其中一个重要原因是，吃过咸或体内的钾太少而引起高血压。所以医生常对高血压病人说饮食要清淡。因为食盐中的钠在血管中过多，它会将钾排出血管导致血压升高。如果注意饮食多摄入钾的食物，血管中的钾很多能使钠被挤出血管而降血压。就是说，钾与钠是"死对头"，这很有科学道理。

哪些食物含钾丰富？请阅读以下10种食物可知晓。

	脂肪（克）	蛋白质（克）	碳水化合物（克）	钾（毫克）	钠（毫克）	钙（毫克）
绿豆	1.1	20.6	58.6	1900	1.9	163
蚕豆	1.5	26	57	992	2	49
黄豆	19	35.6	0.5	1800	0.5	169
黑豆	15.9	36	33.6	1377	3	224
海带	0.1	4	11.9	1338	353	445
紫菜	3.9	28.2	16.9	1640	365	422
花生	25.4	12.1	5.2	1004	3.7	8
核桃	35.6	15.2	0.8	540	4	25
黑木耳	1.2	12.4	36.2	773	7.1	295
香菇	1.2	20	30.1	1960	11.2	83

42篇
百岁老人喜欢吃点啥

百岁老人为何这样长寿？他们喜欢吃点啥？

1 喜欢吃鲜鱼。鲜鱼具有极高的营养价值，不仅蛋白质丰富容易消化吸收，而且不饱和脂肪酸占80%，保健功效显著。不饱和脂肪酸主要有两种：一种是DHA，与人的大脑生长发育和视网膜功能关系密切；另一种是EPA，可降低血小板凝集，防止动脉粥样硬化和血栓形成，并且可降低三酰甘油和低密度脂蛋白胆固醇水平，有利于对心脑血管病防治。

很多人认为深海鱼含有欧米伽3。但现在越来越多的研究证明淡水鱼的欧米伽-3含量并不比深海鱼低。欧米伽-3具有调节血脂、保护心脏的功能。鱼肉蛋白质优于禽肉更优于畜肉，蛋白质有修复肝脏等脏器损伤功效且含人体必需氨基酸较全面。成人吃鲜鱼半斤/日为安全，猪肉三四两/日。如食用肉类蛋白质过多，对肾脏的健康不利反而有害，因肾脏怕蛋白质过多。防病养生就要这样控制住饮食适量。

2 禽蛋。每天吃一个鸡蛋或鸭蛋，也是百岁老人的饮食特点。经研究证实，鸡蛋等禽蛋中除不含维生素外，几乎含人体必需的所有营养素。每100克蛋含蛋白质12～15克，氨基酸组成比例尤其适合人体需要。普通鸡蛋里面有20种氨基酸，而且含有人体必需的8种氨基酸，并与人体蛋白的组成极为相似。人体对鸡蛋蛋白质的吸收率可高达98%。蛋黄中的卵磷脂对心脏有益，但坏胆固醇较多不宜多吃，蛋黄一天只能吃一个为安全。

3 大豆及豆制品。百岁老人都爱吃大豆及豆腐、百叶等豆制品。它含有丰富的优质蛋白质40%，不饱和脂肪酸占大豆脂肪85%、钙425毫克/100克，及B族维生素。大豆蛋白的氨基酸完整合理，因而被誉为"植物肉"。大豆及制品中的豆固醇和禽畜肉等动物性食物不同，可降低血清总胆固醇，使低密度脂蛋白胆固醇下降。此外，大豆及制品富含的钾对心脑血管健康有益，还含有丰富的异黄酮，这对防治骨质疏松与抑制癌症的发生有良好的作用。

但不能天天过量食用要适量。因为钙是一种矿物质，确实是构成骨骼、牙齿的重要成分，而且还担负着生命中的重要生理功能，例如心脏的正常搏动、神经肌肉的兴奋传导，都需要有一定浓度钙离子的参与。如血钙过低，神经肌肉兴奋性就增高，从而引起抽搐。儿童缺钙就有可能患佝偻病、手足抽搐症、生长发育迟缓等，成人缺钙就会发生骨质软化症、骨质疏松症、骨断裂。但如果血钙过高，就会抑制神经肌肉的兴奋性还很有可能会患胆肾结石。食物中钙的来源较多，比如奶类及牛奶制品、芝麻酱、虾皮、海带等。所以不要盯着一种食物多吃，而要适量地轮换吃对健康有益。

4 玉米。玉米的蛋白质不仅量多质量也好，还含有赖基酸和谷胱甘肽，具有促进新陈代谢、加强体内氧化物分解、抗拒细胞衰老、延缓脑功能减退等作用。玉米的木质素还能有效清除致癌隐患的自由基。玉米含丰富的硒、钙、卵磷脂、维生素 E 等，常吃玉米能降血清胆固醇，保护心脑血管，并对增强思维和记忆功能强。硒是一种强有力的抗氧化剂，含硒蛋白质的抗氧化作用比维生素 E 要高 50 倍。玉米中镁含量也很可观，镁是一种保护人体免受癌肿侵犯的主要物质。玉米中有人体需要的钙质，常吃玉米可防骨质疏松。国际抗癌协会将玉米列为抗癌食品。

5 燕麦片。燕麦、荞麦、玉米等都属于粗粮，含有大量的膳食纤维，能加速粪便的排泄，降低血液坏胆固醇，其生理作用尤其在预防便秘、肠癌、心脑血管病以及在各种慢性病中作用被越来越多的人所重视。

据研究后排名，燕麦降低胆固醇和甘油三酯，在 30 多种农作物中排名第一。长期食用燕麦片有利于人体脂肪和胆固醇的正常代谢，减少胆固醇和脂肪在血管壁内沉积，因而降血压、保护心脑血管的效果显著。且还对糖尿病人和减肥者特别有帮助。

6 番茄。也称为西红柿，除具有一般蔬菜的营养价值如含有丰富的果胶、维生素外，还含有丰富的番茄红素。番茄红素属于胡萝卜素，是一种特别强的抗氧化剂，其抑制脂质过氧化作用比维生素 E 强 100 倍。它能消除自由基、保护细胞、免遭自由基破坏，还可有效地改善老年性脸部和眼中的黄斑变性，使人更年轻些。番茄红素还对多种细菌有抑制作用，同时具有帮助消化的功能，胆固醇产生的生物盐可与西红柿纤维结合，通过消化系统排出体外。

研究结果表明，人体血浆中番茄红素含量越高，冠心病及各种癌症的发病率就越低，还能有效保护男性前列腺。西红柿含有谷胱甘肽，这种物质在体内含量上升时，癌症发病率则明显下降，有抗癌功效。西红柿生吃或凉拌可获取丰富的维生素，放油中煸炒加热后可生成大量的番茄红素。西红柿炒鸡蛋放点小葱，是一道色香味美的美食还能美容，男女老少都适合食用。

7 黑木耳。中医认为,黑木耳具有清肺益气、活血和胃、降胆固醇、软化血管、滋补强身之效。从营养价值看,菌菇类食物除含有较多的风味成分,如氨基酸、谷氨酸外,还含有较多的核酸、卵磷脂、矿物质和维生素。营养学家认为,每100克黑木耳里含铁96毫克,比绿叶蔬菜中含铁量最高的菠菜高出30倍。体内没有铁,我们就没有新鲜的血液。它是血红蛋白的成分,如果缺铁就会导致全身虚弱、烦躁健忘、面色苍白、贫血、头晕心悸、易患肠胃炎等疾病。

研究发现,黑木耳有抗血小板聚集降低血栓的作用,还有利于防动脉硬化症、抑菌抗炎、保肝、调节血脂、降血压、降血糖、防治结石、延缓衰老的功效,以及具有抗肿瘤活性的作用。但有出血性疾病的不宜食用,孕妇不宜多吃。

8 红薯。亦称地瓜、山芋等,植物学名叫甘薯。在过去不能登大雅之堂的红薯,现在却一跃成为西方人追求健康的保健佳品。李时珍《本草纲目》记载,红薯有"补虚乏、益气力、健脾胃、强肾阴"的功效。

日本《长寿研究》杂志中指出,以往在日本长寿地区农村里,红薯是常吃不断的食物。我国专家也曾调查广西百岁以上老人居住的村落,发现他们对红薯和玉米有一种特殊的嗜好。红薯营养丰富,具有补中和血、益气生津、宽肠胃和通便的作用,还富含抗衰老、抗氧化的胡萝卜素,与胡萝卜相比毫不逊色,维生素C含量可与柑橘媲美。甘薯中黏蛋白等有机成分和钙、钾、叶酸、番茄红素能促进健康,提高免疫力并使人精力充沛,促进胆固醇排泄,减少血管脂类沉积,能较好地保护心脑血管的健康。

美国生物学家瑟·施瓦茨教授,从红薯中分离出一种叫DHEA的活性物质,他将这种物质注入为培养癌细胞而喂养的白鼠体内,结果发现这些白鼠比未注入的白鼠寿命延长1/3。如将这种活性物质进入人体,人也可以相应延长寿命。研究表明,常吃红薯能保护人的呼吸道、消化道,有利于预防肾病和具有抗癌的功效。另外红薯中膳食纤维较多,这对促进肠胃蠕动、防止便秘非常有益,对预防直肠癌、结肠癌有很好的功效。

9 香菇是山珍之王。香菇含有多种维生素、矿物质等,这对促进人体的新陈代谢、提高机体免疫力有很好的作用。适量吃香菇对预防感冒等疾病有一定帮助。香菇含有多种有效药用成分,尤其是香菇多糖具有一定的抗肿瘤作用。大量实践证明,香菇防治癌症的范围广泛，已用于临床辅助治疗，正常人吃香菇能起到防癌的作用。研究发现，香菇腺嘌呤及香菇多糖均可促进胆固醇代谢而降低其在血清中的含量，这对冠心病、动脉硬化、高血压等心血管疾病有预防和治疗的功效。香菇性平味甘、可益气补虚、健脾养胃、缓解肝区疼痛，并可降低氨基转移酶，故食用香菇还对肝病有良好的食疗作用。

上述食物的营养丰富能预防疾病健康养生。百岁老人们很喜欢吃这些食物，为何我们不去尝尝这些美食？当然获得健康长寿有很多因素参与，但吃对食物、营养充足、科学合理这是百岁老人的饮食特色，其实这也是我们保养身体应当讲究的最佳养生之道。要虚心地向百岁老人学习，要认真搞好每日三餐，饮食营养要丰富全面。只有这样做，身体就会被保养得更健康和长寿。

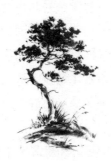

43篇
常喝绿茶推迟衰老且能抗癌

我们每日三顿饭不吃不行，但吃进的食物有营养可以滋补身体，也会产生自由基和毒素。尽管自由基和毒素每天产出只是极微量，然而常年日积月累不断沉积也会逐渐增多。这样在体内会损伤细胞组织、影响心脏、脾胃和肝脏等功能健康，且会导致血管硬化，使人渐渐衰老。所以要抗自由基、排毒减毒，以此来保全肌肤和五脏六腑的健康。

据生理学家介绍，一个人从头到脚的动脉、静脉全身毛细血管，全部加起来总长度大约达10万公里，可绕地球两圈半。血管里流淌着血液，是靠心脏日夜不停地收缩运动来推动的。而血管随着年纪增长、环境污染等影响由原本柔软而逐渐变得不那么好，会发生由轻到重的血管硬化和手背、脸部有老年斑，这充分说明其体质正在下降，体力在衰退。这是生理的自然发展规律，是任何人的主观意志无法去改变的。我们唯一可以做到的是，要采取多方面的养生措施推迟衰老的进程。

导致血管硬化和人体衰老，除自由基和毒素之外，还有一种被称为低密度脂蛋白胆固醇。科学研究得到证实，自由基会引起脂质过氧化，进而形成血管硬化，这是引发心脑血管病的主因。而低密度脂蛋白胆固醇（俗称坏胆固醇）很容易被自由基氧化，成为泡沫状细胞附着在血管内皮上。粥样污垢日久就会越积越多，继而会造成血管狭窄而患心脏病、高血压等疾病。如果粥样斑块一旦破裂成细碎片与血管脱离而进入血液里，就会造成血栓阻碍血液的流动，而诱发心梗、脑梗死等严重疾病。这就是说心血管的健康是否，从根本上决定着人的健康与寿命的长短，这是有科学道理的。

现代医学认为，有斑表明细胞进入衰老的阶段。脸部与手背等部位有色斑，这意味着人体内自由基增多，细胞脂质过氧化程度加重，机体自身抗氧化能力减弱，人体的许多生理功能开始或正在走"下坡路"。脂褐素在皮肤上沉积，表现为老年斑。老年斑就是坏死细胞残骸的堆积，这就是由于细胞衰退增多和代谢消除能力减慢两个因素的必然结果，这好像是老树的枯枝一样。

研究还发现，其实老年斑不只是长在皮肤上，人体内脏也长老年斑，只是我们未能看见。老年斑长在大脑里，会引起记忆力减退患老年痴呆，现代医学研究证实，大脑中的老年斑是老年痴呆的重要原因；老年斑长在

心脏上会影响心脏的收缩功能，继而会引起心脏病；老年斑聚集在血管壁上会发生血管纤维化病变，会诱发高血压、动脉硬化等等。由此可见，老年斑并非是长寿斑，它会催人老去，看眼神和走路时的步态等显示出老态龙钟。

我国传统医学认为，有斑必有瘀，体内不同部位的气滞血瘀会在面部相应部位显现出来，即形成斑。当人体内气血不畅经脉不通时，就会导致瘀血内停、气滞不爽。这样气血不能充分达到皮肤颜面营养肌肤，皮肤中脂褐素不能较好地随着皮肤的新陈代谢而被排出，长此以往就形成斑。另外，日晒或长期使用含有铝、汞、激素类物质的化妆品会损害皮肤，也会加速色斑的形成。

欲解决老年斑，首选抗氧化。自由基是人类老年斑及衰老病残的元凶。所以消除人体过量自由基的抗氧化物，是目前医学界和抗衰老研究的重要课题。想要不长斑或少长斑，就必须增强人体自身的抗氧化功能。人体在长期的进化过程中形成一套抗氧化自我防御体系，使机体产生过氧化物的生成与清除处于动态平衡状态。然而由于年龄、环境等因素的负面影响，后来使得生理功能慢慢地衰弱，导致人体合成抗氧化物的能力逐渐减

弱，越来越难以满足自身的抗氧化之需。此时就很需要补充外源性抗氧化剂来维持平衡。

茶，这种古老而神奇的植物就脱颖而出。因为茶叶中含有70多种有益物质，其主要功效成分茶多酚是一种纯天然的强抗氧化剂，茶多酚是茶叶中的儿茶素类、黄酮类、花色素类化合物的总称。研究发现，茶叶中的多酚类物质抗氧化能力非常强，茶多酚分子结构中含有的酚羟基是其具有优异抗氧化的原因。茶多酚消除自由基的抗氧化效果，优于维生素C、维生素E等抗氧化剂。它具有三大抗氧化机制：抑制自由基产生，直接消除自由基，激活自由基的消除体系。

茶多酚的主要功效在于抗衰老，提高人体免疫力，能防治血管粥样硬化等心脑血管疾病，延缓衰老的进程；茶多酚还能有效抑制血浆及肝脏中胆固醇含量上升，促进脂类及胆汁酸排出体外，从而能有效防治血栓形成；茶多酚能改善良性前列腺肥大病人排尿困难状况，有利于男性前列腺分泌物排出，减轻病情和预防前列腺病发生；茶多酚是心血管的"保健医生"，科学研究显示导致心血管系统损害的主要原因之一是氧化应激，它可以直接造成心肌损害、心肌细胞坏死和动脉粥样硬化。因此，凡是抗氧化的食物、药物都成为研究的重点，人们对抗氧化剂寄予厚望。茶多酚将是21世纪对人类健康产生巨大影响的抗氧化剂，所以我们每天要多喝茶、常喝茶。

常喝茶不仅能抗自由基，消除老年斑和毒素，推迟衰老，还能够抗癌，这是一个很大的利好。绿茶、乌龙茶等茶叶中含有丰富的天然儿茶素，这种物质是一种很强的抗氧化剂。它不但能加快癌细胞的自身凋亡，还能修复癌前病变细胞内受损的DNA，同时还能激发免疫细胞活性，展开与癌细胞的斗争。绿茶还能抑制癌细胞增多，科研人员在电子显微镜下观察到人的胃腺癌细胞在绿茶水中出现不同程度退化和坏死。5种茶叶的抗癌效果，以福建铁观音、福州花茶和杭州绿茶最佳，海南红茶和绿茶次之。

在福建福州的防癌普查活动期间，研究人员惊讶地发现，当地的茶叶生产制品厂的职工中几乎没有人患癌症。后经过调查后得知，这里制茶职工都有喝茶的习惯，而他们最多喝的是绿茶。

常喝绿茶养肠胃。陈仁溪先生说，我受到伯母的影响，长期以来也有每天喝绿茶的习惯，所以我的消化功能一直很好。我父母都在70岁左右离世，然而伯母却奇迹般地活到100岁。

更令人惊奇的是她一生历尽坎坷，在家庭亲人变故不断的艰难辛酸日子中度过，竟然能有长命百岁的福分。我仔细反复琢磨，伯母的长寿原因主要是她喜欢吃海鲜鱼虾、新鲜蔬菜和常喝绿茶。

陈先生说，他家靠近海，每天早晨总有几个挑担卖海鲜鱼虾的，伯母总是会买点，但很少吃猪羊牛肉。她还对新鲜蔬菜情有独钟，还特别喜欢喝绿茶，每天清晨天蒙蒙亮，伯母起床后做的第一件事，就是劈柴、烧开水和泡茶。然后有滋有味地品茶，这贯穿于她一天的生活。如有邻居或亲友客人来，她会用上等的绿茶招待，边饮边聊，其乐融融。

"我发现伯母的肠胃非常好，从不闹肚。后来我慢慢地知道，绿茶有明目暖胃、抗自由基、排毒抗癌、推迟衰老显年轻的功效。未进学堂读书，目不识丁的伯母，居然还懂得此保健养生，而且她还能够活到100岁。这真是令人十分佩服。"陈先生最后这样说。

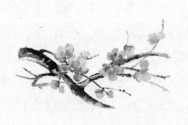

44篇
预防老年痴呆脑衰有秘诀

据科学家们表示，约1.5公斤重的人类大脑，却是个复杂的"小宇宙"。它由140亿神经细胞所组成，这相当于整个银河系的星体总数，比地球上的总人口还要多得多，是宇宙中已知的最为复杂的组织结构。

在我国85岁以上老年人有20%左右患有老年痴呆，只是或轻或重。目前痴呆症根本没有治疗方法，这个病都是因神经细胞衰退和死亡，到这程度任何药物都挽救不了，治疗老年痴呆没有特效药。所以说健康比长寿更重要，要重在预防为主，且要进行全面性的预防疾病的侵袭。那么我们怎样预防老年痴呆来实现百岁目标？

1 低热量饮食防脑衰。日本东京大学的流行病学调查显示，老年痴呆症发生与饮食有关。中老年人如能在饮食方面做到低热量饮食、营养均衡就可预防多种疾病和脑衰。研究人员对128名老年痴呆患者与同龄的健康者饮食状况进行对比研究，结果发现男性痴呆患者摄取的热量要比健康者多约30%，其中谷物、肉类、植物油的摄取最为突出。女性患者虽然没有摄取过多热量，但她们摄取的青绿蔬菜、海带、蛋、鱼等明显不足。不论是男性还是女性痴呆症患者，共同缺乏的营养是DHA和EPA不饱和脂肪酸，显示出营养不平衡。

为防脑衰，专家建议饮食要健康要多样化，猪牛羊肉（红肉）含饱和脂肪酸较多要少吃，鲜鱼和禽肉含不饱和脂肪酸要多吃，蔬菜水果每天要常吃。比如维生素B12，它在形成大脑神经递质中起着重要作用，如果长期缺乏维生素B12，严重情况下会出现类似于痴呆症状。而蔬菜水果中维生素B12等营养丰富。所以饮食要做到营养均衡全面、吃饭七八分饱。

2 地中海饮食远离痴呆。究竟吃什么食物让我们的脑有活力？美国芝加哥医学中心研究人员根据先前的多个食物与大脑健康的研究成果设计出一种新饮食方法，取名为延缓神经组织退化的地中海式饮食法。

英国《每日邮报》3月30日引述研究负责人莫里斯教授的话说，每天吃至少三份全麦食品、一份蔬菜和一杯红酒、以坚果为零食。另外隔一天吃点豆子，每周至少吃两次禽肉，至少吃两次鲜鱼，做饭时最好用橄榄油。严格遵照这样的吃法能让患痴呆的几率降低56%，就是三天打鱼两天晒网也能让患此病的概率降低三成。研究人员还提醒说，对大脑最不利的食物是红肉、奶酪、黄油、油炸煎烤

食品、动物内脏以及各种快餐，这些食物要少吃或不吃。

3 要常吃食物"脑黄金"。食物脑黄金有核桃仁、鸡蛋、燕麦、芝麻、花生、玉米、大枣、蜂蜜、鲜鱼、酸奶、南瓜子、海带紫菜等。例如，鸡蛋富含优质蛋白质，蛋黄虽含胆固醇但其含丰富的卵磷脂、甘油三酯和卵黄素，对神经的发育有重要作用，有增强记忆力健脑益智的功效。比如玉米，营养丰富，含有大量的蛋白质、维生素、矿物质、卵磷脂等。尼克酸又名烟酸，它在蛋白质、脂肪的代谢过程中起着重要作用，能帮助维持精神系统、消化系统和皮肤的正常功能。人体内，如果缺乏尼克酸会引起精神上的幻觉、幻听、精神错乱说胡话等症状。但玉米中尼克酸不是单独存在，而是和其他物质结合在一起，很难被人体吸收利用。故在做玉米粥时要加一点小苏打，就能使尼克酸释放出来被人体充分吸收，还可帮助保留玉米中的维生素B1、B2，避免营养的损失。

核桃是补脑佳品。它是一种富含多种维生素和矿物质的高质量蛋白质，营养价值超过开心果、杏仁等坚果，抗氧化成分属于最高。核桃仁还富含不饱和脂肪酸和磷，被公认为中国传统的补脑佳品。学生常食可提高成绩，中老年人常吃可防痴呆。据说

古代有位书生，每次临考时头昏心慌，文思枯竭，屡试不中。后来他得到中医指点，每天食用核桃营养大脑一年后，这位书生记忆力大增，临考不怯才智过人，结果进士榜上有名。但核桃因含油脂多不宜多食，每日吃三四颗为宜。

4 吃燕麦记性好。英国特夫茨大学研究表明，吃过早餐的比不吃早餐的学生在考试中发挥得更好。在研究过程中研究人员规定，参加试验的小学生每天吃燕麦片和大米煮成的粥作为早餐，接着给他们做一系列试验，那些年龄在 9 ～ 11 岁的学生，在早晨吃过一碗燕麦粥后，表现出很强的记忆能力。这种能力能帮助他们画出复杂的几何图形，或者完成填字游戏。而女学生吃过燕麦粥早餐后，在短期记忆上表现卓越。因此研究人员建议，父母应该让孩子每天早餐能吃上一碗燕麦大米粥。研究还表明，早餐常吃不加糖的燕麦大米粥为主的中老年人，其记忆力相对要好很多。

5 常吃鲜鱼补脑。鱼肉是优质蛋白质和钙、乙酰胆碱的极佳来源，尤其是富含不饱和脂肪酸，这种脂肪酸对大脑思维和眼睛的正常发育是必需的。近年来神经科专家发现，乙酰胆碱缺乏是老年性痴呆的主要原因，而卵磷脂能使乙酰胆碱增加。卵磷脂是一种很强的乳化剂，从食物中摄取的卵磷脂可有效地使中性脂肪及血清胆固醇颗粒变小并使其保持悬浮状态，这样血液易畅通。这对于保护血管、减少心肌梗死及中风概率十分有利。卵磷脂还作用于肝脏，避免脂肪囤积在肝脏中而形成脂肪肝。又能使胆汁中的胆固醇加速排出，减少胆结石发生。这样的营养源源不断供给大脑，可以有效地改善人脑的记忆力，提高思维能力。富含卵磷脂的食物，主要是大豆及豆制品、蛋黄、花生、芝麻、山药、蘑菇等。

6 每天喝茶有益大脑。新加坡科学家发布一份研究报告称，喝茶有益大脑可以减缓脑细胞的衰退，使老年人保持头脑思维敏捷。这项研究由新加坡国立大学发起。科学家在 2003 年 9 月至 2005 年 12 月间研究 2501 名 45 ～ 55 岁以上中国人的喝茶习惯，对他们的健康状况、注意广度、语言表达能力和空间观察能力进行评估，同时监测他们的喝茶量。研究显示，2/3 不喝茶者两年多后认知力下降较多。而经常喝茶者能保持思维敏捷，这说明喝茶有益大脑。

7 开发右脑更聪明。俗话说"心灵手巧"，这是很有道理的。医学研究表明，手指功能的锻炼可以促进思维、健脑益智。如织毛衣、打算盘是健脑的好方法。而且专家认为，左手如果能得到经常的锻炼更能使人聪明。人的大脑分左脑与右脑，左右两个脑半球有着不同功能。右脑担负着艺术、音乐、感情、处理信息等功能，是开发智力的器官，而左脑管语言、逻辑思维的。在实际生活里，左脑发挥作用较大而右脑似乎处于休眠状态。因为从童年起，学校教育方法有较多的读写算，而且大多用右手这是在训练左脑，而对于艺术、语言、文学仅作为点缀。所以右脑未得到很好开发，大有潜力可挖。

怎样开发右脑？专家建议要多听音乐、观看戏剧等；在平时要多使用左手，比如左手提物、左手打乒乓、左手玩掌球、左手多动动等方法。如果当右脑得到充分开发，人的思维也就变得更加敏捷更加聪明。当然右手也要尽量多动多锻炼，因为人的双手上有许多穴位通过神经末梢与左右脑有着极其密切的联系，经常锻炼双手和劳动可以刺激脑细胞，防止脑的退化萎缩。

8 健身锻炼能防脑衰。现代医学研究表明，体育锻炼能预防脑衰弱，特别在年轻时就要进行体育锻炼，这不仅有健康的体魄还使大脑思维敏捷。尤其是快走锻炼，健脑效果更好。因为这种锻炼能加快血液循环，而血液里有丰富的营养物质和氧不断地持续供给大脑细胞滋养，因而这样对大脑老化痴呆有积极预防作用。

科学家研究认为，在人体器官中能量消耗最多的是大脑。通常一天大脑消耗的能量为 1 千焦左右，而人体在不运动的情况下每天只要 4.19 千焦的能量就足够。也就是说，大脑每天要耗用大约其中 1/4 能量。所以我们的大脑很需要有充足的营养物质和氧气保障，而长期参加体育锻炼的最大好处是养脑防衰退，人显得比不参加体育锻炼的更健康、更年轻、更聪明、寿命更长。

为何大脑会耗用如此大量的能量？这是因为大脑皮层中充满着神经细胞的缘故。据专家测量，若将一个人的大脑皮层剖摊开，面积大约有一版报纸这么大，而且上面有许许多多的神经细胞，因此人的大脑一刻也不能缺氧缺营养。为补充大脑所需的氧气和营养，人体通过血液循环不停地向大脑提供，保证大脑细胞得到足够的氧气和营养。而体育锻炼能促进血液循环将更多的氧气和营养供给大脑，因此这样有助于防止大脑的老化和衰退。

运动短短三十分钟就足以提升脑力。加拿大西部大学一项研究显示，运动三十分钟足以让大脑受益。研究人员让志愿者坐着阅读杂志 30 分钟，或者骑健身自行车做 30 分钟中等强度运动。运动前和运动后分别评估志愿者的脑力显示，参与运动的志愿者脑力得到改善反应更精准，速度更快。美国医学新闻网络 22 日播引研究项目牵头人马修·希思的话报道："我经常在学生参加考试或面试前，建议他们先做一些运动。大脑网络喜欢那样，后续会表现得更棒"。

9 多用脑能增强记忆。美国心理学家胡德华说："凡是想记忆力强，就必须对自己的记忆力充满信心，并且要多用脑才能增强记忆"。居住在武汉市双柳街杨畈村的张秋敏如今 111 岁，这位百岁老人思维敏捷，记忆力惊人。在庆祝自己百岁生日时，熟背《黄鹤楼送孟浩然之广陵》等唐诗 100 首，在场的人个个都赞叹称奇。张秋敏的脸色白里透红，看上去好像只有 80 岁。老人至今还是自己洗衣服，每天天一黑就睡觉，早晨蒙蒙亮就起床，生活起居很有规律性。每日喝一小杯酸奶，烟酒不沾，荤素搭配，从不挑食偏食什么食物都吃，但她从不吃多。

据老人介绍，她有兄妹 8 人，她是家中的独女，年轻时是当地的美女。她家境富裕，故幼年时她读 8 年私塾，能背唐诗宋词 300 首。1919 年结婚，现在子孙 68 个，最大的儿子 85 岁，子孙对她很孝顺。她的大儿子说："妈妈记忆力好是长寿的重要原因，是由于几十年来她每天喜欢看书读报、听收音机、看电视，还经常一遍遍地读背唐诗，脑子用得多"。

45篇
影星刘三姐养颜美容秘诀

电影《刘三姐》在 20 世纪 60 年代初全国公映，曾引起轰动。影片取景于山清水秀的广西，影片生动地展现刘三姐和一群年轻姑娘站在那边的山坡上，与站在这边一条官船船头上的五六个秀才对唱山歌的情景。

刘三姐唱的山歌很优美动听，声声悦耳，秀才们听罢后摇头晃脑的接唱，刚唱完就又被刘三姐和姑娘们用一阵阵欢笑声和山歌"批驳"，秀才们听后个个抓头挠耳团团转，样子很狼狈。歌声此起彼伏，场面十分热闹。看这么好的电影，观众感到有意思大饱眼福很过瘾，至今记忆犹新。

刘三姐的扮演者名叫黄婉秋。她

在"文革"中受到迫害和打击，但她的优雅风采依旧，看上去仍然充满着智慧和青春活力。黄婉秋说，这得益于她的先生家里有一个祖传：养颜美容方。其主要有五味中药：黄芪、党参、川芎、当归和阿胶。

据黄婉秋介绍说，此秘方既能补气又能补血。秘方具体是这样制作：先将黄芪、党参、川芎、当归各10克放入砂锅，往砂锅内加进两碗清水浸泡3小时，把洗净的一个鸡蛋放入后盖锅，用中火煮至水开；约三四分钟后将鸡蛋捞出，用凉水过一下剥去壳，然后鸡蛋重新放进砂锅里，再放入一点阿胶，中火煮约15分钟即可。服法：吃补药茶和鸡蛋，在晚间临睡前或晨起服用，每周这样做二三次。此养颜美容效果相当好，久服使人气色好、白里透红皮肤嫩。

对不喜欢吃鸡蛋的，黄老师介绍了一种替代方法，可以把鸡蛋换成瘦猪肉，把150克瘦猪肉用一点盐或酱油还有料酒拌好，做成饼状放进碗里，再分别把五味中药放在这个肉饼底下，然后放入锅内用温火隔水蒸。蒸熟后吃肉饼和补药茶，同样可起到养颜美容的效果。

黄老师这个祖传秘方中黄芪和党参是补气的，当归、川芎、阿胶是补血的。那为什么选择的药材要补气又要补血呢？其实这个跟女性的生理特点有关。因为女性在她的一生中比如像月经期、孕期、生产期和哺乳期等耗伤气血较多。

中医认为精气神是人体的"三宝"，而精气神来源于气血。气为主帅，行则血行；血为气母，血顺则气顺。如果一个女性到中年之后气色不佳，其内脏功能就会在不知不觉中衰退加快，这必然会过早地出现脸色萎黄、头发枯燥、皮肤起皱、面部有斑、走路气喘、腿重无力等衰老现象。所以作为女性她的气血是否保持充盈，这是推迟衰老的关键，也是保养身体的重中之重，不能忽视。很多人认为，黄老师这个祖传养颜美容方很有科学道理，并且她长期用这种方法养颜美容效果很好，建议你也去试试。

常用的养颜美容中药另外还有：枸杞能补气血、养肝明目、护肤美容、补肾抗衰老；百合、大枣、山药、莲子能健脾润肺养胃、润泽肌肤健美；核桃仁、熟地、杏仁、金盏花等均有护肤润肤、养血美容的功效。至于前面讲到的当归，其护肤美容作用不仅仅是补血还能扩张皮肤毛细血管，加快血液循环。而且当归含丰富的微量元素能营养皮肤防粗糙。

但是再年轻也逃不过时间的摧残。从这个角度上说，面容的渐渐衰老是必然趋势，只不过速度很缓慢。对此困扰，我们能做的要发挥主动性，想办法尽量推迟容貌衰老速度。除了护肤美容的中药，还有要搞好一日三餐，饮食营养丰富也很重要。

我国中医早就提出，食物可以滋养肌肤。所以中年的女性要多吃新鲜蔬菜瓜果，这不但对身体有益，还对皮肤也有意想不到的美容保健作用。因为蔬菜瓜果中含有丰富的维生素和碱性矿物质，它们能调节血液和汗液的代谢功能，使面容滋润光洁。如芝麻、小麦胚芽、玉米、百叶等要适量常吃，因为这些食物是优质蛋白质，营养丰富，并有植物脂肪，人的体内若缺少这些东西，细胞活力势必会减弱，皮肤就会干燥起皱。此外花生、枣、桂圆、核桃等也是非常好的美容滋补佳品。

46篇
有氧运动是健身的有效锻炼

心静体动是养生之道。我国古代最早的医书《黄帝内经》主张"心安而不惧，形劳而不倦"。唐朝医学家养生学家孙思邈认为"养性之道，常欲小劳"。东汉末年医学家华佗说："动摇则谷气得消，血脉流通病不得生，譬犹户枢不朽是也。"儒家则称"仁者寿，仁者无欲故静，性静者多寿"。这些说明都是心要安静，身体要多运动，这样有利于健康延年益寿。

运动有无氧运动和有氧运动之分。无氧运动是指肌肉在没有持续供氧情况下剧烈运动。典型的无氧运动，有100米赛跑以及举重、跳高、摔跤等短时间高强度使用爆发力的运动。在做这些运动时尽管心脏与肺尽力增加对肌肉的供氧，但仍然无法满足急速增加的四肢肌肉对氧气的需求，于是大脑、心脏、肝肾等血管都收缩，把血挤出来供应四肢肌肉。而这些脏器在运动过程中处于相对缺少氧状态，这样对身体无疑是有害的。

有氧运动是在运动过程中经过心肺努力，加快心跳和呼吸，促使血液和氧源源不断地流动，散布全身以满足四肢肌肉对氧气的需求，氧的供应量呈现动态的平衡。运动不剧烈但较卖力，运动后虽累但又不很累，这样的运动就是有氧运动。这种运动是中轻度的运动，例如走路、跳绳、慢跑、扭秧歌等，每天坚持锻炼一个小时左右，这样极有利于健康长寿。

现在有许多人认识到，严重影响健康活不到百岁的主要原因是心脏病、糖尿病、高血压、癌症等各种慢性病，这种病占疾病总数的80%。而慢性病的发生，主要是由不良生活方式习惯所造成，对养生保健无知和疏忽，保养身体做得不合理不科学。日本人均寿命世界上最高，百岁老人比例也是世界上最高。人们对他们的长寿秘诀津津乐道，说得最多的除了低热量低脂肪、荤素合理搭配、戒烟少酒之外，就是他们能做到积极锻炼身体，注意防病养生保健。日本民间谚语"脑怕不用，人怕不动。早起做早操，一天精神好"。道出"动则不衰，用则不退"的道理，它清楚地告诉我们爱劳动、多运动是健康长寿之道。

有氧运动锻炼是健康的灵丹妙药。据法国《费加罗报》4月2日报道说，体育锻炼是无与伦比的神奇妙方。法国人如果在日常生活里经常进行某种体育锻炼，那么患糖尿病、高血压、肥胖症、心脏病、癌症的人会大幅度下降。这并非出自某种卫生保健的教条，而是来自法国卫生和医学研究所公布的一份有关体育活动对影响健康的800页研究报告。总体结论是这样，各种慢性病包括心脑血管病和糖尿病等激增且让现代人深受其害，这是由于出门有汽车、家有电视机、吃得太丰盛过饱、贪图安逸、体育锻炼不积极的结果。

美国华盛顿医疗中心的研究人员最近得出结论说，没有比从事自己喜爱的有氧运动更好的长寿秘诀。许多男性抱怨他们比女性寿命更短，然而并不是所有人都知道延长自己生命是多么简单。在整整20年的研究过程中，学者对1.5万多人进行跟踪调查发现，喜爱有氧运动者过早死亡的概率比其他不爱运动者要小90%。这些获得幸福的人们成功地摆脱了贫血、糖尿病、心脏病、高血压、便秘、新陈代谢降低和癌症等等疾病的发生。而且要达到这样的效果，并不需要在健身房挥汗如雨或举200斤杠铃，你只需每周至少5天每天坚持个把小时走路、快走、慢跑或其他运动项目均可达到。

老年问题专家戈麦斯·皮尼拉表示，懒散这种生活方式习惯正是老年痴呆症患病率居高不下的主要原因。他多次强调说，运动在人类进化过程中发挥着极为重要的作用，不运动大脑就不会"服从命令"会容易出错。早期研究认为，每周坚持五六天锻炼者，比经常闲坐不运动的人患老年痴呆的概率低很多。如果青少年的时候从小培养对体育锻炼的爱好，他们长大年老后就很有可能避免患上老年痴呆症。

很多人都希望自己活得更健康更

有活力。这个愿望很好，但要一步步脚踏实老老实实地去做。首先要抓住有规律的体育锻炼，这非常的重要。冰冻三尺非一日之寒，水滴石穿非一日之功。体育锻炼也一样需要长年累月的坚持，健身的效果才能显著。而当体力渐渐增强、精神面貌和体质越来越好之后，疾病就会败下阵来"落荒而逃"。这样连感冒也没有，满脸的喜悦和满足。

运动使人快乐，充满青春活力。有运动经验的人都会发现，只要积极参与锻炼就会地快乐起来。研究人员表示，这是因为运动能直接刺激人的交感神经系统，因而可以分泌出大量的兴奋性神经递质，正是这种神经递质作用于人体，而在运动后感到无比的畅快。研究还发现，当人在运动时血液中脑内啡分泌量会大大增加，如此这样一来疼痛就会被解除，心情变得开朗，睡眠质量也随之提升，精神变得愉快更加自信和充满青春气息，工作自然也会更加带劲。

做自己喜爱的运动且每天坚持锻炼是身体健康的秘诀。而有不少人不锻炼的结果是体弱多病，遭受疾病的折磨。有时因病而疼痛，甚至寿命缩短，不得不为此付出太多的代价。这正如西方的一句名言："腾不出时间进行锻炼，早晚会腾出时间生病。"

以下举两例也许对你有触动，有现实教育意义和启发。

陈景润是我国数学界的巨星，是中国杰出科学家。但当他正值中年，原本可以继续为科学做贡献时，他的大脑却停止思维。陈景润英年早逝，与他的超负荷高强度的工作，缺乏体育锻炼，保健意识不强无不相关。他潜心数学领域研究"哥特巴赫猜想"，精力过于投入夜以继日，未注意劳逸适度，致使他的脑细胞因能量消耗过多而出现倦怠、气血凝滞等症状，长年累月这样会得心脑血管病。这是因为血液循环不畅、心肺不活跃、肠胃蠕动缓慢、五脏六腑八大系统功能的营养和氧气得不到充分的供应所致。因此，脑力劳动者和白领必须加强体育锻炼，有劳有逸，做到工作好也要休息好。

陕西省 85 岁老人黄忠祥，40 多年来每日慢跑路程共计可绕地球 4 圈半，其身体状况长期来很健康，没有慢性病连小病也没有，保养身体做得很好。他是中国水利水电工程局的退休职工，坚持 40 多年如一日慢跑，每日往返 26 公里，几乎雷打不动。这段时间里他还参加过几十场各类比赛，36 次获得奖状。用老黄的话来说，慢跑是一种爱好，也是一种习惯，更是一种养生防病的好方法。积极参加体育锻炼，快乐健康和幸福就会主动"送上门来"陪伴你。

47篇
锻炼促进八个系统功能健康

早在两千多年前，中华民族就认识到"生命在于运动"。我国历代医学及养生古籍上都有论述，如《吕氏春秋》："流水不腐，户枢不蠹，形气安然，形不动则精不流，精不流则气郁。""动则谷气全消，血脉流通，病不得生。"并把运动锻炼作为健康长寿的主要方法来提倡与实践。

荀子是古代教育家，享年100岁。他主张"养备而动时则无得病，养略而动罕则天不能使之全"。意思是说，要注意保养身体，经常进行体育锻炼才能使自己的身体保持健康状态。如果不重视对身体的保养，运动锻炼不足，那就会生病导致寿命缩短，这样是不可能健康长寿的。

身体健康是关系到我们每个人切身利益的大事。无数事实证明，积极参加体育锻炼是永葆青春的秘诀，是一种非常有效特别好的身体保养办法。这是因为运动是生命存在的基础，运动是生命之本，长期合理的运动锻炼能改善和促进身体八个系统功能的健康。

1 改善消化系统功能。消化系统健康，为其他系统和其自身提供充足均衡的营养，所以该系统健康显得尤为重要。人的消化系统，是在自主神经控制与调节下进行的生理活动。长期坚持体育锻炼可以人为地提高交感神经和副交感神经系统的兴奋性，从而改善和促进消化系统的功能健康。运动锻炼还能增强整个机体的细胞群新陈代谢的活动，这是健康长寿的关键。因为人体新陈代谢的活力维持多久，生命也就能维持多久，而且唾液增加、增进食欲；运动还能促进肠胃蠕动和消化液的分泌，保持大便畅通，肝脏和胰腺的功能会得到改善，使整个消化系统功能得到提高。这样就有利于防治消化道的各种疾病。

2 增强呼吸系统功能。体育锻炼时能吸进更多的氧气，呼出更多的二氧化碳，这样使肺脏的气体交换充分，血液中含氧量增多，因而这样能提高肺功能，更好地满足身体各组织新陈代谢的需要。并且由于呼吸肌收缩有力会使肺活量加大，使肺的弹性增强。呼吸功能好就使人体与外界的气体交换顺利进行，这样很有益于人体维持精力旺盛，推迟衰老。

3 提高心血管系统功能。运动能明显加快全身血液循环，经常锻炼后心脏的交感神经紧张相对减轻，心率明显减慢，心肌耗氧量减少，这样可避免心血管病发生。与此同时，体育锻炼后不仅可使心脏排血量增加，心肌收缩有力，还可以使营养心脏的冠状动脉口径增粗。这样极有利于对心脏的滋养，能使心脏的跳动更有力强壮。

4 促进脑部系统功能健康。运动锻炼在促进加强脑部血液循环的同时，还可改善大脑细胞的营养与氧气供应，使脑细胞更加活跃，有利于提高智力变得更聪明和活泼。运动还能促进肾上腺素的释放，肾上腺素是一种非常强烈的大脑刺激物质。有肾上腺素人就更警觉与清醒，没有肾上腺素大脑就会休眠。经常的体育锻炼能使神经系统兴奋与抑制的调节更趋完善，从而调节大脑皮层的功能。运动还能缓和肌肉紧张，使人镇静放松心情愉快。因此运动对情绪忧郁、失眠多梦、神经官能症、高血压等都有良好的治疗作用。

5 增强神经系统功能。运动锻炼是全身各部分协调而有规律的活动，这种锻炼对神经系统十分有益。它能使神经兴奋与抑制、传导与反应性都能得到明显的改善。而且，经常运动锻炼能有效消除不良情绪，保持机体的灵活性、思维敏捷、耳聪目明和精神旺盛，这些正是精神系统功能健康的表现。

6 改善代谢和内分泌功能。运动对内分泌系统尤其是对调节新陈代谢起重要作用的肾上腺系统以及胰腺等消化腺功能的影响很大，而血管的弹性、肌肉的丰满、心肌的增厚、毛细血管网增多、韧带的柔韧等，都是在内分泌系统的调节下形成的。经常锻炼还可改善机体的物质代谢，使胆固醇、甘油三酯均有所下降，对防治动脉硬化很有利。与此同时，体育锻炼还可以明显改善体内激素水平，起到减轻病理损伤、延缓生理老化衰退的作用。

7 增强肌肉骨骼系统功能。运动本身就是对骨骼和肌肉的牵拉，适度运动能提高肌肉的收缩与舒张能力，促进肌纤维素变粗和更柔韧肌力增强。而且运动能改善全身血液循环，使肌肉与骨骼的营养得到改善和更多。运动还能增强骨骼肌和关节韧带的弹性和韧性，保持机体的灵活和谐。所以运动对防治腰酸背痛、骨质疏松、关节酸痛都有帮助。

8 提高免疫系统功能。如果缺乏体育锻炼，会使人体的各个系统尤其是免疫系统功能处于懈怠状态。一旦出现细菌病毒入侵，脏器各项功能包括免疫功能就不能被迅速调动起来并投入运转，也就不能有效地抗击入侵之敌而得病，影响健康。经常参加体育锻炼可以提高人体免疫球蛋白、淋巴细胞和抗体的生理效应，能有效地增强机体的免疫功能和抗病能力，提高身体的质量。而且长期体育锻炼能使机体的免疫系统协调运转，处于最佳的防病祛病保健状态使人健康长寿。

上述八个系统功能不孤立，相互作用又相互依赖，形成一个完整的机体。体育锻炼与八个系统功能的健康关系密切。参加运动锻炼是一种很好的防病保健措施，非常聪明的养生增强体质延年益寿。因此想保养好身体要健康长寿，那就必须要长期参加健身锻炼。而且要吃得起苦，意志顽强，这样做对身体必有好处，越来越健康有活力朝气。

48篇
血管健康要靠积极运动锻炼

血管是否健康有关人的寿命长短，这种说法是有科学道理的。那么血管的老化硬化是如何来的？怎样让血管保持健康？动脉血管分外膜、中膜、内膜三层。血管的老化进程漫长而无声无息，起初内膜有斑块主要是油脂，还有胆固醇结晶积累，因而内膜由光滑变得增厚不平隆起，形成斑块突出管腔内或发生钙化、管腔狭窄或闭塞，血管逐渐形成粥样老化，继而会发生供血不足或缺血性心脑血管疾病等。

粥样是指血管中积存的脂类物质犹如粥一样，这些粥样的东西如阻在血管使血管弹性下降，故被称为血管硬化。实际上硬不硬倒在其次，通不通才是关键最重要的。

造成血管粥样老化硬化的诱因，主要是有不良生活方式习惯，比如饮食过饱、肥胖、多肉少素、吸烟嗜酒、缺少运动等等。所以想要自己的血管保持有弹性健康，就要改变不良的生活方式习惯，饮食合理科学，从今日做起。其中特别重要的是要积极参加体育锻炼和体力劳动，做家务也是有益健康的。

为何运动锻炼能使血管保持有弹性显青春呢？

奥秘之1是因为运动锻炼能提高体内的高密度脂蛋白胆固醇含量（俗称好胆固醇），其功效是能够改善动脉粥样硬化程度。好胆固醇，好在颗粒极小密度高可以自由进出血管壁，能清除沉积在血管壁上会引起血管硬化的低密度脂蛋白胆固醇（俗称坏胆固醇），并将它"溶解"使血管壁免遭侵蚀，故好胆固醇有血管清道夫的美称。因而对血管保健来说，这种好胆固醇是多多益善。

奥秘之 2 在于运动锻炼能有效降低人体内坏胆固醇含量。这种胆固醇喜好吸附在血管内皮上使血管硬化而变脆，导致血管狭窄而患心脏病、高血压、脑梗等疾病。如果血管粥样污垢破裂成碎片与血管壁脱离后进入血液里，会形成血栓阻碍血液的流动而会引发心梗、脑梗死、继而造成肢残失语、走路极困难或卧床，或因并发症而死亡。

据休士顿公会医院哈唐博士医生说，他们比较 59 名马拉松长跑者和 85 名慢跑者以及 76 名不爱做运动锻炼者的饮食和胆固醇含量结果发现，虽然他们吃同样的食物，但马拉松长跑者体内的坏胆固醇含量最少，慢跑者稍多，而不爱运动者最多。而体内好胆固醇含量则相反，马拉松长跑者体内含量最多，慢跑者次之，不爱运动者最少。

体育研究资料显示，坚持每天运动锻炼 60 分钟以上比如散步、慢跑、打乒乓球、做健美操等有氧运动，都能起到减肥消脂的有效作用，提高血管的年轻程度，使血管柔软有弹性和健康。人如果长期缺乏运动和体力劳动会给身体带来损害。尤其是脑力劳动者由于长期缺乏锻炼和体力劳动就容易使血管硬化、心脏功能下降、呼吸减弱、体内腐物淤积。这样会容易出现头痛、肥胖、心脏病、糖尿病和癌症等疾病接踵而来。因此说贪图安逸，不爱锻炼和不做体力劳动者患心脑血管病等就较多，这就好像是温室里的花朵，经不起风霜雨淋很容易枯萎和凋谢。

奥秘之 3 参加体力劳动健康长寿。据国家有关部门对新疆、广西、上海、江苏、湖北等地 1226 名 90 岁以上包括百岁老人的调查发现，这些老人中有 89% 是体力劳动者。巴马瑶族自治县，位于中国广西盆地和云南高原的斜坡地带，是目前被国际自然医学会认定的世界长寿之乡。在这里，满 90 岁和 100 岁以上的老人数在 2000 年已达到 581 和 136 人，其中有 4 位老寿星达到 110 岁以上。他们喜欢劳动、饮食习惯好、生活起居有规律、环境空气优良负离子特多等，是巴马寿星多的重要原因。长寿之乡的居民都身体力行着现代人难做到的长寿原则：劳动终生。

劳动长寿而安乐短命。北宋的欧

阳修是唐宋八大家之一，其文学修养造诣博大精深。他的养生之道，亦有不少的远见卓识却鲜为人知。欧阳修认为，最好的养生是劳其形，顺其自然，并且他说："劳形长年，安乐短命。"为说明问题，他曾经将两位古代名人夏禹和颜回做鲜明的比较。他说："夏禹走天下，乘四载，治百川，可谓劳其形矣，而寿命达百年；颜回肃然，卧于陋巷，美食飘饮，外不诱于物，内不动于心，可谓至乐矣，而年不过三十"。这段话意思说，夏禹为防治洪水四处奔走，常常跋山涉水的劳碌，因而身体常得到运动锻炼，所以获得健康与长寿。而孔子的学生颜回终日闭门不出，吃穿无忧，端坐读书，表面看上去他安乐幸福，但结果是短命折寿很可惜。为此欧阳修得出这样的结论："劳其形者长年，安其乐者短寿"。

49篇
忽视体育锻炼是多病之因

世界卫生组织 2013 年 6 月发布的简报指出，缺乏运动已成为全球第四大死亡风险因素，仅次于心脏病、肿瘤、脑死亡。根据数据，目前全国每年因不参加运动锻炼而致死的人数高达 330 万，近 20 多年来增长迅速。

不运动最损脑。人体的大脑组织占体重的 2%，但脑组织对血液的需要量占到全部心脏输出量的 17%，对血液中氧的需求量更是占到全身总耗量的 20%。大脑必须由血液不断灌注，尤其是皮下区域特别受到缺血的影响。长期不锻炼血液循环减慢则会导致大脑的供血供氧不足。当脑血流量减少到一定程度时，脑组织就会处于"罢工"状态，表现为精神疲倦和萎靡，突然站起还有头晕眼花的症状。科学研究已经证实，长期血压高或血压低对脑力都不利，容易患脑萎缩和痴呆症。对此专家的解释说，这些症状都是因为缺乏体育锻炼脑部毛细血管堵塞或血流不通畅而导致。如果进行有氧运动，这是保持大脑年轻的重要途径。还能消除大脑疲劳，可使机体充分吸收利用氧，使血液和大脑组织中的氧气和营养充足。因而积极运动锻炼能够增强脑力使脑子灵活，能有效避免脑萎缩、老年痴呆症的发生。

不锻炼易伤心。勤劳动和积极参加锻炼身体能推迟衰老，而懒人容易早衰。因为久坐喜静至血液循环减慢，日久就会使心脏功能衰退、心肌萎缩。看起来有不少中青年的体质不那么好，其心脏的早衰可达 10～15年，这样的新陈代谢迟滞、抗病力下降，还会常常感冒。这主要因为他们缺少运动，身体一直处于相对静止的状态，这样造成身体的体质越来越差。长期不锻炼还会严重影响机体的脂类代谢过程，会使大量的脂肪、甘油三酯在体内累积，这正是导致心脑血管病的原因之一。假使老年人久坐不爱动，还容易诱发心肌梗死和脑血栓的形成，缩短寿命。

不运动更伤肌肉。中医学早就认识到"久坐伤肉"。男性的肌肉含量在 40 岁后就开始以每年 1% 的速度递减，到 60 岁时男性体内肌肉含量相当于年轻时候的 75%。久坐会导致气血不畅，缺乏运动会使肌肉松弛弹性降低，再加上经常饮食过饱显"啤酒肚"。不锻炼的危害，重则会使肌肉僵硬，引起肌肉萎缩，身体不灵活不柔软，脚劲乏力走路不稳容易跌倒或伤残死亡。如果上肢力量不大，说话声音不洪亮，那么其心脏绝对不那么优秀。人在不锻炼的时候血管变细小，而经常锻炼后血管就会舒张使人周身的血液流畅，感觉身体微热。肌肉是知恩图报的，只要每天适当参加运动给肌肉一点好处，肌肉就会以 10 倍的"礼物"报答给你，日益变得强壮。

不锻炼运动也伤腰。天天多坐活动太少，这种看似舒服的生活习惯对腰椎的椎盘和韧带而言，就容易疲劳受损。专家指出，腰椎错位与姿势不良有密切的联系。不锻炼的人，腰椎错位的机会最多。但是腰椎错位初期没有明显感觉，这样就容易被忽视。等到腰腿部有疼痛或麻木不适感时，往往已有腰椎间盘突出、下肢萎缩的病变。所以在中青年时就要积极锻炼，且要从多方面注意保养，严防疾病的伤害。这样做就是防病养生，养生素质相当好很聪明。

不锻炼男性易损害前列腺。前列腺对男性身体有着举足轻重的作用。白领和办公室一族，每天坐七八个小时是常事。长期这样就容易造成男性阴部包括前列腺充血和肿胀，最后诱发前列腺炎，在步入老年后易转为前列腺增生。严重时，会有疼痛不适。故应当要引起高度重视，尽量避免一天到晚静坐，要多走动多锻炼。如有炎症要合理治疗，更要积极参加锻炼。

不运动锻炼还会增加患癌风险。美国密苏里大学医学院的科研人员研究表明，长期不运动的生活习惯会增加癌症发病率。数据显示，患乳腺癌与结肠癌的病例与长期不锻炼有关。如果一个人连续从事需要坐办公室的工作 10 年以上，其患肠癌的可能性会翻倍。国内外医学专家都一致认为，持之以恒参加体育运动，而且体质正常可以大大地降低乳腺癌、肠癌等癌症风险。也有国外学者对中国女性做过流行病学调查，发现运动量大的职业或主动参与锻炼的女性，乳腺癌和肠癌等发病率很低。

不运动锻炼是多病之因。长期不锻炼就有"运动饥饿"，久而久之就会严重影响到体内的五脏六腑，使体质下降。今日身强力壮，明日未必硬朗，因为人的体质不可能几十年永远不变。而是随着年岁的增加而逐渐衰退，这是客观自然规律，是任何人都无法抗拒的，如果再加上长期不运动，这样的体质衰弱就会加快。我们提倡要积极参与锻炼的目的，是为增强体质推迟衰老，生活过得更加美好些。

不锻炼会对身体健康带来危害，但这种情况可以逆转。许多研究数据显示，只要积极参加体育锻炼持之以恒就有助于疾病的康复、体质增强、生活质量提高、寿命能够延长。当然锻炼身体从中青年的时候就要开始，越早越好。假使经常枯坐在椅子上或沙发里，喜静有点懒动，身体迟早会有问题的提出"抗议"。

古希腊城外的埃期多拉山上刻有一段名言：你想健康吗？跑步吧！你想聪明吗？跑步吧！你想健美吗？跑步吧。这里的跑步，就是运动锻炼。

只有运动才能不生病或少患疾病，只有运动才有可能康复，只有运动才有可能把生命从死神手中夺回来。这段短短的名言被无数成功的经验所证实。因此说，中老年人想要健康想战胜疾病而康复，运动锻炼身体是绝对不能忽视的，且要长年坚持不懈做。

世界卫生组织提出："体育锻炼能让生命更有价值更有意义，成年人每日至少要有一小时的锻炼时间。"古今中外90岁老人、100岁以上老人无不好动，喜欢锻炼爱做体力劳动。广西巴马的罗秀珍老人在126岁时，仍然耳聪目明、身体硬朗、走路稳健轻快，依然可以在山坡上砍柴，在家里乐做家务劳动，所以她的身体无疑保养得很出色。其中她爱劳动的表现最突出，还有她讲究清洁卫生、饮食合理营养足、子孙孝顺、无愁无虑、生活愉快，这些都是她的长寿秘诀。

50篇
医学家钟南山谈锻炼养生

钟南山，中国工程院院士、呼吸病学专家、共和国勋章获得者。他出生于医学世家，从医以来他获得很多的科学成果和荣誉，从2003年抗击非典到 2009 年奋战甲流，再到 2011 年澄清"阴性艾滋病"疑云，钟南山院士总是走在中国医学征途的前沿，帮助人们一次又一次地清除对疾病的恐惧和紧张，倍受全国人民的称赞。

作为国家卫健委高级专家组组长的钟南山，时隔近 17 年后又一次出现在大众视野，83 岁再次在疫情病毒肆虐的危急关头站了出来，他给出建议："没有特殊情况，不要去武汉。"2020 年 1 月 18 日傍晚，他还是义无反顾地急匆匆赶往武汉的防疫最前线。由于买不到机票，他只能挤在春运人流中，甚至只能在高铁餐车一角休息。钟南山等专家在武汉调研后连夜回到北京，次日在会议上向习近平总书记汇报并提出"武汉必须封城"的建议。

钟南山在上海北京等地多次举行精彩的报告，并在演讲前后接受采访，讲锻炼养生和健康。他认为，人在年轻的时候可以多参加负荷性竞技类锻炼，但到中年后需要体质的锻炼，通过各种锻炼来提高身体的耐力、柔软性和力量，比如拉力训练和散步、跑步等。钟院士说，耐力训练主要是提高心肺功能，力量训练主要是提高肌肉功能，柔软性是各个器官的协调性速度的反应。这不是有时间打打球、星期日爬爬山就能解决的，而需要有

规律的长期锻炼才能够达到。

钟南山很注意自己的健身锻炼，内容主要是每日跑步。他说他从来不晨跑，因人体的规律早晨跑步对身体不利。早晨人的内脏功能处于放松状态，如果进行锻炼尤其是剧烈运动，心脑血管适应不了，这就是为什么有些人在早晨跑步时发生猝死。但散散步、打太极拳之类在早晨锻炼还是合适的。他跑步一般选在下午，下班后晚饭之前的时间，如果时间宽裕，他会来到离家近的公园里锻炼，如果时间紧那一定在家里的跑步机上出出汗。钟南山说，对于身体状况不太好的人来说，无论选择何种锻炼都必须符合自己的身体条件。钟院士每天除坚持跑步外，扩胸器和哑铃也是他经常锻炼的项目。为加强肌肉锻炼，他在卧室的墙上安个单杠，做做引体向上动作。坚持体育锻炼是钟南山繁忙工作之余的最大爱好。

运动员出身的钟南山院士，如今老当益壮，他一生保持着运动员本色，而且擅长多种体育项目。他把锻炼身体看作像人每天必须吃饭一样重要。百事缠身的他，再忙再累也决不放弃锻炼。他将有氧运动视为生命能量的重要来源，它会更好地促进血液循环，让大脑和心肌有足够的氧和营养血液供应。这不仅是让他年轻力不衰，还

让他精力充沛完成每天的繁重工作。

年过八旬依然精神饱满，很少有人知道钟南山的健康体魄来自于他常年以来的体育锻炼习惯。而更少有人知道的是，当年钟南山可以说是一个被医学事业"耽误"的田径天才。1959年9月在北京举行的全运会上，他以54.4秒成绩打破400米栏的全国纪录，当时的钟南山已经是健将的运动员。"运动对我保持身体健康起到关键的作用"，这是这些年被媒体问及为何如此健康时，钟南山院士的回答。

医学研究显示，如果人体肌肉得不到锻炼新陈代谢就会减弱，内脏和中枢神经都会受到影响，因此肌肉是力量的源头。钟院士的力气很大，这是肌肉的功劳，而单杠、哑铃等拉力训练是锻炼肌肉的最好方法。他常对人说："我现在的状态感觉就像是中年，还没有到功能衰退的时候，当然今后还需要继续锻炼。"钟南山认为，传统医学有种说法是久坐伤肉，就是说长时间坐的人会损伤肌肉。所以每天坐办公室的上班族，最需要起身动动，做肌肉的训练。肌肉力量不足或到萎缩的时候，也就是各种慢性病容易侵袭的时候。

钟院士曾经在很多场合都是现身说法，告诉大家怎样科学养生的办法。特别是对高薪白领谆谆告诫，一定要摆正工作与健康的关系，他说："健康是空心的玻璃球，万一掉在地上就会粉碎，美丽不复存在。而工作是皮球，掉下去后还能再弹起来，而且永远存在，工作永远是做不完的。"这段话，医学家钟南山讲得很有道理。我们要好好地领会和铭记。

目前人们的工作生活压力不断增加，尤其是40岁左右的中年人，他们的精神压力明显高于其他人群。但这些中年人认为自己正是精力旺盛的年龄，于是他们不顾身体拼命工作，不注意休息和饮食，不锻炼还喜烟酒，结果透支健康。不少人40岁前拼命挣钱，40岁后用钱买命。钟南山说："我在医院里常常接触到这种病人，体会相当深刻。"

钟南山院士认为，人体健康有五大基石：合理膳食、心理平衡、戒烟限酒、适当运动、睡眠充足。其中心理平衡特别重要，养生第一要义就是心理平衡，这是最重要但也最难做到的。人们往往被忧虑、贪求、惧怕、嫉妒等不良情绪困扰。他还指出，科学研究证实，情绪低落时人体抗癌功效会衰退20%。从全国来看，北京上班族亚健康最典型，可总结过为累、烦、燥、灰。累表现为身体不舒服，烦为心里不安宁，燥指行为不恰当，灰是情绪不如意。钟南山说健康不但指躯体的健康，它还包括心理和精神健康。比如说，他在壮年阶段其心脏胃肺等内脏很好，但他患有智障或忧郁症，这能说他是健康吗？健康是指身体、心理、精神都正常。

在对待事业工作目标上怎样才能同时也有助于身体健康？钟院士认为，执着的目标追求有利健康，但执着不等于不切实际的目标追求妄想。调查显示，有明确生活目标的人长寿几率相对要高。但这个目标不能太苛求，以至于牺牲自己的健康为代价。

"若想身心松，三乐在其中：知足常乐、自得其乐、助人为乐"，钟院士这样说。

早防早治也是钟南山经常向大家说的，他认为有些小毛病感到不适或检查出生理指标异常时不要疏忽。要及时采取措施，包括药物、营养食疗和体育锻炼等，把它扼杀在萌芽状态，这比较容易。如果不把它扼杀就等于在体内埋下一颗定时炸弹，慢慢影响脏腑功能健康，最后酿成大病重病，严重时危及生命。早防早治要认真做好。钟院士最后说："健康长命百岁是有希望的，但关键要爱护身体，要照顾好自己，走科学防病之路。"

51篇
教育家万承奎讲养生秘诀

中国健康教育家万承奎教授年过七旬，遇见有人问他多大岁数时，他总是回答：35岁。万教授不仅有看上去年轻的外表，而且由于他保持平和心态和长期坚持体育锻炼，他的血压、血脂等各项指标以及心脏等各个脏器功能，都跟30多岁年轻人没有两样，健康得很。

"在健康问题上你比老天爷管用"，万教授经常这样说。世界卫生组织明文规定，个人的健康和寿命15%决定于遗传，10%决定于社会因素，8%决定于医疗条件，7%决定于气候影响，60%决定于我们自己。所以在健康问题上你比老天爷管用，想健康长寿就要靠自己重视防病养生要积极追求。

你知道吗？吃饭一定要：早上吃好、中午吃饱、晚上吃少。现在有些人却相反：早上马虎，中午应付，晚上大吃大喝，这就是百病之祸根。早晨这顿饭等于吃补药是最重要的一顿饭，一定要吃营养早餐。营养早餐必须具备4样东西：谷类、豆类、鸡蛋或肉，还有蔬菜加一点水果，假如只有两种以下的早餐，就等于是低质量早餐。目前我们中国人20%不吃早餐，

40% 不会吃早饭，早饭营养不好在中午晚上是补不回来的。

全世界最不好的习惯就是吸烟。因为一辈子吸烟的人平均要少活 35～40 年，吸一次烟少活 11 分钟。我为什么比较年轻，比较健康，我一辈子没抽过烟，谁在我面前抽烟，对不起，请你到外面抽，你选择这种慢性自杀，但你不能用香烟杀人，清早一起床就抽烟，危害性更大。长期抽烟的人不但人体衰老得快，这从容貌、头脑的反应可看出老态，还会患气管炎、肺气肿、肺心病（也会得肺癌），这是吸烟者的死亡三部曲。

喝醉一次白酒等于得一次急性肝炎。世界卫生组织提出 6 种最不健康的生活方式习惯：第一是吸烟；第二是酗酒、过量饮酒。少饮酒还有好处，比如每天喝白酒一两或红葡萄酒二两，啤酒半斤到一斤，这叫安全量。喝酒过多后会伤害身体、伤肝伤脑、伤心伤各个脏器。为什么长期喝酒多的人记忆力不行，认知力下降，因为大脑细胞大量坏死的结果。

健康是长寿的基础。追求健康要从每天开始，每天健康就一生健康或少生病。一定要记住我讲的三句话：能吃能喝不健康，胡吃胡喝要遭殃，会吃会喝就健康；用肚子吃饭求温饱，用嘴吃饭讲享受，用脑子吃饭保健康：要做到皇帝的早餐，大臣的中餐，叫花子的晚餐。这三句话你做得好不好呢？做得不够好就要马上改进，为的是追求健康。

每天的健康生活，至少要做到七个方面：第一要吃对食物，吃好三顿饭；第二要睡好八小时觉；第三每天坚持运动锻炼半个小时至一小时；第四每天保持好心态，心情愉快；第五不吸烟不酗酒；第六每日早晨大便 1 次，它是自然的，重视新鲜蔬菜瓜果和杂粮的多摄入，能预防便秘和肠癌的发生；第七一定要跟爱人搞好关系，经常给爱人说几句他（她）喜欢听的话。与老婆关系搞不好，你啥事都弄不成。当然老婆也要跟老公搞好关系，不能争吵，要谦虚和宽容，有事多商量，家庭和睦能促进身心健康。

家庭不和睦，人就容易生病。有专家认为，人的疾病 70% 来自家庭，人的癌症 50% 来自家庭。你说搞好家庭生活重要不重要？家是一个人生活、休闲、温暖的窝，所以在家里千万不要"小吵天天有，大吵三六九"，也不要成为一个死气沉沉的家庭，不吵架不说话半个月也不交流，这样人要憋死的。

离婚丧偶的人寿命偏短，这个是有科学依据的。夫妻恩爱的长寿，夫妻健在的长寿，孤独比贫穷更可怕，孤独的就容易出问题易短寿，这是普遍规律。但是怎样将家庭搞和睦？这是一门学问，必须解决 4 个问题：第一要孝敬老人；第二要教育好子女，让他们学会做家务；第三要处理好婆媳关系；第四夫妻要恩爱，这条尤为重要，因为这是家庭的核心。

夫妻怎么恩爱？要做到信任、尊重、帮助、安慰、谦让、宽容。人都有个性，都有毛病，要时常提醒自己算了吧，让着他（她），她（他）高兴就行，她（他）生活过得开心就行。对自己爱人千万要记住，年轻时爱他（她），年老更要爱她（他）；健康时爱她（他），有病时更要爱她（他）。这就是心态好，不斤斤计较，心平气和修养好。

一个人一定要从年轻开始，保持标准体重，像我三十年来就是这种体型，军人体型。肥胖之后，你想把它降下来谈何容易。实际上不是不容易，关键在哪？要控住嘴，迈开腿。许多人就是"死在嘴上，懒在腿上"。走路是非常好的锻炼方法，什么东西都要有个度，吃饭有个度，睡觉有个度，锻炼也要有个度。不参加锻炼很不好，过度锻炼也会降低免疫功能。每天要坚持锻炼半个小时至一个小时左右。锻炼内容可以采取最简单的办法，走走路就行。这是增强心肺功能、改善体质的最经济最有效的办法。但走路也是有讲究的。年轻人要快走、逐步快走，一分钟达到 130 步，心脏跳到 1 分钟 120 次，才能达到锻炼心脏的目的。达到 130 步、120 次心跳，当然不是一下子就能完成，要有个逐步适应的过程。你这样锻炼坚持二三年，你的心脏功能会大大提高，提高 20%～30%。

如何提高生命质量？毫无疑问，那就要态度坚决的预防疾病对人体的侵害。首先请大家要记住九防：防肥胖、防"三高"、防骨折、防疲劳、防着冷肺炎、防生气、防跌倒、防便秘、防烟酒伤害。我们想健康长寿，我们渴望长命百岁，那么就必须要掌握好这九把"钥匙"。这是不同的防病养生理论，这是系统工程，所以要注意各方面去预防疾病。你锻炼身体做得很好，回家就跟老婆生气，长期这样闷闷不乐，你同样会得癌症。曾有实验：人生气后不但血压会升高还会产生毒素，这种毒素不到 12 分钟就可毒死一只老鼠。因此人活着就要心情愉快，这样能促进健康和长寿。

健康是长寿的必备条件，而健康的获得就必须要努力追求。尤其是要将疾病挡在前面，不让它靠近身体。对待疾病，我们不能手软而要全面的"综合治理"，用养生之道或适当的手段严格防控疾病的侵害。只有这样严字当头，采取防病保健措施有力，我们才能真正地保养好自己身体，大幅度提高生命质量，盼望健康寿百岁就会如约而至。不这样做，这是根本行不通的，肯定会提前衰老，寿命也会大大地缩短。

52篇
胡教授谈体育锻炼好处多

中国康复医学会心血管专业委员会主任委员胡大一教授说，在美国达拉斯参加美国心脏协会学术年会，见到有氧代谢运动之父库博。当时85岁高龄的他依然充满活力。他告诉我，医生的第一个患者其实是自己。对这看法，10多年来我也感同身受。库博教授是我1987年在美国做访问学者时结交的朋友，他原来也是一名心内科医生。1960年他刚参加工作，在运动锻炼时发现自己有心律失常。因为学习紧张和毕业后当医生的工作繁忙，常吃不健康饮食又不坚持运动，不良生活方式使得体重从158磅增至208磅，经常有疲劳感，身体状况越来越差。

肥胖是由于精神紧张、饮食过饱又不锻炼、压力增大而导致的。库博作为一名心内科医生意识到这点，他就开始减肥。六个月后，他成功减重，带来的变化是高血压、糖尿病前期、疲乏和食欲不佳等一切问题迎刃而解。说起这件事，库博明确告诉我："我并无神丹妙药，只是少吃多动"。后来他辞职，与夫人开始建立发展有氧运动中心。包括美国历届总统还有宇航员都在那里做健身。从那开始，库博出版的《有氧代谢运动》这本书成为全世界的健康经典。1989年，我把这本书翻译成中文版。

胡教授说，有氧运动其实是预防心血管疾病非常好的一个良方。比如走路，因为走路不需要特殊的条件，还很有效。对于老年人和已经有心血管病的人来说，也很安全。10多年来，我自己也深切体会到其中的效果是很不错。我也曾经是肥胖患者。后来我每天坚持走一万步，大概100分钟，每分钟走100步左右，也不数心率。我这样走路锻炼，10多年来体重从以前的94公斤最低降到70公斤，现在是72公斤。过去我尿糖不正常，现在化验指标都正常。

很多人说减肥容易复发，而我没有复发。其关键就是要持之以恒，每天去做。每天至少要锻炼一次，连续运动三十分钟以上，每周至少要保证五次。毕竟心血管疾病预防和做运动不是突击式的，这是一辈子的事，就像每天要吃饭工作学习一样，必须要把体育锻炼整合到日常的生活中去。

也有不少人说，没有时间参加体育活动。我也不是很闲，但我能够做到每天运动 100 分钟左右。比如，我们参加活动的习惯是到会场就座，为什么不走起来动起来？比如我开会到了会场，我就自个儿出去走路，不愿坐着聊天。去机场要提前到，等着心里烦不如走动起来。我去国外开会，住的地方离会场不远就尽量不坐车，尽量走路，使运动成为一个习惯。

有许多人将心血管疾病的防治，希望寄托在接受现代化的支架、搭桥手术和吃药片。其实心血管疾病包括肿瘤，主要是后天不健康生活方式习惯而引起的。戒烟节酒、合理饮食、饭吃七八分饱、少荤多素、多走路锻炼，这才是从源头上做起，是真正要健康。医生自己也不例外。如果离开这些保健措施，大家去吃药去等待搭桥，这是非常错误的策略。

库博教授是一直提倡在晚饭前运动。他说，因为一天生活工作很疲劳，晚饭前运动不仅恢复精神，另外也不会增加饭量，反而饭量好控制。我本人坚持这么做，效果果真如此。到 2015 年 3 月，85 岁的库博依然充满活力体质好。但他在近几年里不跑步，而坚持每周五天的快步行走，每天能完成 1.6 千米路程，这是一位 85 岁的老人。库博深有感触地说，他一生目睹许多人起初视运动为累，后来运动成为他们生活的必需，这就意味着他们正在积极地追求健康长寿。

53篇
三位保健专家传授养生之道

1 曾经担任多位国家领导人专职保健医生、中央军委保健委员会与专家组成员的伍后胜教授，曾到重庆做报告向市民传授养生之道。不愿透露年纪的伍教授头发乌黑，看上去只有 40 来岁。伍教授出生于 20 世纪 30 年代，他曾为贺子珍、汪东兴等人做保健治疗，在 1997 年斯里兰卡第 35 届国际传统医学大会上获得国际医学博士。

伍教授开门见山地告诉大家，根据科学预测人的寿命可达 120 多岁，动脉硬化一般从 60 岁开始。但由于透支健康等原因，有许多人到 30 岁就出现动脉硬化，40 岁就患冠心病也大有人在。随着社会发展、工作和竞争等压力越来越大，亚健康的人群在日益扩大。除不良饮食、吸烟酗酒等因素外，目前真正成为人类疾病杀手的就是缺少运动和养生疏忽无知。据伍教授介绍，35～45岁是疾病形成时期，45～55岁是疾病暴发时期，60岁后则相对平衡，所以35～59岁这个年龄段的人群应该要多学习养生保健知识懂养生之道。

伍教授说，除戒掉吸烟、改掉酗酒、熬夜、生活起居不规律等坏习惯和保持良好的心态外，应做到"四个八"：三餐八分饱、一日八杯水、日行八千步、睡眠八小时。与此同时，要做到饮食清淡、以粗茶淡饭为主、荤素搭配得当、多吃新鲜蔬菜水果。伍教授还提醒，水是人体生理活动的重要组成部分，他提倡要天天喝茶，且不渴也要喝上一二杯养成习惯。

2当今在美国，威特利饮食法已成为很多人想吃出健康的饮食座右铭。其要点是：每天多吃新鲜蔬菜水果、粗加工谷物和粗粮、多吃鲜鱼、节制饮酒和不吸烟。另外还要按比例选择性地搭配鸡肉、猪肉、羊肉等荤菜，做到荤素兼顾营养合理和全面性。

威特利饮食法是美国哈佛大学公共卫生学院营养系主任威特利教授提倡的。它的主要特点是适度，过和不及都是不可取的。比如酿造酱油是以大豆或脱脂大豆、小麦或麦麸皮为原料，经微生物天然发酵而制成的液体调味品，其保健功效有的说能助消化，有的说能抗癌，本来很简单的酱油差不多被说成"灵丹妙药"。威特利根据自己的研究认为，只要适度，酱油是好东西，如果吃什么都没有节制，身体就会遭殃。

威教授说："锻炼也一样，适度很重要。专业运动员能够长寿的很少见，就是由于他们过度损耗自己的身体。"人的身体就像是一架机器，机器适当轻缓运转可以保证它长时间工作正常。相反地经常长时间的剧烈运转，那它的磨损和耗坏就会加剧，人体和机器是同样的道理。

威特利是自己健康理论的实践者。他每天早晨坚持快走和慢跑，而且意志顽强。对于60岁的人，这种锻炼方式他觉得很合适。他还经常骑自行车往返办公室和实验室。他还每年做一次全面检查，连续30年他的体重、胆固醇和甘油三酯等指标，不仅正常且出入不大，身体很健康。

3洪昭光教授是中国健康教育家，也是健康理论的实践者。每天早晨，他经常天蒙蒙亮就起床，然后到家的附近散步，活动锻炼约1小时。晨餐是面包、燕麦片、牛奶；每天必有一顿吃点西红柿，最爱吃的是青菜和鱼；吃得很清淡，而且讲究食物的新鲜和营养；他的家常便饭是凉拌黄瓜沙拉和"洪氏五色汤"（西红柿、黑木耳、绿或黄的蔬菜、鸡蛋）。

洪教授说："健身锻炼对人的健康能起到非常重要的作用。长期不锻炼不行，身体要走下坡路。在所有的锻炼项目中，走路和慢跑是最好的有氧运动。因为它简单和轻松，能增强人体的抵抗力和免疫功能，消除精神压力，不容易疲劳。我的锻炼方式就是走路和慢跑，早晚两次活动效果很好。"

洪教授还说："自己大学毕业时体重62公斤，四十多年过去现在的体重基本上没变。"他从不吸烟，不喝过量的酒，健康而有规律的饮食习惯和适量的运动帮助他控制体重、增强体质。如今洪教授70多岁，血压不高，心脏功能良好，工作起来精力充沛，身体非常健康。

上述三位中外专家教授知识渊博，谈饮食和锻炼等养生之道言简扼要，观点鲜明，头头是道，很有道理。并且保养身体他们亲自实践自己所提倡的养生理论，身体都很健康。因此健康长寿之道并非是捉摸不定的不可及的东西，它就在我们的身边。其关键在于要由我们去认真学习和主动实践，用养生保健知识照顾好自己身体。身体保养得好，这样做可以尽情地享受美好生活，人也变得开心和快乐。

54篇
南宋诗人陆游主动积极养生

我国著名爱国诗人陆游一生读书3万卷，写诗万余首，编为《剑南诗稿》85卷，成为中国文学史上高产的诗人。在过去那兵荒马乱民不聊生的南宋时代，他享年85岁，真不容易。他历尽磨难，生活拮据，然而却"自惊七十犹强健"，过八十大寿时依然是"齿牢尚可嚼干肉，目瞭未防观细书"，"耳不聋，眼不花，腿不颤"。

是什么原因让陆游如此潇洒，除他写诗吟诗其心绪得到不断的寄托抒发对健康有益之外，最重要的得益于他很懂得养生之道，善于保养自己身体。82岁那年，陆游总结自己身体健康的原因时写道："吾身本无患，已养在得宜，一毫不加谨，百疾所由兹"。陆游的保养身体是多方面的，主要有以下几点：

注重饮食起居。陆游很重视他的饮食起居，在青壮年时有时喝点酒，进入老年后喝酒十分节制"自酌随深浅"。他平时喜欢吃新鲜蔬菜和鲜鱼，尤其喜吃荠菜，讲究烹饪，吃容易消化的软饭和杂粮米粥，还喜欢喝绿茶。陆游很注意生活起居规律，早睡早起，从不熬夜，三餐吃饭定时，每餐不吃过饱，细嚼慢咽，而且不吃生冷食物。

这些做法很有益于对肠胃消化道和心脏的保养。

兴趣爱好广泛，有精神寄托生活充实。陆游特别喜欢读书，在其晚年的诗篇中这样写道："老尚贪书深，黎明即下床，浮生又一日，开卷就窗光，"他叙说自己在视力明显减弱的晚年，仍然坚持黎明即起，借窗户透进来的晨光认真读书。这是人老不衰的原因之一。陆游的藏书之丰在当地是很有名的。曾把他自己的书斋取名为老学庵。陆游的生活主要内容是写诗，写诗是他的人生乐趣。在写诗之余，他还每天梳头、叩齿、饭后漱口、揉腹、摩耳，夏天午睡、种养花草、钓鱼、打球、爬山等，兴趣爱好广泛。尤其是常年练气功，舞剑四十多年，只身可斗老虎。

陆游回到山阴村居住后，还到田间劳动，像一个老农那样扶犁把锄。陆游把参加田间劳动当成是一种享受，至老乐此不疲。他在《田园》一诗中这样写道："卧读陶诗未终卷，又趁微雨去锄瓜。"在读书用脑之后，愉快地到田间劳动，这样脑体交替使用相得益彰，定能健康长寿。后来岁数大后，他就帮做家务，如扫地、养鸡、喂猪、种菜、种药材等。陆游有诗曰："据鞍千里何曾病，闭户安眠百病生。"其意思说，身体不活动活

动反而容易患病，参加力所能及的劳动对中老年人来说，不仅仅是创造价值，同时能活动筋骨还可起到强身健体的作用。

保持平和的心境。心境俗称心胸，是指个人心神表具的境界，包括心思、心情、心态、心灵等一个人七情六欲整个精神意识，适应社会的能力等。心境对人的健康有着非常重要的影响，因为境由心生，人老首先是心老。如果能保持与世无争平静的心境，就能有促进健康祛病延年的功效。陆游深知这一养生之道，这从他的许多诗中可以看到。比如："花前自笑童心在，更伴群儿竹马嬉。"陆游晚年自号"龟堂"，希望自己像乌龟一样长寿。陆游的诗云："昨夕风掀屋，今朝雨淋墙。虽知炊米贵，不废野歌长。"在屋漏墙湿贫困交加的环境中，他仍能高声吟诵诗歌，这充分说明陆游良好的心态和豁达、乐观、豪放的性格，而这种心态和性格是追求健康长寿者必须具备的。

临睡前温热水泡脚。他有洗脚诗云："老人不复事农桑，点数鸡豚亦勿忘。洗脚上床真一快，稚孙渐长解烧汤。"睡觉前用一盆温热水洗脚泡脚，实际就是对脚底的涌泉等许多穴位进行"按摩"。这样可疏通经络调和气血、加速血液循环、强壮五脏六

腑。陆游深知此养生之道，他每晚洗脚泡脚水由孙儿烧后端来，享受天伦之乐又达到养生保健，真是何其乐也。

喜欢交友沟通与人善。陆游隐居山阴后，他出众的品德和才华得到乡亲们的尊敬。他平易近人，乐于助人，所以与乡邻的关系很好，乡亲们常常用好酒好菜肴招待他。他还主动与人交友，如走亲访友叙旧饮酒，到集市找人聊天，到邻村与友小聚，到山寺与僧人交谈。与人交友就肯定要谈天说地，说古论今，讲社会新闻新鲜事，而在人与人交流沟通的时候心情会开朗、思维活跃、精神得到充实和满足，这样对养生益寿就很有好处。陆游有诗曰："高谈未觉老年衰"。

陆游的养生之道，对中老年养生保健学习是很有帮助的。沈复在《浮生六论·养生》里盛赞陆游说："其于养生之道，千言万语，真可谓是有道之士。"按照现在的话来说，陆游的一生没有不良生活方式习惯不良嗜好，很懂得养生之道和防病保健知识，并且保养身体很主动积极投入。因此，陆游是一位受人尊敬的诗人养生家。

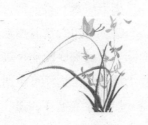

55篇
李白嗜酒谢世的教训深刻

李白是我国唐朝时期的爱国诗人，才华横溢，抱负远大。他的诗歌想象丰富，风格豪迈，富浪漫主义。

他15岁时喜好剑术，27岁隐居竹溪修身养性练功，是精通气功功法的豪侠。到28岁第一次结婚，前后其有4次婚姻。李白在亲友的帮助下购些田产，还在济宁城里建造一座酒楼，经常邀文人诗友在酒楼里饮酒作诗。李白的诗，现存世的有1000多首。

李白嗜酒如命，常常借酒消愁，致使他的身体渐衰。李白有一诗句："但愿长醉不愿醒"，因此他终生与酒为伴，最后患"腐胁之病"。这是因酒精中毒引起的。此时李白虽有些醒悟，但病已经难以愈，在他内心深感后悔莫及。因而他写出悲惨自怜的诗句："云游雨散从此辞。"最终，李白公元762年11月在安徽当涂逝世，时年61岁。

深情忆李白：他把诗歌都装进布袋，去了东方的东方。他去讴歌长安的月亮，他去和杨贵妃豪饮，他去泛舟浩浩荡荡的长江。没有彩马，只有诗行，一行诗就是一行深秋的白杨。他属于一缕清风，属于屡喝屡醉的美酒，属于中国的千古绝唱。

酒对健康有益还是有害？这个问题人们争论不休。养生家认为，首先应该肯定适量饮酒是有益健康的。北方地区伐木工人进山，东南沿海的渔民登船出海，酒是他们必不可少的伴侣。酒能御寒气、解疲劳、暖身壮胆，确实酒帮助人类很多的忙。但也有一些嗜酒者喝坏身体，喝出多种毛病来。酒能使人遭受痛苦，甚至喝醉酒后行为失控而闯祸发生事故伤残。

酒的主要成分是酒精。人的神经系统对酒精极为敏感，血液中酒精浓度达到 0.05% 时就醉酒，达到 0.15% 时各种能力下降、大脑神经麻痹、感情和行为丧失自制。最初出现的现象是高级神经麻痹，道德观念淡薄，原来性格沉默寡言的也胡言乱语，暴跳起来。随后言语不清，语无伦次，再进一步就会走路脚步蹒跚。当酒精浓度在血液中达到 0.6% 时就有生命危险，达到 0.8% 时就可醉死。所以车辆驾驶员、高空作业者、精密仪器操作者要禁酒。尤其是车辆驾驶员绝对不能酒后驾车，因这样驾车的危险性极高，掌握不住方向盘一眨眼就会发生事故严重伤残。交通事故猛于虎，因此饮酒后驾车是傻瓜。

养生家认为，酒精进入人体后还会使肝细胞发生脂肪变，脂肪变的肝细胞不仅无法进行正常的代谢功能，还可产生大量的促进炎症的细胞因子。肥胖人存在脂肪肝如同时饮酒，与酒精的因素两者叠加，不仅会使脂肪肝加重，还会加速炎症、肝纤维化、肝硬化、肝癌的发生。因此应尽量少饮酒，不要嗜酒，避免酒精伤肝。有脂肪肝和肝病者不能饮酒。

明代医药学家李时珍（今湖北蕲春人），在肯定酒的保健药用价值的同时，也指出过量饮酒的危害性。他指出："过饮败胃伤胆，损心折寿，甚则黑肠腐胃而死。"李时珍在《本草纲目》中这样写道："酒少饮则和血行气，壮神御风，消愁遗兴；痛饮则伤神耗血，损胃之精生痰动火。"唐朝名医养生专家孙思邈在《千金要方》中告诫嗜酒者："久饮酒者烂肠胃，溃髓蒸筋，伤神折寿。"

美国科学家通过实验证明，在酒醉者的大脑中出现大量轻度的溢血现象，并从大脑的断层上观察可以明显地看到酒精中毒患者的大脑脱水状态和脑萎缩。过量饮酒会引起中毒。酒精中毒症状是一种严重的病患，其危害的是许多脏器受损，例如肝、心、肾、神经系统、消化器官等，酗酒还会造成性格改变、营养不良和神经损害等。如果忽略个人和家庭的责任，会发生事故伤残和死亡的严重后果。科学家的论述和实验充分说明饮酒的辩证法：酒本是有益健康的好东西，然而过量饮用的话其有益作用就会走向反面。

联合国国际疾病研究机构报告：适量饮酒有益心脏、可预防心血管病和中风。而过量饮酒可导致口腔癌、食道癌、胰腺癌、肝癌和乳腺癌；过量饮酒还会导致60%以上男性易得消化道癌，约60%女性易得乳腺癌。而且过量饮酒对心脏危害很明显，它可以引起以左心室肥厚为主的心脏增大、心肌变性而失去弹力、心律失常和心力衰竭；过量饮酒对消化系统能直接刺激，因而会引起胃炎、胃溃疡等胃病，还可引起胆囊炎和胰腺炎；过量饮酒对肝脏功能的损害首当其冲，会导致酒精性脂肪肝和肝硬化。有人做过统计发现，肝癌病人中有2/3的人患酒精中毒性肝硬化。所以说，过量饮酒是保养身体的大忌，是违背养生之道的做法。

嗜酒害后代。唐朝著名诗人李白和杜甫所生子女，没有一个能继承父业而成为诗人的。原因当然有很多，但重要原因就是李白、杜甫嗜酒有碍于优生优育。晋代大诗人陶渊明最喜欢饮酒，结果所生5个子女均智能低下。他在《责子》诗里，不禁发出"雍端年十三，不识六与七"的悲叹。

喝酒后莫服药。肝科临床医生多次发现，有些流感患者并发急性肝坏死而去世，这是因为患者服用安眠药如安定、利眠宁或解热止痛片如阿司匹林等，同时又饮酒所致。如果饮酒后又服用安眠药或解热止痛片等，两者的代谢产物对肝脏的损害是十分严重的。还可使中枢神经受到其药和乙醇的双重抑制，会引起嗜睡、精神恍惚、昏迷、呼吸衰竭而死亡。喝酒后口服抗心绞痛药物，如消心痛、硝酸甘油等血管扩张剂，可引起血管过度扩张，会造成剧烈头痛、血压骤降甚至休克。降糖药物如优降糖、胰岛素等，服药期间饮酒可导致头晕心慌、手发抖等低血糖反应，严重者会发生低血糖昏迷，有生命危险。因此服中药西药者不能再饮酒，这样就安全。举个酒后服药而去世的例子给你听：

卓别林（1889年—1977年12月）享年88岁，是英国著名戏剧大师，擅长演哑剧、喜剧和舞剧。其一生演过80多部影片，大多自编自导自演，人很聪明。他头戴一只小圆礼帽，留着像刷子一样的胡须，手拿一根文明棍，脚蹬尖头大皮鞋，走起路来身体一拐一拐的像鸭子，他的步态和富有诗意的幽默，博得全场观众一阵阵的欢笑，有时候观众看得前俯后仰、捧腹大笑，看戏看得很过瘾。但他很不幸，在1977年12月24日晚间睡眠中突然离世。后经美国著名生物化学家利伯的化验证明：卓别林的死因是由于酒后口服安眠药。

56篇
诗人李贺英年早逝令人痛惜

李贺是唐朝著名诗人，生于唐德宗贞元六年，农历为庚午年，是马年。因为他是属马的，所以他对马情有独钟，刻意写马，以马寄意。李贺除了写有一组二十三首《马诗》直接咏马外，还有其他的诗中说马，总共有八十三首之多。今存李贺的诗二百四十余首，从诗歌体裁来看多为古乐府、古诗、歌行、近体诗歌。这些多姿多彩很有趣味的诗歌使他卓然成家，享誉唐朝诗坛。并与李白、李商隐比肩，无愧"三李"之称。

李贺在7岁时就以长短之歌名动京师，闻名天下。他的诗想象丰富，立意奇特，构思精巧，用词瑰丽，独具特色。但他作诗十分艰苦，每天一清早就骑马出门，一路上泛观玄察，穷搜苦觅，每有所得就写在纸上，太阳快要落山时才回家。晚间整理润饰，构思费尽精力绞尽脑汁，写出一首首美妙无比的诗篇。他这样夜以继日的苦思冥想，把自己的身体搞得很疲瘦。他的母亲心疼地说："是儿要呕出心乃耳。"

李贺的命运多舛，仕途艰难，这一切同他心中的愿景形成巨大的落差。他自命"非凡马"，很可惜没有伯乐识此千里马。他未能施展宏图，只能蹭蹬一生，他无奈以咏马和写诗来抒发豪情，转移心中的苦闷。另外，李贺怀才不遇，心情忧郁借酒消愁，这更加剧他的体质每况愈下，最终在故乡河南昌谷病逝，年仅27岁。

李贺英年早逝的悲剧告诉我们，用脑或思虑忧愁不可过度，不然会因气结而招来疾病。著名长寿学家胡夫德认为："一切对健康不利的影响中最能使人短命夭亡的，莫过于不好的情绪和恶劣的心情如思虑、忧愁、焦急等。"根据有关分析研究结果显示，对问题焦虑不安，对往事耿耿于怀，对未来忧心忡忡等，这些思维习惯将会使自己的身体变得虚弱和多病。

我国医学早有记载"脾主思"，其意是脾的神明，脾在志为思，当用脑与思虑过度时必然会伤及脾，人也因此而消瘦。如果脾的功能好，那肯定的头脑很灵活，其他的关联性一定非常的好。《黄帝内经》中指出"思则气结，从而导致忧愁思虑则伤神"

等病理变化,其症状是烦闷寡言、忧郁消沉、失眠多梦、乏力困倦、体弱消瘦。现代医学也认为,思虑过久可使中枢神经、自主神经功能紊乱,会出现精神忧郁、胸闷不适、食欲不振、胃肠疾病、神经衰弱等。

美国俄亥俄州立大学的心理学家朱利安·塞耶说:"人是易于陷入毫无裨益的过度思考或思虑的唯一物种。"他还说,"我们复杂的大脑让我们实现伟大的文明,但它们并非什么都适应",因为人可能会陷入并不对动物构成任何威胁的思维泥潭。最终研究结果表明,那些思维过度的人的血压和心率都比正常人高,免疫系统的功能较弱而且还会大量分泌出一种将给心脏增加负担令人压抑的应激素,过度思虑之后释放的这种应激素会损害免疫功能和减少寿命。

心理学家尼古拉斯·克里斯德说,人人都经历过压力,但长期过度思考或思虑的人都会放大并延长这种压力。在研究过程中,他让两组成年人接受具有很大精神压力且令人沮丧的任务,其中一组人接受任务后进行大量思考,另一组人则不用思考。他对两组人的身心状况进行检测后得知,初步的压力会加快心率并使血压升高,但那些事后没有烦躁不安和焦虑不安的人能更快地恢复到健康状态。

他说,较大运动量的锻炼和听一些节奏缓慢的古典音乐能加快心理恢复的速度。因此,转移注意力在短期内能够防止对心理产生的有害影响。

日出东海落西山,愁也一天喜也一天。所以遇事不要忧愁焦急和悲伤折磨自己,有事当"无事"要想开点,这样就好。心舒坦人也舒坦,这样就活得大智大勇,猝然临之而不惊,无故加之而不怒。这像一张强弓不因身躯被弯曲而痛苦,像天上的一片白云飘逸却不轻浮,像一朵鲜花那样美丽鲜艳但不娇柔。如果我们拥有这么好的心态气质,也将活得自在,活得潇洒。不然的话,活得很累很疲的苦自己,你说是不是呢?

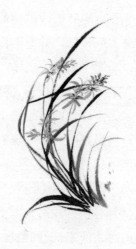

57篇
教育家孔子的养生挺讲究

孔子，春秋末期鲁国人（今山东省曲阜），中国古代著名思想家、教育家。孔子所创立的儒家思想和学派，在中国封建社会居于主宰地位，儒学也几乎成为中华传统文化的代名词。

孔子的养生之道颇为丰富。他认为一个完全的人，不仅要有智谋、多才多艺和清心寡欲，而且还要有能单独与猛虎搏斗的勇敢。他为学生教授的内容礼、乐、射、御、书、数六门课程，称作六艺。他认为射、御、乐、舞蹈等能锻炼出学生勇敢的意志、健壮的体魄，也能陶冶性情养成良好的道德。他的门徒学生子张、子路、公良等都是身材健壮的勇士。

孔子的教育内容主要是文化，偏重于德行。例如"不知礼，无以立。礼之体，敬为重。礼之用，和为贵""人能以礼制心，则奸盗诈伪之端必不作。人能以礼制事，则犯上作乱之事必不为。故礼也者"。但他不主张埋头苦读书而不注意休息，也不赞成贪图安逸而不努力工作，而是主张有劳有逸，即所谓的"张而不弛，文武弗能。弛而不张，文武弗为也。一张一弛，文武之道也"。意思说，过度紧张和过度疲劳以及过度安逸对身体健康都不利，而适度紧张和适度疲劳不仅对健康有益无害，而且还有利于延年益寿。

孔子到处奔波周游列国。但他很注意生活规律和适度紧张，注意适度劳逸。所以他的精力充沛，体质较好。医学研究证实，当人处于适度紧张的工作和生活时，心脏往往要通过加强收缩和排出更多的血液，来满足全身各种组织器官的需要。于是心血管系统的功能随之得到改善，心血管等疾病的发病率随之降低。适度疲劳是指没有达到脑与体很疲劳程度，所以精神尚好，到夜晚的时候能很快入睡，早晨醒来后体力又得到恢复。因此，工作生活处于适度的紧张和疲劳以及劳逸结合是非常有利于健康长寿的。

孔子很讲究食勿过饱，知足不贪，不乱饮食，这是他一生自幼管束饮食养生的金科玉律。《论语》记载，孔子"食饮而宜馁而肉败不食，色恶不食，不时不食，烹调不当不食，调料不当不食，肉切得不方正的不食，摊点上买的酒和熟肉不食"，"祭肉不出三日，出三日不食"，这些话的意思是霉馊饭、烂鱼败肉不能吃，颜色变坏的食物不能吃，宴席上的肉虽可多吃些，也要适可而止，食不过饱。孔子的这些言论，是符合饮食卫生标准的，他的饮食养生很讲究。

孔子还很重视起居有常，主张生

活要有规律。他在回答鲁哀公怎样才能健康长寿的讨教时说："寝处不时,饮食不节,劳逸过度者灭之。"这意思就是说,凡生活没有规律,饮食不加节制,不注意劳逸适度的人,久而久之就会积病而亡。

孔子有二十字的养生经:"知者乐水,仁者乐山;知者动,仁者静;知者乐,仁者寿。"这是孔子一生养生保健的经验总结。其意思说,聪明的人和有仁德的人既喜欢幽静又喜欢山水,喜欢活动又乐观处世,这样一定能长寿的。孔子在《中庸》中更加明确阐述:"大德必得其寿。"所谓大德者,必德高望重,安心处世,性格豁达,光明磊落。这也正像我们常说的"心底无私天地宽"。

孔子在青少年时放过羊,经历过穷苦生活的磨难,后来又为宣传他的学说到处奔波,周游列国。但由于他善于总结前人的生活实践经验,不断探索养生之道,例如注意饮食有节和新鲜卫生,起居有常,劳逸适度,积极倡导和参加体育活动等,最终他经受住到处奔波的劳累和生活艰苦。孔子生活在 2400 多年前,那时医疗保健和生活条件很差的"人生七十古来稀"的时代,尚能活到 73 岁高龄。这足以说明,孔子是一位很重视防病养生以及善于保养身体的教育家。

58篇
百岁名医孙思邈长寿秘诀

孙思邈是我国唐朝著名医学家、养生学家,为中国医学事业的发展做出巨大贡献。公元 581 年出生于今陕西省耀县,享年 101 岁。他精于保养身体之道,终生为人民治病疗疾,行医 80 多年并勤于著书立说共 60 卷,后辈非常惊叹称他为"药王"。

隋唐时期的名门贵族都将攻读经书作为获取名利的晋身阶梯,而视学医治病为"下贱"行当。孙思邈却不以世俗为虑,毅然选择行医。他读书非常用心刻苦,到处拜师求教,博览群书,钻研医书,青年时代就已经文才出众,医术高明。公元 600 年,他刚满 19 岁,隋文帝杨坚便下诏书要他去做"国子博士",但孙思邈因无意仕途、淡于名利而婉言谢绝。公元 627 年他 46 岁,因为救死扶伤医术高明,其名气越来越响,这时隋朝已被唐朝取代,唐太宗李世民很器重孙思邈,差人把他接到长安做"谏议大夫",这次又被他婉言谢绝。后来的唐高宗李治也曾请他做官,被他婉拒。高宗不便强留就赐他良马一匹,放他回故里。

孙思邈回到县城后仍四处行医,为解除百姓的疾苦而奔波各地。同时他精心收集民间单方、验方和秘方，经过试验和筛选于公元652年71岁时写出《备急千金要方》30卷，这是继东汉末年的名医张仲景《伤寒论》后，我国医药学又一次较大的总结和发展。公元681年，孙思邈百岁高龄时又完成一部巨著《千金翼方》也有30卷，对《千金要方》做了全面的补充。这两部书共计60卷，是孙思邈的毕生心血，是医学和养生经验的结晶，是我国医药和养生宝库中的珍品。

孙思邈在小时候体弱多病，常要请医生和光顾药店，沉重的医学费压得他家"喘不过气来"。后来他得养生之道，身体逐渐健康。年近百岁时，他仍然耳聪目明、身强体健、精力充沛，依然每天为病人诊病。因此不断有人向他请教保养身体之道，他总是笑笑说："人若劳于形，百病不能成；四肢勤奋，每天劳动，行医看病，上山采药；节制饮食，细嚼慢咽，食不过饱，酒不过量；饭后洗漱，睡眠充足，淡食摩腹，适当进补。这就是我的养生之道。"

他还把自己的长寿经验编成歌诀：清晨一盘粥，夜饭莫敦足；撞动景阳钟，叩齿三十六；大寒与大热，切莫贪色欲；坐卧莫当风，频于暖处浴；食后行百步，常以手摩腹；再之

防夜醉，第一戒神嗔；安神宜悦乐，惜气保和纯；寿夭休论命，修行在本人。孙思邈认为，精气神是人的不死之药。他说："怒甚偏伤气，思多太伤神。神疲心易役，气弱病相侵。勿使悲欢极，当令饮食均。"意思是说，碰到不开心或困难时要力戒过度，善于调节情绪，因为不良情绪困扰会导致人生病。

至于饮食要均衡营养全面，他对此极为重视，强调"安身之本，必姿之食"，认为食养可防病健身体。他说："多食肉生百病"、"常须少食肉"、"厨膳勿使脯肉过盈"，指出"人学养老之道，饮食当令节俭"。强调"饮酒不宜过于浓烈，少饮为佳不可喝醉，多饮伤身折寿"。他还推崇饮食疗法说："夫为医者，当须先洞晓病源，知其所犯，以食治之。食疗不愈，然后命药。"他称酸奶"补血脉，益心长肌肉"，蜂蜜能"益气补中，解百药毒，治口疮，明耳目"。他还建议中老年人要常吃黑芝麻、枣子、枸杞、核桃、莲子、山药等佳品。孙思邈的健康饮食和食疗的经验丰富，现今仍有实用价值。

孙思邈强调，中老年人要多活动常锻炼增强体质，促进新陈代谢，延缓衰老进程。魏朝养生家封衡有句名言"体欲常劳"，这是对保养身体之

道的精辟总结，与孙思邈的看法相一致。孙思邈在《千金翼方》中这样写道，"人过五十以上，阳气日衰，损与日至，心力渐退"，所以要"常须小劳"，多参加一些适合自己的轻微运动和劳动。

运动和劳动时不要"强用气力，无举重，无疾行"。他指出，单靠加强营养而不参加劳动和锻炼则达不到延年益寿的目的。他为自己制定了一条常欲小劳但莫大疲的原则，经常进入深山老林采药，又开辟药圃栽种草药，设立药房亲自泡制药物和著书立说，他还每天定时散步、操练气功导引、重视自己的养生保健。由于他博极医源、勤精不倦、擅长防病养生保养身体，最后终于成为一位医术高明且养生有道活到 101 岁高寿的伟大医学家和养生学家。

孙思邈在《千金要方》中说，人体有其自然发展规律，养生之道就是顺其自然，不可逆自然而动，否则会损害健康。顺其自然，也叫因天而序。天的顺序就是从春到夏，从夏到秋，从秋到冬，从冬再到春，周而复始。这个顺序是永远不会改变的。

老子说："道法自然。"自然是指什么？就是春夏秋冬，就是东西南北。做任何一件事情，都要思考所要做的事情在规律过程上处在哪个点上。它是春天还是秋天呢？如果它是春天就不要希望明天就有结果，要等到秋天才行。这样做看似无为，实际是有为。假如非要从春天一下子就蹦到秋天去，那就是违背自然规律不切实际，势必是想错做错。中医医道讲"因天之序"，就是要因循身体这个"天"本身的运动顺序，就是春夏秋冬，就是日出而作日落而息。如果长期违背这个顺序就要生病，顺应这个顺序就能健康长寿。

现在有许多人之所以身体不健康，就是因为不顺其自然。举个很浅显的例子：早睡早起和吃饭按时限量不过饱，这是长寿之道。但有很多年轻人在游戏房或电脑网吧里痴玩，常常要玩到深更半夜，甚至通宵达旦过夜生活。而且早晨睡懒觉，还要上班去时间来不及，早饭就匆匆吃几口或干脆不吃饿着肚子，到晚餐又吃得过饱。这是违背日作夜息自然规律的，这是违背养生之道，这是违背保养身体的做法，长期如此这样就易患胃病、感冒、失眠、肥胖、胆结石、心脏病、糖尿病等心血管疾病和癌症。

孙思邈认为，尤其当人进入老年阶段之后，生理心理、性格脾气、兴趣爱好、体力体质等方面都将发生变化，"丢前忘后，视听不稳，健忘嗔怒，性情变异，食欲无味，寝处不安"。

因此，小辈对老人身上发生的这些变化要有认识和适应，不可错误地埋怨，要多一些谅解和尊重，理应根据老人的特点顺其自然，"当宜常须慎之，不得令其意负而不快"影响健康。

孙思邈是医病和养生学的祖医。《千金要方》是他的一部名著，内容非常的丰实完美，博大精深，令人叹为观止。后世之人，无论是学习养生的方法还是医疗之法，都必须以此好书为本。在完成《千金翼方》30卷的次年（公元682年），伟大医学家和养生学家孙思邈与世长辞。

他的一生怡淡寡欲，不慕名利，通百家之说，唯医道是求，勤勤恳恳执着于为人民医病服务，尽心尽力解除病人的痛苦，对社会对人民群众的贡献巨大。后人为纪念他的功绩，将他安葬在五台山上且建造一座很大的药王庙。

59篇
三位百岁老人保养身体出色

1名老中医王忠义是四川秀山土家族苗族自治县人，1884年（清光绪十年）出生在一个世代医家。荣获"全国健康老人"民间医生、享年113岁的王忠义总结长寿四诀是：练武功三更起舞，山清水秀环境优。食油腻三分足矣，戒烟酒益寿强身。宰相肚与人为善，喜事临只乐之成。艰难险阻进三尺，笑口常开三分春。

王忠义幼年时读过6年私塾，他一边读书一边跟随祖父和父亲学医练武功。20岁开始走南闯北，行医济世。他在祖传医术基础上自成一套医疗术和一套养生健身术，尤其擅长用中草药配合推拿治疗骨科、伤科及中风等疑难杂症有奇特功效，在土家寨享有极高的声誉。

100岁后，他依然热心为患者治病，而且有求必应。他不管前来求诊病者有钱没钱一视同仁，热情接待，认真治病。几十年来，经他精心治疗医好无数的跌打损伤患者，许多疑难杂症被他医治好。因此他获得"老有所为""八蜀健康老人"荣誉证书。

王忠义百岁之后，仍然坚持晨练功习武，夜读医书。他耳不聋、眼不花、背不驼、头脑清晰、声如洪钟、举止灵活、记忆力强，说古道今有条不紊。而且，他不戴眼镜也能在灯光下看书、写字、读报。还能经常协助家人担水做饭，料理家务。在他105岁那年5月，他参加县体委举办的武术表演会，表演拳术"八段锦"，受到观众和专家们的热烈掌声和赞扬。

王忠义老人一辈子以行医为生，清心寡欲。45岁结婚，有两个儿子。当有人问起有何长寿秘诀时，他总是笑着说："长寿得益于一生清心寡欲和练功习武。"王忠义一个多世纪以来，坚持天天练武功读医书，每日天黑就睡，鸡叫便起。起床后在庭院里先做几个"热身操"，然后再打坐练功，练上一个小时后将满口的唾液一口口咽下肚，再起身走回家中吃早饭。王老的饮食习惯与农村老人差不多，一日三餐，以麦片和玉米为主，饮食清淡，基本吃素，食不过饱，营养丰富全面。

据有关专家考察调查得知，王忠义家族有几代人均为高寿者。他曾祖父102谢世；祖父王斌间在少林寺当弟子10年，学得鞭、爪、锤、棍等18般武艺，112岁去世；父亲王云安也习练武功活到107岁。堪称是长寿世家。

2 热爱劳动使他获得如此高寿。孙克洪是辽宁省大连人，生于1898年，115岁时五代儿孙满堂，老少共59人。有人问其养生之道，他笑笑说："一辈子就知道下地干活，两眼一睁忙到熄灯，一年到头总是不闲着。"寥寥几句，道出百岁老寿星的长寿之道是劳动。

孙老原籍山东牟平，10岁时跟随父母逃荒到大连开荒种田；日出而作，日落而息，晚上还给地主喂马。

天天吃不饱，饱尝旧社会的艰辛和苦难。他曾经历过几次大的天灾人祸，均幸免于难。孙老青年时就成为庄稼地里的行家里手，邻居请他帮忙做扶犁播种等一些农活，他都能爽快地答应，助人为乐。由于老人一辈子与土地打交道，一年到头在田里忙碌劳作，在劳动中锻炼一身好筋骨，能增强免疫功能。所以他没得过大病，也从没进过医院的大门。老人幽默地说：我要欲与南山比长寿。

百岁后的孙克洪仍然热爱劳动，在房前屋后种菜养花，经常的翻土、施肥、浇水、捉虫、剪枝等劳作，每天忙个不停。他说他每当观赏自己种的一行行青绿的蔬菜和花卉，心里感到甜滋滋的特别愉快，这对身心健康有好处的。他认为老年人不可过分清闲，要找点事情做，适当参加一些体力劳动可防治消化不良，推迟衰老。

孙老98岁那年进城到小女儿家居住，开始离开乡下很不适应，后来爱好劳动的他经常走出户外帮助社区种花植草，美化绿化社区，这样能活动筋骨增进健康。虽然孙克洪是百岁老人，但他走路不用拐杖，耳不聋眼不花，身板硬朗，精力充沛，浑身有使不完的劲，身体很健康真令人很羡慕。

孙老不吸烟，但爱喝红葡萄酒，每晚睡前喝一小杯。红葡萄酒有软化血管、防治心脏病的保健作用。在饮食上孙老很特别，对山珍海味不感兴趣，对肯德基、麦当劳、比萨饼、牛排等从来不闻不问。最爱吃的是桃酥天天离不开，早餐时吃三四块。桃酥里含有丰富的人体必需的微量元素，如钙、镁、碘、锌等，对健康长寿有益。

总的来说，孙老能活到115岁时依然耳聪目明身体很不错，主要是他不吸烟、注意饮食合理和热爱劳动、爱喝红葡萄酒。尤其是劳动，他每天忙个不停，这样的勤劳其实是在每天锻炼身体。因此说，勤劳再加上有良好的生活方式习惯的人能健康长寿，这是很有道理的。

3名老中医罗明山的长寿奥秘。罗明山，四川省绵竹县人，在他119岁的时候依然精神饱满地为病者诊病，脑子灵活，耳聪目明，老当益壮，在绵竹县远近闻名。他1886年出生在贫苦家庭里，从7岁起就帮家乡一个姓唐的武举人割马草，在劳动之余就跟随武举人学习拳艺。青年时拜师访友，行医采药，还游历过北京、陕西等地，也曾出入深山老林里采集草药，练就吃苦耐劳的顽强意志，使他的体质能适应各种恶劣气候环境，为他后来能够健康长寿打下体质好的基础。总结罗明山保养身体的长寿法，主要有以下五条：

胸怀宽广。罗明山一生饱受艰辛磨难，但他很重视养生保健、乐观开朗、爱交朋友、爱说笑话、爱编顺口溜、写诗词等。他从不生闷气，从不忧郁寡欢，从不愁眉苦脸。他常说："人生不怕难，就怕悲愁莫展，能求苦中乐，再难也要活""心胸宜开不宜郁，郁则百病生，开则百病除"。他认为一个人的肚量要大些才好，凡是要想得开放得下，做到喜事不过于高兴，悲事不过分忧愁悲伤，这样就有利于健康。

合理饮食。罗明山经常说："饮食不怕杂，玉米青菜佳。"他大半辈子总以玉米和麦片为主食，一年到头青菜萝卜不断。他的饮食是一日三餐，按时定量，不暴饮暴食，早晨喝稀饭，中午吃干饭，晚上吃面食，不偏食挑食不忌嘴，吃素吃荤，但多素少荤。他的饮食经是：要得一身安，清淡赛灵丹；常吃萝卜青菜，一身轻松愉快；若是顿顿吃肉，肠胃必定遭殃。

锻炼积极。罗明山一辈子没有停止劳动和锻炼。在青年时候他学会拳术和气功，坚持每天打拳练武锻炼身体，还坚持黎明即起，洒扫庭院，做家务，天天如此这样。他说："水腐因水不流动，生命恒于动；要想健康长寿，就要每天锻炼运动。"

注意休息。许多年来，罗明山严

格按照中医的养生经验保养身体，养成"与日月共阴阳"的睡眠习惯。他天黑入睡，天亮即起，从不睡午觉而是静坐闭目养神。在吃饭前，他总要休息一会儿才就餐，每次出门回家后也一定要歇一会儿才吃饭。饭后又要稍坐休息半小时后才外出散步。他常说胃要保养好，要让它休息一下不要亏待它。他乐观少杂念，又注意休息，使他的胃很舒服消化功能好，身体的各种代谢进行正常，中枢神经系统功能有条不紊，从而促进他的身体健康。

罗明山还主张"青壮常节欲，到老宜分卧"。在他一生中总是与妻分房睡，定期与妻同房，不破惯例。罗明山强调："肾精人之宝，不可轻放跑；惜精是惜命，固精人难老。"

60篇
九位寿星的防病之道

有病早发现、早治疗是极其重要的养生之道。百岁寿星他们也是血肉之躯，也食五谷杂粮，在攀登长寿高峰征途中也会遭受到疾病的折磨。但他们能转危为安战胜疾病，健康管理得很不错，身体保养得是很好，他们

都是养生家。让我们来看看百岁寿星们是怎样对待疾病的？他们有些什么养生之道？养生经验有哪些？接着举九个例子作些介绍：

1 注意养生，主动预防。古人白居易说："善除害者察其本，善理疾者绝其源。"既然疾病时时会侵袭，所以我们就要"察其本""绝其源"，从源头上杜绝病魔肆虐。而且要注意养生保健，讲究新鲜卫生，注意主动性预防，这是防患于未然的妙法。许多百岁寿星就有这种良好的习惯，例如饭后漱口、勤换内衣、多晒衣被、不暴食挑食、不吃烫粥、不吃隔夜菜、不吸烟酗酒、起居规律有常、居室整洁、积极参加体育锻炼等。

湖北112岁离休教师汪贻玠活得很潇洒，精神饱满，走路腿脚轻快，还能看书读报。他认为身体需要保养，而且要主动地各方面注意保养才行。其中合理饮食、营养均衡是重中之重。因为经常饮食过饱就不能在短时间内消化，在胃肠里停滞过久会发酵变毒而引发疾病，还会肥胖。饮食营养不均衡会患病，如缺铁性贫血、缺钙会发生骨质疏松症等，所以饮食必须合理和节制。几十年来，汪贻玠长期地遵从荤素搭配、粗细搭配、干稀搭配、多鱼少肉、多吃新鲜蔬菜瓜果、有荤不暴食、饭吃七八分饱。汪老师无疑

是一位善于保养身体的优秀养生家。

上海著名儿科专家 104 岁寿星苏祖斐当进入九十多岁的时候，居然没有心血管病，而且五脏六腑也无明显疾病，唯一不太好的是患有轻度白内障，但对视力影响不大。拥有如此高龄，但她仍然思维敏捷、反应迅速、走路稳健，还能经常参加各种社会活动。百岁高龄时，她还能亲自动笔写《100 岁写回忆录》，记叙她和一家人从戊戌变法（1898 年）到 1995 年春天将近 100 年的往事。

她认为，中老年人预防疾病就要注意卫生、节制饮食。她的饮食特点是"在营养均衡的基础上少食"。她认为适当节食后体内自由基和食物毒素就少，这样肠胃心肝肾的负担也轻，轻则健旺。现在世界长寿研究科学家都接受这种观点，这就是在保证营养丰富合理的前提下"节食寿长"。

南京农业大学老教授殷恭毅 2011 年度过一百岁生日。在祝寿会上，殷教授透露自己的长寿秘诀："一个人各方面注意保健养生，这极有利于保持身体健康。"1912 年他出生于吴江平望镇，1939 年毕业于东吴大学。近半个世纪的教学与科研活动，让殷教授养成勤学多思的生活习惯。他常说，脑子不能呆，要勤学多思考，这样脑子不生锈。如今百岁的他仍然

每天早上步行 20 多分钟到学院拿报纸。其长子殷尚正说父亲每天都坚持看书读报，关心国内外新闻，视力很好，最近在阅读文史哲方面的书。父亲除睡觉，从来不让大脑休息，记忆力很好，现在他还经常跟我聊起他幼年时的事。

殷教授说："体育锻炼能增强体质，要健康就要积极参与。"中青年时期，他热衷于体操、游泳、慢跑、走路等体育项目，并受益一生。退休后至今，他仍然每天散步一小时左右，走路稳健。他 80 岁时仍坚持爬楼梯，每天上下 6 层楼并不吃力，气不喘。饮食方面，殷教授说："注意荤素搭配，各种食物都吃，营养合理，每餐不过饱。"此外，殷教授烟酒不沾，生活作息有规律性，每天吃早饭，嗜好喝绿茶，在家中茶杯不离手。"喝绿茶能抗癌，亦能护齿洁肠胃，清除自由基、延缓衰老"，殷教授常对人这样说。

2 有病早治，相信科学。谁能无病？许多百岁寿星的态度是没病不疑病，有病及时医。108 岁老人曾乐君信奉"小病不补，大病吃苦"的科学道理。她一生患过几次病，由于能及早治疗或动手术都转危为安。她 100 岁时胆囊炎发作，体温高达 40℃，白细胞只有 2 万多，不少人认为百岁

老人动手术风险太大，但当子女与她商量后她做出大胆选择：立即手术。结果，病魔在科学和坚强面前退缩，曾老安然无恙闯过鬼门关。

宋美龄在美国去世时106岁（1897年3月5日—2003年10月24日）。能活这么大岁数，主要是因为她爱读书、经常绘画、听音乐、唱歌、种花赏花，常在花儿盛开的玫瑰花园中散步，营养合理、适度节食、体重不胖不瘦、生活起居规律正常等，非常讲究养生之道保养身体。其中她有一条保养身体的经验是，有病要早治疗。1970年，她先后作过两次乳腺癌手术，因为早期癌且治疗彻底，她才摆脱病魔的纠缠。1973年又遭车祸及时医治伤愈，到1989年又发现卵巢肿瘤及时做切除术，真是所谓大难不死。后来长达30多年直到故世也没有复发。

我国代谢失调衰老学说创始人、南京111岁百岁老人郑集总结的《健康长寿十诀》是：思想开朗、乐观积极、情绪稳定；生活起居作息有规律；坚持适当的体力劳动和体育锻炼；注意休息和睡眠；注意饮食卫生、切忌暴饮暴食；严戒烟、少喝酒；不忽视小病；节制性欲和不良嗜好；注意环境卫生，多接触阳光和新鲜空气；注意劳力保护，注意安全，防止意外伤害。其中第七诀是"不忽视小病"，他一直执行这规定，重视防病治病，每年定期作全面的健康检查。他常对人说："有小病就要认真治疗和休息，不让小病转为大病。"郑集就是通过长期实践自己的防病保健十诀，使他受益多多最终获得健康长寿。

3 遵照医嘱，细心服药。妙手回春，药到病除，这是讲医学的功效。然而这功效也必须在听从医嘱与坚持细心服药的前提下方能有效。如果拿到药却不遵医嘱不能按时服药，或者吃过几次药感觉病情好转就擅自停药，或服药后自觉症状依旧就擅自加药，甚至听信小道消息改服偏方，这些做法都是不利于治病的。

台湾百岁老人郎静山，祖籍浙江兰溪，自幼就对摄影和绘画有兴趣。1912年20岁郎静山进入上海《申报》馆工作，成为中国第一位摄影记者，正式开始摄影艺术生涯，从此声誉日隆。1949年2月到台湾，担任台湾文化学院美术系教授。他的长寿经就是迷恋摄影，喜欢旅游，爬山捕捉镜头和吃补药健身。他常说他一直不曾生过病，但是在年轻时身体欠佳。后在上海一个公园内遇到一位名叫马智坤的名医，只看他鹤发童颜、身手矫健、精神饱满，就向他求教健身良方。这位名医当场给他开一个膏方，嘱他每日吃一点常年坚持，他服用几个月后觉得这膏方对身体确有好处。尽管膏方携带不便，但却矢志坚持常年服用，结果收到奇效活到 104 岁。

浙江绍兴 105 岁寿星孙越崎，1949 年 11 月他携家眷毅然离开香港前往北京，周恩来总理设宴欢迎他，席间交谈亲切。孙老说："心安理得，心情愉快，就可以活得长"，"我养生保健还有一条就是有病要及时治疗、合利用药和适当节制饮食"。解放初期，他在 50 岁时患有较为严重的糖尿病，医生要求他严格控制饮食，坚持用药。孙越崎自觉遵医嘱按规定的食谱进食，按时服药，夫人严格把关。这样坚持 10 多年后奇迹发生，他体重下降 16 公斤，终于摘掉糖尿病的帽子。连医生也惊奇地说："这样的病例真是罕见。"

上海徐汇区有一座两层西式洋房，是 103 岁的诗翁葛祖兰的寓所。他曾患有心脏病，服药前必看清楚药物的剂量、药效、副作用，而且定时服用，常年坚持。当然他还采取其他保养措施，比如生活起居有规律，每天清晨约 7 点起床，8 点半到 10 点精心阅读书报，写诗词，练书法，晚上温水洗脚后 9 点就寝。他饮食合理和多样化，绝不暴饮暴食，特别喜欢吃卷心菜和苹果，卷心菜对中老年肠胃有益，还能预防溃疡病发生，苹果对心脏有利；他一生不吸烟不喝酒；喜欢每天在室内或室外散步和打拳，从不间断；饭前必洗手。总言之，葛祖兰很重视对自己身体的保养，走进百岁寿星的殿堂时他依然耳聪目明、记忆清晰、思路敏捷、说话声音洪亮、精力不衰体质较好，令人很羡慕。

61篇
中外百岁寿星他们行你也能

古今中外，百岁老人有很多很多。他们之所以能活到一百岁以上，究其原因是因为他们比一般人更加懂得养生保健，更加懂得防病之道，更加重视保养自己身体。他们保养身体的经验有相似的，但也有自己独有的秘诀。总的来说，他们保养身体保养得是很出色。现将 10 位古今中外百岁寿星的养生保健经验作些介绍：

1 巴甫洛夫为何能这样长寿。苏联卓越的生理学家，高级神经活动学说创始人伊万·巴甫洛夫，享年 107 岁（公元 1849—1956），直到晚年，他仍然精力充沛，具有惊人的工作能力，身体长年很健康。当有人向他请教养生之道和长寿秘诀时，他回答说:"一靠劳动和体育锻炼，二要遵守生活制度，三是戒烟节酒。"他告诫人们：烟草和过量饮酒会伤害心脏、肝和肺，而且这是全身性的伤害包括还有血管。如果能戒烟节酒和各方面注意认真保养，你们也会像意大利画家蒂齐安（公元1477—1577）那样，活到100岁的。

2美国肯塔基114岁老妇玛莎·布彻，将她自己的长寿秘诀归结于经常每天喝一小杯蒲公英酒。她笑着说:"这种饮酒生活使我保持精力充沛，我现在还能劈柴，在花园里锄草和带我的曾孙。"这种酒是一种特制的配方制成，"此配方是我曾祖父传下来的，它使我们家的人都很长寿"。玛莎的父亲享年105岁，她的母亲活到103岁，曾祖父终年110岁，玛莎的妹妹106岁和弟弟100岁现在还健在。

蒲公英的别名叫黄花三七，为菊科类多年生草本植物。它的营养十分丰富，既可食用也可入药，是一种营养价值很高的保健食品。现代医学研究证实，它是清热解毒的药物，具有清肺、抗感染、散结消痛、通乳益精、养阴凉血、舒筋固齿等功效。春夏时节吃法是蒲公英绿豆汤：将蒲公英洗净后放入锅内，加水煎煮取液弃渣。将绿豆焖煮至烂，加入药液就可食用。

3）罗结是南北朝时期的北魏大将军，享年120岁。他的长寿秘诀是顺其自然，注意饮食合理，重视锻炼。用他的话来说，就是"饮食有节，起居有常，休息有时，清心寡欲，多做少说，无忧无虑"。他的饮食是"五谷杂粮、瓜果梨桃、粗茶淡饭、适当进补"无所不吃，更喜猎物和野菜。在生活起居方面，他未寒先衣，先热后解，不睡懒觉，重视运动和锻炼并长年坚持不懈。总之在各方面很注意保养身体，终于使他成为我国军事史上罕见的长寿将军。

4中国长寿王后孔英，享年124岁。她是广东省怀集县怀城镇人，年轻时帮人打工耕地，经常上山砍柴。进入老年后，她仍经常上山劳作或逛县城，而且从不扶拐杖也不乘车，长期坚持步行走路。老人喜动每天总是闲不住，百岁后还能生活自理，帮做家务，眼力尚好还能穿针引线缝补衣服，脸色红润，谈吐自然，手脚灵活，走路稳健。

孙英的长寿秘诀主要是：生活起居有规律，性格开朗乐观，爬山走路锻炼，一生几乎不曾生过病。有人问起她有何长寿秘诀？她说："我没有什么特别的秘诀，只是爬一辈子山，走一辈子路。"全国老龄委授给她"中国长寿王后"的荣誉称号。

5 著名生物学家陈纳逊，广东省中山市人，他曾任南京大学化学系主任。111 岁的时候，陈纳逊童颜鹤发、思路敏捷、精盛气足、说话声音洪亮、走路时腿脚灵活稳健。他之所以能获得如此高寿，身体还这么好，主要得益于他钻研的生命科学独特优势。他认为，生命在体动心静，对疾病要主动预防。他的十大养生宝贵经验中就有"科学饮食、合理营养、药物抗衰、预防疾病"。

他一生始终保持着开朗乐观的心情，从不卷入世事纷争，每遇不称心的事总是想得开，保持良好的心境。而且，陈老酷爱体育活动，年轻时喜欢踢足球，还喜欢走路、长跑、骑马、打猎等。退休之后，他体育锻炼不松劲，如散步、做自编的徒手操，每日按摩手、脸、胸、脚等部位要穴一小时，天天如此。他说："许多年来，我一直很健康，没有吸烟嗜酒和生活起居无规律、饮食过饱、图安逸等不良生活方式习惯，所以我没有生过大病。"陈纳逊他还说："健康比长寿更重要，因为我们追求的长寿目标是年长智在。如果像痴呆那样，就是能活到 200 岁也不值得羡慕。"

6 在新疆喀什疏勒县库木西力克乡的一个小镇上，有一个 127 岁的老寿星阿丽米罕，她生于 1886 年 6 月25 日，从 2010 年开始至今连续三年荣登中国老年学会发布的全国十大寿星排行榜。阿丽米罕老人一生都在家务农，性格非常开朗，唱歌是她的乐趣，嘴里总是哼着维吾尔族特有节奏的曲调。仔细打量这位 127 岁的老人，皮肤细腻、眼睛大而明亮、动作思维敏捷。老人幽默地用手做两个洗脸动作，笑呵呵地说："我每天用清水洗脸，没做什么护肤，也没有用任何化妆品。"

老人起居非常有规律，早上六七点钟起床，做 30 分钟左右的礼拜，晚上 9 点睡觉。老人最喜欢吃玉米面加青菜的玉米粥，中午吃拉面或馄饨，晚上吃肉包。她胃口很好，一顿可吃10 只肉包子。她一直保持着饭后散步的习惯。虽然老人已经 127 岁，但她至今还可以包饺子，去菜市场买菜做饭，生活能自理。她住在小女儿家受到家人悉心照顾、家庭和睦。所以老人心情好，心态好，因而延年益寿。

7 享年 126 岁明代和尚无瑕的长寿秘诀。他是河北宛平县人，24 岁出家五台山，跟师父苦读经书虔诚修行，后到九华山穴居修行，曾被明朝崇祯皇帝封为应身菩萨。他的长寿奥秘，据分析除五台山、九华山环境幽静、空气清新和他每日握笔运气抄写经文外，主要得益于他常年服用黄精

（别名鸡头黄精），这中药有延年益寿的功效。东汉末年医学家樊阿享年103岁，他的长寿秘诀也是每天服三钱黄精，而且他按其师父华佗（今安徽亳县人，卓越古代医学家）授给他的长寿秘方：漆叶黄精散。黄精在古代养生学家的眼中是神奇的延年益寿的中药，有久服成仙之说。

8 殷代大夫彭祖，享年131岁。他认为保神是养生的根本，再三告诫人们切不可伤身、散神、烦神。他指出，人生一世久远之期寿不过三万日，不能一日无损伤，不能一日无修补。他是如何养生防病的呢？彭祖年轻时喜欢独自外出旅游，外出有个习惯就是有车有马但常不乘而偏爱步行。他平时善于导补之术，经常饮桂花茶、鹿角散、云母粉，所以看上去他好像很年轻，看不出有半点衰老的样子。

彭祖养生还喜欢闭气静坐养神。经常从早上到中午，到下午又端坐拭眼，按摩身体，接下来还舌舐上腭、吞咽唾液方才起身走路讲话。对于小毛病倦怠不安，彭祖有个导引闭气的自我治疗法。就是采用意念引导的方法，引气上行头面九窍，内行五脏六腑，务必让自己感到其气运行在身体当中，行至各处无所不知。并且他有时还结合意念疗法，心想意攻身体内外不适之处。这样几十个回合下来，身体就舒服许多，坚持一段时间后就能康复。

9 老子是春秋时代楚国人，古代著名哲学家、著名养生学家，享年160岁。他寿命活得这样长有什么养生之道？他长寿秘诀归纳为三条：一是少私寡欲，知足常乐。他认为，一个人要想长命百岁就要做到少私念少贪心，知足常乐心态要好，这是重要的养生保健；二是专气致柔，静以养生。他认为人若能专精守气，致力柔和，就可起到保健增寿的效果；三是顺其自然，祛病延年。他认为只有顺其自然之道，适应自然变化去生活才能祛病益寿延年。这些养生理论，与东汉哲学家王充的观念相吻合。

王充在其《论衡》中写道："人本于天，天本于道，道本于自然，顺乎自然即是最上养生之道。人的夭寿取决于先后两个方面，有先天的强健和后天的保养，但后天的保养是最主要因素。"许多百岁老人的养生实践早已经得到证实，人在后天如果能重视对自己身体的保养和顺应其生命的自然规律，是能够获得高寿的。

10 窦公，是战国魏文侯（公元前445—402）时期的盲人乐师，享年181岁高寿。他13岁时双目皆盲，其父母怜爱备至，教他学琴（一种乐器）。古代以服饵（丹药）、导引（气功）为长生之术，但窦公都不会。他天天坚持以鼓琴为乐，结果乐出健康，乐出长寿。《札记》曰："乐者音之所由生也，其本在于心之感于物也。"

探究窦公之所以能如此这样高寿，除他是一个盲人不受外界杂事纷扰之外，主要是因为每天鼓琴奏乐，优美动听的音乐声声入耳，调节影响人的生理滋润心田，使他沉浸在欢乐之中保持愉快心情所致。

62篇
清朝秀才苏局仙养生奥秘

苏局仙是苏东坡28代孙，是有"上海第一百岁老人"之称的著名书法家，生于1881年12月（清光绪七年）浦东周浦镇牛桥，逝于1991年12月30日，享年110岁。苏局仙9岁进私塾，读书勤奋，24岁中秀才（中国清朝），从此与书终生相伴，担任周浦中学教师。从学校退休后，依然得到党与人民的尊重，历年当选为南汇县人大代表，1965年被评为全国健康老人，1980年被聘为上海市文史馆馆员。

令人敬佩的是他思维敏捷，记忆力强，谈吐风趣幽默，能文善诗。他先后写下万余首诗，十年动乱中大半被付之一炬。但他并不灰心气馁，85岁后继续写诗，先后出版《水石居诗钞》《东湖山庄诗稿》《东湖山庄百九诗集》3本。尤其他酷爱晋朝大书法家王羲之的《兰亭集序》，临摹90余年而不息。他的书法笔力稳健、气势连贯、功底扎实。行书《兰亭序》参加全国群众书法赛一举夺魁，时年98岁。当时被媒体报道曾轰动全国。他年过百岁时依然脸色红润、耳聪目明、精神很好、走路稳健，很少用手杖。

苏局仙的书法很有名气，传至国内外。曾有30多个学术机构聘他为顾问，许多墨宝被博物馆、纪念馆珍藏，有的还刻石留史。他的事迹被《中国当代书法家辞典》《当代书画篆刻家辞典》收录。当时担任总书记的江泽民在接赠苏局仙的条幅后，致函答谢："苏老字迹秀丽，甚为欣赏。"原解放军总参谋长迟浩田将军挥笔题词"寿星墨宝，誉满华夏"。苏局仙的书法，在中国书法界有北孙（墨佛）南苏（局仙）美誉。

苏局仙写过这样一篇《长寿三字经》："人长寿，并不难；要早起，慎寒暑；戒香烟，忌暴食；勿过饱，勿过饥；饥即食，倦即息；莫烦恼，要乐观；勤劳作，多运动；透空气，避污浊；戒忧虑，勿怒燥；常洗澡，勤换衣；讲卫生，病早医；种花草，养鱼虫；明乎此，保长寿。"从苏局仙《长寿三字经》里，我们可以领悟到他主要有三个方面的长寿秘诀：

莫烦恼要乐观。苏局仙的一生饱受艰辛，曾经遭遇过不少苦难，但他从不悲观和失望，而是在逆境中以苦作乐、心胸宽广、处事乐观、不为名利所累。例如，辛亥革命后军阀混战，不久抗日战争爆发，国土沦陷，苏局仙痛恨日伪的奴化教育而弃教务农。但敌伪却硬逼苏局仙充当汉奸乡长。为避开日伪诱迫，他在家念经拜佛装傻，并将书斋起名为"水石居"，寓意自己像水一样清白，像石一样坚强。每当碰到不愉快的事情，苏局仙采取的办法就是置于脑后不去管它，或是找孙辈们玩耍寻找乐趣，或是自己"照镜子"反省自己，这对他的身心健康大有好处。

生活规律慎饮食。苏局仙有着良好的生活起居习惯，每天晚上9点睡觉，每天鸡啼起床，洗漱后喝杯盐开水，早饭后练书法、会客、散步。午饭后闭目养神一个时辰，接着阅读报纸、写诗、练书法。苏局仙说："练字是一种极好的锻炼，书写时全神贯注可以起到静心养性的作用，提笔运腕吸气屏声在动中有静，像在做气功一样，能达到舒筋活血强身健体的效果。"他从8岁开始临池习字，百余年乐此不疲。他日常饮食喜吃新鲜蔬菜，也吃鸡蛋、海鲜和肉类，但多素少荤。70岁前，他中饭吃干，早晚吃稀的麦片米粥，胃口较好吃得很香，他只吃七分饱。70岁后他仍然粗茶淡饭、饮食节制，不偏食也不暴饮暴食，每顿限量为一浅碗。他从不吸烟，不喝浓茶，但每日晚间喜欢喝一小杯黄酒，夏季改为一杯啤酒，冬季改喝一小杯白酒，他说喝酒能舒筋活血，驱寒暖身。从这些生活习惯看，苏局仙是很会养生保养身体的。

勤劳作多运动。苏局仙曾经说过："人是动物，需要天天活动；活动活动，活着就要动；天天要学习和做事，不动就成废物。"他幼年体质较弱，10岁前经常生病。但当他担任周浦中学语文教师后就开始坚持体育锻炼，每天长跑坚持到60岁。之后他开始走路锻炼，日行五千步。百岁后他仍不忘多运动，每日坚持在田野河边路上散步，做深呼吸，在家中的室内往返走路锻炼，坚持不懈。做深呼吸时看上去似乎他在随意呼口气，但当吐气时整个声音却从丹田发出足足有20秒钟以上，脸不改色，气不喘。百岁老人能有如此这样大的肺活量，真令人称奇。

63篇
约旦老翁的养生很有趣

在约旦国的一个小村庄里，有一个120岁老汉名叫阿布·穆罕默德。他如今有14个儿女，孙子和重孙超过100个。自己本来可以颐养天年，但老汉在第二任妻子去世后深感寂寞，生活冷清、孤独空虚。虽子女们反对，但老汉还是决定征婚迎娶第三任妻子，慰孤独之心。他这次征婚条件非常苛刻，年纪不超过40岁，头发鲜亮，活泼可爱的会持家的女人。

老人第二次结婚时85岁，娶了只有27岁的年轻妻子。当时这老人的岳父曾经对女儿说："这老头这把年纪，最多能撑上三五年。"没有想到，老汉一下子跟这个年轻妻子共同生活，变得特别的开心，干活也更有劲。两人整整生活32年，生育7个孩子。这位百岁老人，看上去也就像70来岁的样子，竟然很少有白发，脸上皱纹没有，两只眼睛炯炯有神。据他的亲戚们说，老汉身心一直以来都非常健康，精力旺盛不亚于年轻人。

这位百岁老人的养生秘诀很简单，就是从不闲坐，不停地忙着菜园里的活儿。一天劳动谁都没有看见他停下来坐一会，忙这忙那的很勤劳（其实这是在锻炼身体）。他还每天步行10公里路，从不间断，不觉得累。他不吸烟也不喝酒，喜欢吃鲜鱼和新鲜蔬菜水果，饮食不过饱，营养丰富均衡合理，体形不瘦也不胖，很会养生。据他的儿媳妇说：老人身体长期以来很健康，至今没有一次到医院看病。他说话慢悠悠的，口齿清楚，生活能自理，走起路来轻快又稳健。

64篇
王维林大锣王勤劳爱练气功

王维林，在戏曲舞台上从艺80年，曾受到毛主席的亲切接见，直到1968年3月无疾而终，享年127岁。王维林是河北省霸县人，1842年出生在一个贫寒的家庭。他7岁起学演河北梆子，11岁开始登台表演，19岁时因嗓子变声不能再继续在舞台上演唱，只好到天津改行学打锣。

他打锣十分刻苦用心钻研，不仅精通梆子、评剧、京剧的锣鼓谱，还能熟练地运用锣音高低、轻重急缓等技巧，烘托出舞台上各种不同的情绪，锣乐声很悦耳美妙动听。他那非凡的演奏技能，使他得到观众的喜爱，赢得"大锣王"美称，盛名于关内外。

在新中国成立前的几十年里，王维林在"处处无家处处家"的演戏生涯中备受艰辛。新中国成立后，他才过上安定的日子。他虽年过百岁，但其身体非常健康，说话宗气足看不出老态，优越的社会制度焕发出百岁老人的青春。他接受特聘，在沈阳升平剧院担任乐队的锣师，仍像年轻时一样不仅完成任务出色，还将长期积累下来的演奏经验传授给剧团里的后生们。王维林的不服老工作认真勤劳的品质态度深深地感染影响着剧团里的人，受到敬佩和爱戴。每逢过年过节，这家接他去聚餐，那家带着礼品来慰问看望，使这位独处许多年的老人不感到孤独，心中很是温暖很高兴。

王维林过110岁生日这天，辽宁省和沈阳市的领导到他家祝寿。他百感交集，想起旧社会的苦难和辛酸的往事，看看新中国的幸福生活，他说着说着抑制不住感情，竟然淌下热泪来。当省市领导问他有什么困难和要求时，他抹泪不好意思地说出藏在心中的一桩夙愿：想见见毛主席。他说，如果真有这一天，死而无憾。一年之后，王维林做梦也没有想到他的心愿真的能变为现实。

当时中共中央办公厅给他写来一封信，传达毛泽东主席对他的关怀。

1954年春天，把他接到北京中南海。毛主席搀扶他坐到沙发上亲切地与他交谈，对他说："你这么大岁数，今后不要再打锣，送你进养老院养老怎么样？"王维林答道："我身体还蛮好，生活和工作没问题，给国家省点钱，用在修铁路建设上。"毛主席听到这样说，微笑着，顺手从抽屉里拿出一张照片，在背后签"毛泽东"三个字和日期，送给王维林留念。

王维林受到毛主席接见后，心里头一直乐滋滋的，打起锣来更带劲，走起路来也显得更有精神。1957年10月经过再三劝说，王维林同意离开舞台生涯光荣退休，生活由国家负责安排和照料。1960年夏，118岁的王维林出席第三次全国文代会，成为代表中年龄最大的老人。毛主席在接见全体代表时远远看到王维林，赶紧走上去紧紧握住他的双手很亲切，且祝他健康长寿。

王维林有什么长寿秘诀？除去他刻苦钻研锣艺与工作勤劳之外，最重要的是长期的脑力劳动与打锣轻微体力劳动的锻炼，促进他的体质能不断地增强。还有就是他一生烟酒不沾，爱好就是练气功，每天上下午各有个把小时参加体育锻炼。而且他练气功从来不间断，直到他退休后还经常跟年轻人一道举杠铃、练气功、手劈砖。

他 121 岁时耳不聋、眼不花，头发也奇迹般的由白转黑，返老还童。

65篇
吐地沙拉依保养身体特好

吐地沙拉依老人是新疆喀什地区英吉沙县人，1986 年 8 月他寿高 137 岁，其身体还很结实、手脚灵活、走路稳健。他 1849 年 4 月 8 日出生在贫农家庭里，自幼家境贫苦，以农为业。父亲 81 岁因病去世，母亲 112 岁作古。父母生育 8 个孩子，他排行第二。大哥 135 岁离世，大弟活到 105 岁，二弟享年 104 岁，其他几个弟妹先后因病在 30～50 岁时就去世。一家有 5 个百岁寿星，真是奇迹也不容易。吐地沙拉依有啥养生之道？

吐地沙拉依老人 21 岁结婚，一生结过 4 次婚共有 8 个子女，其中 5 个不到 10 岁都因病而亡。现在的老伴 57 岁，是 1981 年他 132 岁时结婚所娶。他年轻时就一直经商，80 岁那年他骑着毛驴赴沙特阿拉伯做生意，在外 20 年。1947 年由阿拉伯启程，历时 2 年于 1949 年 7 月返抵家乡，当时整整 100 岁，他还可以在田间劳动。110 岁后，开始在家里做些轻微的家务，还常常戴着眼镜看书读报个把小时，然后背诵经文。闲来无事时，还时常外出探亲、访友、散步、赶集，生活过得丰富多彩和充实，休闲之中忙这忙那的很勤劳。

吐地沙拉依有个良好的饮食习惯。他的饮食通常以玉米面和玉米饼为主，辅食有少量细粮麦片，饮食清淡为常。一年四季喝酸奶（100 克／天），不吃油煎油炒或过热过冷的食物。吃肉时喜欢清煮喝汤吃肉，每年秋末初春时各吃 100 只鸡蛋。由于本地是著名的瓜果之乡，所以各种瓜果成为村民们长年不断的主要副产品，他也喜欢吃。

吐地沙拉依一辈子不吸烟也不喝酒，从未生过大病而进医院。如今的老人除牙齿脱落几颗外，头发不脱只是变白，听力稍差，但视力和记忆力相当好，思维敏捷脑子灵。经体检，老人脉搏正常为 68 次／分（成年人在正常情况下每分钟跳动 60～80 次），他的血压 118/78 毫米汞柱也很正常，体重 65 公斤，血型为 AB 型，面色红润，毫无老态气衰之感，精神很饱满。

吐地沙拉依老人谈体会时说："我的长寿秘诀是养身在动，养心在静，动静相结合。"他一生坚持劳动，四季活动不止。起居作息有严格的规律性，每天早晨六点起床，晚上九点准时上床睡觉。每日做3次"乃玛"即做礼拜，这是伊斯兰教徒诵读古经时一种规范动作。每次做30分钟，要求很严格，做前要擦洗全身，做时全身舒展，闭目养神，运气行力，虔诚无邪，叩拜跪立有礼有节，专心致志背诵经文。做乃玛这种活动，他从成年起至今一个多世纪以来百年如一日坚持不懈，这样能活动筋骨、锻炼毅力、陶冶情操、培养意志、增强体质。做乃玛这种活动，对培养吐地沙拉依老人坚强的生活信念，遇事宽容的性格，待人诚恳豪爽，精力的旺盛，体力的充沛体质好以及内心精神的修养，都有着密切的关系。他防病养生保养身体是做得非常好，相当出色。

吐地沙拉依的生活环境优越。他的住房虽简陋，但很宽敞明亮，洁净通风，冬暖夏凉。远处农田连片，近处住屋的周围绿树环抱，庭院内各种树木瓜藤纵横成荫，春季时到处花儿盛开香气四溢，环境很优美幽静，清凉舒适。按照著名国画大师张大千的说法，这种住宅是最佳的居住生活环境，非常有益于健康长寿。

66篇
孤儿龚来发是中国长寿之王

贵州省务川自治县的老寿星龚来发，被全国老龄会93中国爱老活动组委会组织的中国百岁寿星排座活动，评为中国长寿之王。他成为全国唯一"颐春荣杯"获得者，坐上现代中国长寿金座椅。

龚来发，1848年3月7日出生在世代务农的家庭。幼年时家境贫困，其父吸鸦片，致使家庭更加穷苦。在他2岁的时候，母亲被迫离家，他只能跟随父亲生活。有一天，他不慎从床上掉下受伤，因无钱医治导致右脚残疾，父亲打算遗弃他。正当父亲抱着他走向悬崖时，巧遇姑妈劝阻。后由姑妈将他送给向老二当儿子，从此他的生活总算有依靠。但好景不长，向老二夫妇先后亡故后他成为孤儿。他只得栖身山洞，过着野人般的原始生活，从树上摘一些野果充饥，全身长满黑毛变成野人。后来经好心人介绍，给同村的向礼金当儿子。原本缺少劳力的向家，收养他后接连生三个男孩，家境越来越兴旺。向家为此非常的喜悦，故给他取名叫来发。

向礼金病逝前，留下遗言："不管龚来发活到什么时候，子孙都要很好赡养他，要一代代传下去。"向礼金的子孙牢记祖训，对龚来发很敬重尽孝，关心照顾他的生活起居很仔细周到，而且代代相传。前后有六代人，历时100多年侍奉一个没有血缘关系的老人，且当他100多岁时身体还这么好，在当地传为佳话。龚来发为何能活到如此这样的高寿？

首先得益于他居住的生活环境好。他居住在大岭帮村的四周环山，风景秀丽，青山绿水，鸟语花香，空气新鲜，是一个没有污染的地方。而且他长期住的是一座木架瓦房建造在一米多高的巨大石块上。住房有三间，宽敞明亮，冬暖夏凉，非常适宜老人居住，安度晚年生活。

其次得益于一生没有脱离田间农活的劳动。他从年轻到年老，长期的一直劳其筋骨，锻炼毅力意志，这样他的体质就好。与众不同的是他从不穿鞋子，不管是严冬还是酷暑，总是赤脚在雪地上走，在热烫的岩石上跑，毫不觉得疼痛。每天临睡前，他用当地深山里的泉水洗脸洗脚，天天如此。或许因为曾经度过几年野人生活的缘故，他在冰天雪地的大寒季节里穿戴很单薄。穿薄衣裤也能安全过冬，这说明他的抗病能力强体质好，且他不喜欢烤火取暖。

其三得益于他的生活有规律。每日天黑而寝，不睡而躺着养神，天蒙蒙亮起床，在庭院里走路锻炼半小时多或个把小时。每晚睡眠八小时左右。他100多岁后白天一般在家，不爱串门，喜欢闭目养神一二个小时，然后再走路锻炼半小时多或到菜园里看看走走，有时也做一些力所能及的家务活。年轻时偶尔吸烟，但是50岁后戒烟不再吸烟，他知道吸烟不好。饮食与家人一样，有啥吃啥，荤素不论，从不挑拣也不忌口，什么都喜欢吃。过去一直吃玉米粥饭，晚年因生活条件得到改善就吃混合饭（玉米、小米、大米），每顿吃八分饱。他没有喝酒嗜好，但到晚年时当地酒厂经常赠送几瓶乌龙御风酒给他，于是他每天晚间喝酒暖暖身子，活血通经，享受美好的生活。

其四得益于向家子孙的良心好，照顾得好。他们对龚来发的关心细微周到，一日三餐热气腾腾的饭菜准时放在餐桌上，伙食很不错，还问寒问暖、洗衣裤晒被等，有求必应。这样使龚来发生活在温暖的家庭环境里，感到很开心和幸福心情愉快，这样能够促进健康长寿的。

其五得益于他的性格脾气好心态好。龚来发身材矮小不高，但腰板硬朗，双目炯炯有神，精神饱满，走起路来稍有点跛但是稳稳的脚劲好。他性情温和，从来不跟人伴嘴，为人善良大度，乐于助人。村寨里的老老小小都喜欢他，跟他聊聊扯家常，他总是乐乎乎的好像一点心事担愁都没有，老的小的都亲热地叫龚来发为"老祖祖"（曾祖父的称呼）。在 1995 年 3 月 12 日下午，他突发急性黄疸肝炎被急送医院，抢救无效而谢世，享年 147 岁。为此，新华社向全世界播发一条讣告消息。

67篇
冷谦练气功按摩养生享高寿

冷谦是明朝著名养生学家，享年 156 岁，在古代能够如此这样长寿，真令人很羡慕啧啧称奇，他肯定有保养身体的秘诀。是的，他有许多养生之道都"用上去"保养身体，但最主要是他能积极实践七种功法和养生十六宜。他几乎每天早晨饭后做个把小时，下午 4 点再做，长年不懈坚持。所以他的体质长期以来很好，从未生过大病，百岁之后依然耳聪目明、身板硬朗、说话声音洪亮有精气神、走起路来稳稳的很有脚劲。七种功法和养生十六宜特点，是用按摩结合气功的祛病导引法进行防病治病，健身效

果很不错。具体做法介绍如下，提供给大家学习与练习保养自己身体。七种功法：

1 呼吸吐纳：平卧于床，盖被去枕，两脚伸直，以鼻吸气，复以鼻呼气。将胸中废气呼出后，再用鼻吸气。气微而鼻无感觉有气通过，气宜细均深长。如此这样反复吐纳 50 次，能够增强肺功能和除背痛之疾。

2 导引闭气：躺在床，目微闭入静，慢慢吸气并用意念引导气从头部开始想象天外之泉水进头顶缓缓下行，让自己感觉到其气运行在身体当中，行到何处皆知晓。然后，呼气经胸、腹、腿至脚底出，为一次。吸气呼气要做到意念与气同行，做 50 次。在做的过程中还要用意念疗法，心想攻身体不适之处，这有良好疗效。此健身功法，殷代大夫彭祖也常做，他还喜静坐养生，方法类似。

3 息息归脐：此功法可躺也可站着做，或与扩胸伸臂配合着做。其要领是：慢慢地最大深吸气后提肛，想着肚腹且前后鼓荡运动。提肛鼓腹后吞咽口中唾液，然后再缓慢地做最大深吸气，以增强肺活量和肠胃功能。此健身功法是冷谦总结的千古名言："一吸提肛，息息归脐；一提便咽，水火相见。"每天这样锻炼可通和上下和分理阴阳、促进血液循环、加强

新陈代谢、去旧生新、充实五脏六腑、强身健体。且能驱外感诸邪，清内生之百病，如腹泻、胃痛、前列腺增生、清除腹部脂肪、防治各种代谢疾病和老年习惯性便秘等。

4 举手抚胁：端坐伸腰，举左手仰掌，以右手抚按右胁，鼻连作深吸气8次。然后改用右手举仰掌，左手抚按左胁，鼻深吸气8次。此功法对胁间神经痛、慢性肝胆疾病有辅助治疗作用。

5 闭息揉肾俞：两脚踏地与肩宽，口微闭，舌头顶住上腭，眼向上望，同时紧缩上提肛门。然后两手叉腰，用大拇指指腹按揉肾俞穴百余次。

6 呼气开弓：身体下蹲，右脚后挪。两手作挽弓状，每吸气一次右手做一次拉弓动作，然后将气缓缓呼出，同时右手复原挽弓状。如此反复做50次，左右手轮换。做后感觉心胸舒、四肢轻。这种功法可以防治冠心病引起胸闷和呼吸道疾病。

7 摩目揉耳：用双手的拇指、食指的指腹按揉耳、眼角的太阳穴各50次；再将两手搓热熨摩双目（闭眼），用力压揉耳根发际的风池穴和后颈上近头发中间凹处的风府穴各50次。长期坚持这样做可降血压和醒脑，耳聪目明。

养生十六宜内容是：发宜常梳，面宜常搓，目宜常运，耳宜常弹，齿宜常叩，口宜常闭，津宜常咽，背宜常暖，腹宜常摩，胸宜常护，足宜常搓，言宜常默，肤宜常洁，心宜常静，气宜常足，神宜常存。

上述七种功法养生十六宜是很好的锻炼方法养生之道，做起来不难。其关键是要认真学习动作要领，然后要认真地做。尽量将动作做得好一点，让别人看起来动作顺柔优美是真功夫，这样就好。当然要长年坚持像每天吃饭一样必须锻炼，这样自己身体才会渐渐地变得越来越强健。诚然保养身体要全面，其他养生之道都要跟上来实行，例如适当进补、身体不肥、有小病要早治疗等。我们只有这样认真照顾好身体才能获得健康长寿，只要按照保健养生知识坚持不懈去做就能圆梦。

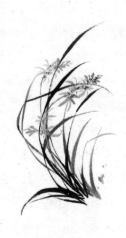

68篇
女皇帝武则天保养身体有方

武则天是我国历史上空前绝后的女皇帝。四川北部的广元是武则天的故乡，皇泽寺是纪念武则天的祀庙。该寺位于广元西嘉陵江的西岸、乌龙山的东麓，距今已有1500多年历史。

武则天通晓文史、武功精深、才华出众。在她执政的30多年里，国家安定，经济繁荣，文化发达，国力强盛。她日理万机，但是精力充沛。当时唐朝人均寿命很短只有30岁左右，而武则天竟然能活到82岁，实属是长寿的帝王。

她的高寿并非偶然，有一套自我保养延年益寿的秘诀。据史料记载，她对母亲杨氏每天盘腿静坐感到好奇，于是她早在青年时期就跟着信奉佛教的母亲练习"坐禅"。她27岁那年又到感业寺当尼姑，三年间每天盘腿静坐，修身养神，把静坐养神功法练习到了炉火纯真。她母亲享年92岁，武则天称赞说："母亲不是佛，让她如此长寿是静坐养神的结果"。

武则天国事繁忙，千头万绪，仍然精力充沛应付自如。每天还要抽出时间在后宫静坐养神，且一生乐此不疲，坚持不懈。然而，武则天并不只是好静不喜动，她从小有少年之气，在年轻时就十分爱好体育，特别是爱骑马和拉弓射箭。其父是长安的近卫军官，武功超人，其母有很高的文化修养，她自幼在父母的熏陶下也能文能武，能歌能舞。因此深得皇后的宠爱，她14岁就被征招入宫。入宫后，她主管安全与音乐，皇后外出时她要骑马露面，手执弓箭护卫皇后。她还曾经帮唐太宗驯服过一匹烈马。后来执政时，她还常骑马检阅军队和外出巡视。长期的静坐养神、习武练功这是她长寿的主要秘诀，这样使她的身体一直很健康。

心胸宽广。武则天是一个胸襟非常开阔豁达的人，对任何事情都能淡然处之，其情绪稳定。如公元684年，当时被贬为柳州司马的徐敬业心怀不满，在扬州起兵反对武则天临朝当政。著名文学家骆宾王不仅是这次造反骨干，而且还书写了当时轰动一时的《对武氏檄》。在此进军令中，骆宾王竭尽全力挖空心思对武则天进行尖锐刻薄的"嬉笑怒骂"，罗列二十大罪状。武则天听说后，居然要来了这篇檄文认真阅读，读着读着她竟然情不自禁地为作者的文采所折服。她连读几遍后，当着面连声责怪宰相："有如此之良才而流落不遇，宰相你安得失此人。"武则天的胸怀如此宽广，这是她健康长寿的"助推器"。

兴趣广泛。据《武则天》记载，武则天的兴趣爱好十分广泛，喜爱音乐诗歌，欣赏大自然的风光，但最喜爱的是书法和旅游。她从小随母亲学习写字，写得一手漂亮好字，从少女起她就酷爱书法，从不间断。她当皇帝后开始练习"飞白行草"，居然无师自通，不仅将这种笔法练得得心应手，而且还常常别出心裁地将笔画配以"鸟形"，因而创造了一种别具一格的字体。

专家认为，书法绘画都是一种融体力和脑力于一体的平衡性劳动。手中握笔不仅要用力还要运气，一笔一画都要运足气力，常常要出一身汗就像打一次太极拳。同时书法绘画有利于养心，人在挥毫时将全身之力和大脑之思全部集中于笔端，静中有动，外静内动，将动静乐三者合为一体，导致心息相依宠辱皆忘，因而内气充盈，这样极有利于身心健康。

驻颜有方。武则天非常注重面部保养，为悦色增容她千方百计地寻觅美容秘方，并令御医制成美容化妆品，后来终于研制成"天后炼益母草润面方"。武则天因长期使用此秘方涂脸，至八十高龄仍面色红润，风韵犹存。这无疑增强武则天的生活信心和愉悦感，使形体和精神得到较好的养护。

武则天33岁时被封为皇后之后，最大乐趣是"伴君游"。随同高宗游览名山圣地时，她上山下坡常常以步代轿，不要宫女挽扶以尽其乐。武则天还喜欢赏花，常在宫内花园里走来走去观花、散步、亲手种植各地名花异草，且四季有花。所有这些对武则天的身心健康都非常有益。

69篇
英国女王防病保健很特别

英国女王伊丽莎白二世在位七十年。前英王乔治六世1952年1月病逝，其大女儿伊丽莎白于1952年2月继承王位，至今95岁，但她的身体却出奇地硬朗几乎没怎么去过医院，始终以充满魅力富有朝气的形象出现在公共场合。人们猜想，女王肯定有自己独特的健身法，很值得我们学习和借鉴。伊丽莎白的贴身管家，曾向媒体透露一些女王确有特色的养生之道。归纳起来用十二字概括：节制饮食、生活规律、坚持运动。

管家说，女王年轻的时候就非常注意控制自己的体重，这样做不完全是为保持亮丽的形象，关键还是被她看重的是健康。譬如说，英国人有饮下午茶的习惯，皇室更有用下午茶招待来宾的做法。但细心人发现，女王从不碰含奶油巧克力之类的蛋糕和各类风味甜点心，除饮茶之外，她最多只切三小块黄瓜三明治。

女王日常的饮食也一律以清淡精致为首选，从不喝一口含糖饮料，连出国访问她也必带中国茶或印度茶。当然还要带上专门为她准备的莫尔文山的天然矿泉水。为女王服务的厨师都知道，她喜欢简单清淡低脂低油低盐的饮食习惯，就是午餐她也只是吃三四片火腿或牛肉。诚然，西红柿和莴苣笋总是不能少的，但与别人不同的是她从来都是清吃这两样蔬菜，不让加油炒或蘸什么蛋黄酱之类的佐料。新来的一位厨师想露一手的心理驱使，第一次为女王服务将菜烧得花俏，做造型的花花绿绿的倒是挺好看。但时间不长，花俏型的菜不仅被原封退回，还在盘子上附有一张纸条：女王不想让她的厨师浪费过多时间做好看的食物。

女王很聪明，有时不得不用智慧和技巧来躲避她不喜欢的食物。在英联邦的汤加岛国访问，宾主致辞后，主人用最上等的烤乳猪作主菜招待。女王亲自切下一小块肉，放进自己面前的盘子里，和切成片的龙虾肉和火鸡肉搅在一起，在女王刻意制造的热烈气氛中，她又夹三四片西瓜放在自己的盘内。因此在她轻轻咀嚼水果时，别人还以为她在吃烤乳猪肉呢？

女王饮食有讲究。她对食量有着严格控制，所以她能做到按时定量，每餐只吃七分饱，多素少荤，注意少而精。她有时也有多吃一点的时候，每到此时她就自觉地实施一种速效减肥法，每星期内有一顿只喝大麦茶不吃任何食物，将多余的热量及时释放。每当涉及减肥想健康，女王总是在保健医生指导下进行，特别小心。

女王生活有规律。她从不熬夜，每到晚上22点准时就寝，早上7点半按时起床，就是出国访问或旅行也不会改变。夜间不管参加什么活动，只要一到21点女王就会先行离开以确保22点入睡。每天早晨当女王醒来后不会立即起床，而在床上再躺半小时做一套自编的"健身操"，如做深呼吸、腹部按摩、转动手臂、按摩眼睛擦脸等，然后起床。

锻炼保养身体很积极。适度体育锻炼能增强体质，提高抗病能力，保持精力旺盛。伊丽莎白女王有一套独特的健身法，在繁忙的工作中只要有空闲时间，她会仰躺在躺椅里把双脚高高架起，并慢慢喝上一杯茶借以轻松全身。高抬双腿的好处是可以起到加速血液的循环、减轻静脉内压的双重作用，还能预防下肢静脉曲张等疾病的发生；经常抬高双腿还可以加快下肢血液向心脏回流，再通过心肺血液循环流向全身的组织器官，这样就可以大大地提高组织器官内的含氧量和营养滋养，极有利于心肺健康。

女王几十年来长期坚持锻炼身体。每天下午 2 点半和每个周末在温莎公园、王室花园里散步，或在白金汉宫的后花园遛狗。她散步的方式很特别，不是那种悠闲自得的走路，而是采用"皇室正步法"。看上去样子像操场上正在训练的新兵，抬头挺胸、目视前方、摆动双臂有力、步速较快，并且锻炼持续较长时间直到身体有微汗的舒适感觉。

养生保健专家对女王发明的这种做法经过分析研究后认为，这样能锻炼心肺功能，促进双腿肌肉发达，还对减少腹部脂肪，防止老年痴呆和驼背，使人的精力充沛容光焕发，对体质的增强都非常有好处。

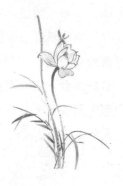

70篇
乾隆皇帝保健养生要诀

古代皇帝，有出生和谢世记载的共有 209 位，平均寿命是 39 岁。清朝的乾隆皇帝在位 60 年，享年 89 岁，这是中国古代皇帝中的长寿之最，他被人们尊称为古稀天子。他学识很丰富，查其一生所留诗文达 6 集、455 卷之多。而且，他非常重视保养身体，正如乾隆自己所说：肤体气素强，从无疾病。

乾隆皇帝为什么能独享如此高龄？原来他有一套养生的秘诀。他根据切身体会总结出养生十六字：吐纳肺腑：清晨起床前或后，做呼吸运动；活动筋骨：常锻炼，增强免疫功能抗病能力；适时进补：根据不同季节适当滋补，食疗养生；十常四勿：齿常叩、津常咽、耳常弹、鼻常揉、眼常运、面常搓、足常摩、腹常旋、肢常伸、肛常提；食勿言、卧勿语、饮勿醉、色勿迷。

十常四勿的解释。齿常叩，就是说要经常叩齿，这对坚齿非常有益。牙齿坚固能很好地咀嚼食物容易消化吸收。咽津是用舌头在口腔中搅动多次，使之生津后徐徐下咽有保健作用。因为唾液是一种特殊物质，它对帮助消化、中和胃酸、消炎免疫、抗病毒、止血愈合均有很好的效果。还有耳常弹、鼻常揉、眼常转、面常搓等都是一种按摩健身。按摩是祖国医学的宝贵遗产，它可调节神经、改善大脑皮质兴奋与抑制过程，有促进血液循环、改善新陈代谢、舒经活络、消炎散瘀、增强身体的抗病能力。科学研究还表明，按摩能解除"皮肤饥饿"，因人体有一种瘼饥和食物无法解其饥饿，需通过按摩来得到满足。总之乾隆皇帝主张的十六字养生保健和十常四勿，显然很符合现代科学原理。

乾隆皇帝自幼练习骑射，80岁高龄时他还去狩猎。活动量很大的骑马射箭，无疑是一种锻炼身体的好办法。他还喜欢旅游，杭州、苏州、泰山、黄山等等名城名山和古刹佛寺都留下他的足迹。旅游能锻炼身体筋骨，还能陶冶性情。他还好读书，能写得一手好字，这些爱好能健脑和健身。乾隆皇帝的起居很有规律，他大约早晨天蒙蒙亮就起床，上午处理政务，午后常到花园里赏花，晚饭后看书习字，作文赋诗，然后就寝。

乾隆皇帝的饮食以新鲜蔬菜为主，少吃肉类，不过饱不抽烟，但他喜欢喝绿茶，用西山泉水冲泡。他还注意进补，但不乱补。主要是补脾肾、益气血为主的中草药，这是符合医学道理的。补肾可以滋先天，补脾可以

壮后天。这样肾气强盛，脾胃健运，气血就充盈，身体自然就会健壮。

乾隆皇帝不仅有游历名山大川的浓厚兴趣，还有好寻仙访道有追求长生不老的强烈愿望，故有乾隆私访的许多传说。有一日大臣启奏，在穷山偏壤的村庄里生活的农夫大多高寿，年过百岁者大有人在。于是乾隆很感兴趣地带领随从微服私访，很想知道他们的长寿秘诀是啥。

进入村内，果然看到不少身体硬朗、鹤发童颜的农夫。他们中有的在田野耕耘，有的在山上采药，有的在劈柴生火，也有的在放牛羊。一个个不是年逾花甲就是岁过古稀，百岁的有好几个。正巧有一位百岁老人兴冲冲路过，乾隆迎上去高兴地询问其长寿秘诀。这位百岁老人笑曰："要切记八个字：勤劳、新鲜、节食、素餐。"

百岁老人解释说，勤劳是在田间劳作，家务事要勤快能干，不要偷懒也不要脱离劳动；新鲜是指要经常在田野、山林、花园、河边呼吸新鲜空气；素餐即要多吃新鲜卫生的蔬菜水果、五谷杂粮、少吃肉；节食就是食不过饱、节制饮食、定时限量。从现代医学和养生的观点来分析研究，这位百岁老人的八字真言是很有科学道理的。

71篇
健康定义特征及健康标准

世界卫生组织（WHO）明确健康的定义。人人都渴望着自己健康，但有许多人对什么是健康并不清楚，以为肌肉发达和不生病就是健康，其实这种看法是片面的。

1 世界卫生组织对健康的定义是：不仅仅是指不生病不残缺不虚弱，而是躯体、心理和社会适应方面都处于完美状态。经过健康调查研究，涉及七个方面的测量，它们分别是自理能力、活动性、疼痛与不适、认知能力、视力、睡眠、精力与情绪。这主要侧重于躯体与心理方面，涉及日常生活、工作劳动、待人接物、精神体力、说话行为和心态情绪等方面的情况。

2 世界卫生组织关于健康的十条标准是：①有足够充沛的精力，能从容不迫地安排生活，胜任工作劳动，不感到紧张；②处事乐观，态度积极，事无巨细不挑剔，乐于承担责任；③善于休息，睡眠良好；④应变能力强，能适应外界环境的各种变化；⑤能够抵抗一般性感冒和传染病；⑥身体匀称，体重适当，站立时头臂臀位置协调，背不驼；⑦眼睛明亮，反应敏锐，眼睑不发炎；⑧牙齿清洁，无龋齿无空洞，齿龈颜色正常无出血现象；⑨头发有光泽，无头屑；⑩肌肉丰满，皮肤有弹性。

3 中老年人的健康特征是：①体态匀称，不胖不瘦，这说明保养身体好；②目光有神，表明肝肾功能良好，精气神旺盛；③声音洪亮，这是肺功能健康、呼吸系统正常的反应；④牙齿紧固，不松动不稀疏，说明肾气充足；⑤脉搏跳动有力，这是心脏健康；⑥走路轻快，腰腿灵活有劲，是肌肉骨骼和手脚四肢关节健壮；⑦小便畅，显示泌尿系统没问题，肾功能良好；⑧每天一次大便，证明肠胃消化功能健康；⑨脸色红润皮肤有弹性，是营养良好反映；⑩说话有条理、思维正常、记忆良好、情绪稳定、关系融洽、有自知之明，能正确控制和调节自己的理智，这些都说明心理健康。

4 健康长寿老人标准：①眼有神。目光炯炯明亮有神，这说明视觉器官与大脑皮层生理功能良好。肝开窍于目，肾开窍于耳，且为肝气所通，肝肾充盈则耳聪目明。眼睛是人体精气汇集之处，故眼有神是精气旺盛、肝肾功能良好的明证和精神状态好。而目光浑浊、呆滞说明精气神不佳，心肝肾功能不良。②两耳聪。肾是先天之本，是生命的源泉，在体合骨生髓，其华在发，开窍于耳及二阴，在液为唾。老年人肾气充足则听力敏锐，肾气不足两耳失聪，老年人耳鸣耳聋为衰老之象。③发密面色红润。古人云："发为血之余"，头发的润泽，主要依赖于肾脏精气及脾脏肝脏血液的滋养。头发花白或枯落，说明老人精血虚弱，脾胃及肝肾有损。头发细密乌黑，说明老人肝脏正常气血充盈，保养有方。面色红润，说明气血充足，人体循环功能良好，显得有生机可长寿。④牙齿坚。牙齿坚者老化慢。齿为骨之余，肾主骨生髓。肾精充足则牙齿坚固，自然多寿。如肾虚则骨松而齿摇，人易衰老。⑤声息神和。说话声音洪亮，呼吸从容不迫，说明发音器官、语言中枢、呼吸系统、肺功能及循环系统的生理功能良好。声息神和是正气内存的表现，正气充足邪不可干扰就不容易得病。所以健康长寿老年人的声音洪亮，呼吸均匀通畅。⑥人中长。人中（沟）长者，显示体内的体液通畅运行，机体功能正常。人中短或薄或人中呈白色、黄色、黑色、红色或青色等病色，或人中皮肤松弛，均说明老人脾脏肝脏虚弱、气血不足。⑦枕（骨）丰。枕骨在脑后正中偏下部位，由于睡觉时它首先接触枕头，因此叫枕骨。枕骨无肉，独露在外，这是营养严重缺乏的表现。脑后枕骨丰满的人心情舒畅，睡觉安稳，健康长寿。⑧前门松。指小便正常畅通无阻，说明泌尿系统和生殖系统功能良好。中医认为，小便淋漓不畅可谓"膀胱气化失利"，说明泌尿或生殖系统功能受损。所以身体健康的老年人肾功能良好，膀胱功能正常，排尿就正常每日约5～6次，每次尿量约150～300毫升。⑨后门紧。这说明肛门括约肌紧张度良好，肠道无特殊疾病。老年人由于肝肾阳虚导致中气下陷，这样会导致便秘。因此身体健康的老年人排便通畅，一般每日一次，最好要养成早晨起床后或饭后按时大便的习惯。如长期做不到，甚至四五天一次大便，这样患肠癌风险极大。⑩形不胖。老年人体形不肥，少吃多动保持标准体重或略多些，这样就健康长寿。经调查百岁以上老人没有一个是肥胖者。老人肥胖不仅气喘走路不良，而且易引起肥胖综合征，即冠心病、糖尿病、高血脂、脂肪肝、老年痴呆、脑梗死、中风、肠癌等等疾病，这样必然会大大地缩短寿命毫无疑问。科学家经过研究指出，如果超过标准体重10公斤就短寿15%，超过标准体重20公斤则短寿30%，身体越胖越短寿。⑪腰腿灵活。俗话说："人老腿先老"，腰板硬朗腿粗脚劲好，说明腰腿的骨骼、肌肉、运动神经和运动中枢生理功能良好，人也能健康长寿。中医认为，这是肾气充沛、筋骨健壮之反应。体育运动专家介绍说，经常走路锻炼能使脚劲好，能防骨质疏松和防跌倒。⑫脉形小。意指血压不高、心律正常、动脉血管硬化程度轻。老年人因肾水亏虚，肝阳上亢，故脉常粗大而强。如还能保持脉形小，说明阴平阳泌气血调和。

5 人体衰退老化有没有指标？也有。日本科学家认为，衰退老化指标可分为形态学和功能性两大部分，但两者不能截然分开。形态学方面衰退老化主要是指体重减轻、皮下脂肪减少、皮肤弹性光泽差、有皱纹和老年斑、牙齿磨损或脱落、脊柱后弯（背驼）、有白发秃头等。功能性方面是指老花眼、白内障引起的视力减退、听力衰退、运动功能下降、健忘失眠、便秘、排尿困难、肺活量降低、食欲减退、闭经、记忆衰退、走路时呼吸急促、心动过速倾向、手抖、语言障碍等。

6 什么样的人体算得上美？据古今中外许多美学家和艺术家的观点看法是，人体美应具备以下的条件：①五官端正，与头部比例配合适当；②双肩对称，男宽女圆；③脊柱正视垂直，侧看曲度正常；④胸廓隆起，正背面略显形；⑤骨骼发育正常，关节不显粗大凸出；⑥肌肉发达匀称，皮下脂肪适中；⑦女子乳房丰满而不下垂，侧观有明显曲线，腹部扁平；⑧男性有腹肌垒块隐现，臀部圆满适度，小腿长且腓肠肌稍突，大腿的线条柔和。

前面叙述内容是很好，像久旱喜逢春雨般滋润心田，让我们大开眼界得益良多。因它使我们懂得什么是健康和人体美，懂得如何去战胜疾病抗衰老，懂得怎样保养身体追求健康长寿。这些科学养生知识和标准，其实是我们朝着一百多岁远航的苦旅必须熟悉，且很需要为健康而保驾护航。

我们的责任和任务是，将深阅细读学到的防病知识和健康标准等内容，要全部溶入保养身体之中努力促进健康。这样我们就能不断地增强体质，身体被保养得越来越健康，富有朝气并有青春气息。

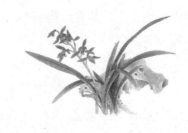

72篇
乌龟长寿给人类的重要启示

乌龟在我国是长寿的象征。在日本更是崇拜有加,他们总是爱穿印有乌龟图案的衣衫。我国古籍《春秋》《史记》等有关几百岁长寿龟的记载有很多。在现实生活里,虽然千年龟极少,但三四百岁的乌龟在世界各地屡见不鲜。

广东省阳西县儒洞镇马山岭风景区凝秀寺东面三百米处,有一只罕见的老乌龟。它体重15.3公斤,身长81厘米,宽43厘米,头部有"寿"字样,背部有13片鳞甲,3个直径9厘米的八卦,呈"品"字形分布在尾部。

这只乌龟,有喜怒哀乐的情绪表现,通人性很有趣。当它被恐吓时就会流泪,被安慰时会擦眼泪。另外它还会向游客叩头,且听从人的使唤,叫它把嘴张开它会马上张开,叫它摇头它就一摆一晃的摇头,灵性十足的这只老乌龟常常把游客逗得前俯后仰一阵阵大笑。

经鉴定,这只老乌龟已有300多岁,与凝秀寺始建至今300多年的时间相吻。这只神龟是30多年前被住在凝秀寺旧址附近的一位渔人发现的。乌龟为何这样长寿?乌龟长寿给人类有什么重要启示?

乌龟基本吃素。大多数乌龟以素菜为主,偶尔吃荤。如印度洋热带岛屿上的象龟,专食仙人掌、海藻和野果,只是少量吃螺蛳、小虾等肉食,它们的寿命长达三四百岁。又如太平洋上的海龟基本吃素,肉类少食,其寿命可达500多岁。而完全以素食为生的乌龟,其寿命仅为一二百岁。

乌龟呼吸方法特殊。乌龟无肋间肌,它呼吸时口腔下方的一升一降动作,且头与足时常一伸一缩,肺也一舒一收。这种很特殊的龟息,很大程度能促使它获得如此长寿。现在民间流行的气功、太极拳都有模仿龟息的动作。据调查证实,长期每日做气功、打太极拳的锻炼者,个个都身强体健获享高寿。其中有很多锻炼者,活到100多岁时依然耳聪目明、精力充沛,走路稳健显年轻不老。

乌龟体内含有超氧化歧化酶。凡是动物体内都有自由基,它会慢慢地损伤细胞和硬化血管,逐渐使动物衰老和患各种各样的疾病。但龟的体内含有大量的SOD超氧化歧化酶,它可以有效地对抗自由基的侵害,因而能大大地推迟衰老和延长寿命。

与乌龟个性习俗有关。乌龟的个性喜静,活动量很小且行动缓慢,故其新陈代谢也很慢,几乎没有心脑血管疾病,此乃长寿的一大秘决也。看乌龟静趴的模样，类似于自古推崇的静坐养神长寿术。此外，乌龟还有一种高级的节能本领，对食物的需求不多，食源广又不挑剔。但当食物缺乏时，乌龟能够长时间的耐饥、耐渴和耐旱，并通过生物钟调节促使其新陈代谢明显减弱，借此减耗体内能量，延长寿命。乌龟不仅体内被有特殊物质从不患癌症，而且在其体内移入繁殖力极强的癌细胞后也依然安全无恙。近代研究发现，龟体中含有一种生物界独特的免疫球蛋白，具有极强大的抗病抗癌功效。

乌龟长寿有遗传因素。乌龟的生命力极为强盛，其心脏离体之后竟然还能连续跳动 48 小时之久，是人体心脏的几十倍。遗传这也是乌龟长寿活几百岁的独特优势。世界上一切生物体内都有一种遗传而决定寿命的"生物钟"，它能限定细胞分裂繁殖代数，这就大致决定着其寿命的长短。据科学家说，人体细胞可以繁殖 50 多代，每次分裂需 2.4 年，所以人的预期寿命可以活到 100 ~ 130 多岁。而乌龟的细胞分裂可达 130 代，这样其自然寿命可长达 300 ~ 500 岁。

乌龟有遗传也有特异功能。科学家研究表明，生命是在与各种环境顽强的搏斗过程中延续发展过来的，且有遗传性也有特异功能，许多奇异的生命现象简直难以置信。例如，乌龟等动物可以长期不吃不喝。《史记》有这样的记载：有人曾用乌龟支撑床脚，三十年后人死床移动时发现，四只乌龟都还活着；英国博物馆内，曾有两只蜗牛被牢固粘在木板上作标本，四年时间里不吃任何食物没喝一滴水，蜗牛被拿下来后，却依然能动。

圣僧死而复生真奇怪，让人目瞪口呆。印度有个名叫巴巴里·维达苏的圣僧，在 1967 年初春，他叫人将自己活埋在地下。1987 年初春众人根据他的遗嘱将地下的一副棺材挖出来，撬开棺材盖板，居然他跟 20 年前一样的活着，慢慢坐起来，爬出棺材。这位神僧究竟用什么特殊功法使他长期不吃不喝不死的，世人至今不得而知，是谜。

73篇
伤风感冒的害处多

重症肺炎，击倒医生。1 月 18 日微博的消息称："浦东新区人民医院有个医生，我的同班同学，倒在工作岗位上年仅 32 岁。他因重症肺炎，呼吸衰竭，年轻生命就这样没了。父母养育多年，还来不及孝敬；老婆嫁给你，不能相伴一世；还有那未出生的孩子……"据知情医生透露，那医生 40 度高烧持续一周，仍然坚持在岗位上班。倒下后，拍 CT 等查明是急性呼吸窘迫综合征，气管切开和呼吸机辅助，病情仍持续恶化。许多人呼吁，希望所有医务人员保重，不要带病上班，健康比其他什么都重要。

上海浦东新区川沙人民医院确认，该院确有一名医生 18 日凌晨因病去世。这医生姓张，来该院工作仅四五个月。因咳嗽发热，最后诊断是重症肺炎昏迷不醒。事发后，许多网友称流感来势汹汹，不管是普通居民还是医生，都要认真对待。发现有感冒症状就要及早就医治疗，不能有丝毫粗心大意。粗心大意未及时治疗，就会将小病拖成大病，有生命危险。有病有症状不适要及早治疗是安全养生有道，这是对自己对家庭有高度责任心，值得称赞。

患伤风感冒到医院看病治疗很普遍。其中有的人尤其是儿童要挂盐水，如过量使用庆大霉素等抗生素就极易使儿童发生耳聋变成聋哑人痛苦一生，这要高度重视，不可滥用抗生素。央视《生活》栏目对中国残疾人艺术团的一次采访，让人感触很深。18 名聋哑女演员绝大部分都在她们小时候因感冒发烧使用青霉素等抗生素过量而导致耳聋的。这些美女演员在舞台上表演的舞姿，让全国观众能真实地看到哑剧《千手观音》舞蹈惊人的美。但在美丽的背后，她们有难言的痛，难咽的苦。

小小感冒会引发大问题。这种上呼吸道感染，如未能及时得到控制治愈，那么感冒持续几天后就会侵入下呼吸道的肺部和支气管，继而慢慢发展为支气管炎等疾病，痛苦万分。

那么感冒会诱发哪些疾病？

肺部炎症：感冒时呼吸道会接触很多细菌病毒，达到一定程度时可引起细菌性感染。这些细菌能破坏肺部支气管黏膜完整性，影响黏液和纤毛活力，因而会引起肺炎（拍片能看到）。

预防比治疗更重要，建议中老年人到医院接种 13 价肺炎球菌疫苗。接种疫苗的获益可实现疾病发病率下降，发病严重程度减轻等连锁效应。

心肌炎：感冒是由多种细菌病毒引起的一种呼吸道常见病。而病毒侵犯心肌可引起心肌间质增生、水肿及充血，会造成心脏功能的损害，从而导致心肌炎的发生。其中有的患病毒性心肌炎。1952 年有关专家在死于心肌炎婴儿的心脏中分离出病毒。病毒性心肌炎转归，治疗后急性完全康复；也可慢性持续感染，最终发展成扩张型心肌病、心肌纤维化等心脏扩大。心肌收缩力减弱，临床出现心律失常或心力衰竭等，这就是心肌炎后遗症。

病毒性脑膜炎：感冒后在机体免疫力和抗病能力下降的情况下，脑膜炎双球菌就会由呼吸道进入血液，而后达到颅内引起脑膜炎并发生炎症改变，继而出现很多的不适症状。感冒对于老年冠心病等疾病可诱发或病情加重，会引起心律失常、心功能不全；感冒还可使糖尿病患者加重病情，甚至出现糖尿病酮症酸中毒，严重者可造成死亡。

因此，预防感冒不容忽视和粗心大意，感冒后必须尽早治疗。平时要多参加体育锻炼，增强体质，要严防着凉受寒。天冷要注意添加衣服，穿暖和一些；在秋冬夜里睡觉或起床小便时要防着凉，尤其是老年人身体较虚弱是冷不起的，最好身穿一件无袖小棉袄睡觉。外出须戴口罩，减少在公共场所逗留。

不幸得心肌炎后遗症，补硒很有希望根治。硒是人体必需微量元素，与人体健康有着十分重要的关系。临床已经明确证实，心肌炎后遗症病人常在停药后出现早搏等不易根治情况，但应用硒和中药调理后可根治心肌炎后遗症。因硒能保护心肌细胞膜

和线粒体膜，有抗心律失常的作用。成人通常治疗心肌炎后遗症，硒用量是 100 微克，每日两次共 200 微克或遵医嘱临床治疗效果较好。

硒还能防治支气管哮喘病。伤风感冒不小心很容易患支气管炎，如果支气管炎未能治愈会变成慢性肺部支气管炎病和哮喘。硒作为抗氧化清除自由基的微量元素能拮抗炎症介质，能有效地防治支气管哮喘。譬如，上海瑞金医院儿科医生对 58 名患儿进行治疗观察，大于 3 岁孩子硒服用 90 微克，小于 3 岁服硒 60 微克，同时进行非常特异性抗过敏药物治疗。用硒一个月后，48 名患儿都获得临床缓解。

74篇
患失眠症其实也很痛苦

失眠并非等于失眠症，因为有可能由于某种事情而思虑出现短暂性失眠，这种失眠属于正常不必治疗。如失眠症状持续三个星期以上且伴有头昏脑涨、心慌意烦等不适，明显影响白天工作生活时可以称为失眠症。失眠症这是一种病态，经久不愈对健康很不利，可导致神经系统过度疲劳全

身乏力，严重时还会影响心血管功能、发生心脏病和早衰等。

其中有的失眠症渐渐发展变为抑郁症，这种病严重时在一定条件下有可能会发生自杀、打人行凶等不幸事件。所以不要小看失眠症。当然患抑郁症的原因有很多，不单纯由失眠症引起。但是患有失眠症就要想办法采取积极的态度和措施治疗。我们怎样来防治失眠症呢？

1 睡眠是一位忠诚的朋友很有趣。它每天定时来与你约会，不喜欢你姗姗来迟，更讨厌你失约。它怎么会这样呢？因为人体与自然界日夜变化的节律相适应，就形成觉醒－睡眠的周期性规律的定时变化。这个周期性规律的形成，就是人体生物钟必须遵守，经常违背生物钟就会危害健康。

体内有一种松果体，这种松果体分泌出褪黑激素是人体进入睡眠的信号，促使人进入睡眠状态。而且有规律的睡眠反过来会加强觉醒－睡眠生物钟的节律，因而使你获得高质量的睡眠。因此睡觉要定时，例如晚间9点睡，天微亮就起床，这样起居有规律性是很好的保养身体之道。

我们通过学习掌握的防病保健知识和养生之道是非常重要的。子午流注理论，是中医先哲摸索出来的天人合一的规律，即人的12条经脉随着12个时辰的变化而兴衰。在经络旺时服药调理，事半功倍，可治一些顽症。比如，亥时（21～23点）三焦（上焦、中焦、下焦）此时经脉最旺。三焦是六腑中最大的腑，能主治诸气与疏通水道的作用。亥时三焦通百脉，服药百脉皆通，疾病就容易治愈。同样的道理，如果在亥时睡眠，百脉就休养生息，故有利于入眠对身体有益。

又例如子夜（23～1点）此时胆经最旺。胆汁需要新陈代谢，人在子夜前入睡，胆才能完成代谢。胆有多清，脑有多醒。在清晨2～5点除肝脏外，其余大部分人体器官都基本停止工作。而肝脏则利用这段时间紧张地工作，首要任务是为人体排除毒素，此时人体正在"大清洗"。因此，在子夜前入睡至凌晨5点睡眠者的睡眠质量好，晨醒后头脑清醒、气色好、精神佳。如果经常的工作或玩乐至深更半夜，违反觉醒－睡眠的生物钟，这样心脏病和胆结石等疾病就会找上门来跟你"算账"。

2 学会忘却。人的一生坎坎坷坷，不如意事常有八九，这是一种无奈的失。每个人都会碰到不愉快或不幸的事情，难免会让当事人心中产生不悦、失望、忧愁、沮丧等。这些负面情绪会使人失眠睡不着觉，长期这样犹如慢性毒素般渐渐地会侵蚀人的身体健康。其实人的心情，是由人对这些事情的态度来决定的。不顺心或不幸的事情已经发生是客观存在，悲伤和忧愁是解决不了问题的。需要做的是：一要想尽办法把不幸事情和问题及早解决好；二要向好的方面去想并且尽量将带给自己心理的负面影响降到最低的办法是忘却。

人生是一个非常漫长的过程，眼前的不幸事情和问题在时间的长河里都显得那么渺小微不足道，把它当作"垃圾"尽快处理掉。你这么把垃圾也念念不忘呢？要这样多想想就能甩掉它，心态自然就会好起来，失眠症也就不治而愈。

3 先静心后睡眠。就是上床后让自己的情绪尽量放松，心里安静下来，然后微闭双眼不再胡思乱想；或暗示自己明天要上班还有事情要做，而现在是睡眠时间就要好好睡；或做十几次均长细的深呼吸，这样就会很快进入梦乡。

4 多听听音乐或观看歌舞、滑稽表演和喜剧。英国科学家法拉第患有头疼、失眠症久治无效，后遇一名医诊断，他在处方上开的药方是英国养生谚语："一个丑角进城，胜过无数医生。"法拉第深悟其中的奥妙，于是就经常去看喜剧、马戏、滑稽表演和歌舞等，每次看得他哈哈大笑，笑

个不停，心情很愉快地回家。这样看戏看舞蹈等一年多后果然病愈，后来健健康康地成为高龄老人。我国谚语"笑一笑，十年少；笑口常开，青春常在"，所说的意思皆是同理。

5 饮食调理，提高睡眠质量。把每天的伙食搞好，荤素合理搭配，粗细粮兼顾，营养要丰富均衡全面和充足。但晚餐不可吃过饱，因为饮食过饱会使胃不和则卧不安。上午的太阳，阳气可化万物，而到晚上就会呈现阴之气，食物不容易化开，肚饱睡不着觉。而且晚餐吃过饱，活动又少，脂肪容易在体内堆积易肥胖，故晚餐宜少吃些。

6 失眠防治，中医讲究食疗。①夏秋宜用百合莲子汤。具体做法：百合、莲子各20克，微火煮至酥，每日一次，能润肺安神助睡眠。但要坚持一段时间，效果才明显。②冬春宜饮莲子桂圆汤。做法：莲子30克，桂圆15克，加适量水煮熟，每日食一次，能温心补肾，安神助眠。③四季皆宜的忘忧草骨头汤。做法：金针菜、黑木耳各适量，猪蹄250克加少许姜葱料酒煮汤。金针菜又名忘忧草、黄花菜，其昼开夜合的特性，顺应人类日出而作、日落而息的生活作息规律。忘忧草有良好的镇静安眠的功效。④此外还有大枣、核桃、小

米、酸奶、黑芝麻、燕麦、荞麦等，都是很好的助眠食物。像红枣营养丰富，含有黄酮葡萄糖苷A有镇静、催眠和降血压的作用，其中维生素C是干果中含量最多，是一种养血益气、安心养神的食疗佳品。中医常用红枣治疗脾胃虚弱、气血不足、失眠等病症。大枣味甘无毒，性偏温，煮粥或泡茶宜放4～5颗，不宜多食。

7 最后说核桃，在临床上被证明可改善睡眠质量，因此中医认为可辅助治疗神经衰弱、失眠多梦、健忘症等。据记载，清末有位荷兰公使，与李鸿章闲聊的时候谈及他自己患失眠症十分苦恼。于是李鸿章送给他一大瓶用核桃仁熬制的酪，并告诉他服后能见效。荷兰公使将信将疑，但服用一个多月后果然失眠症不再。

75篇
淋巴结功能很有趣让人惊叹

央视播音主持艺术家罗京，2009年6月5日凌晨，在北京解放军307医院因淋巴结瘤扩散医治无效病逝，年仅48岁。此前，上海电视节目女青年主持人陆英姿因患淋巴瘤故世；2009年3月14日晚，女演员李钰因患淋巴结瘤医治无效而去世，终年33岁。这三位英年早逝，令人痛惜和震惊。

罗京是怎样经历治疗过程的？据主治医生陈主任讲述："去年8月我就劝他住院治疗，但他因奥运会要主持并有火炬传递，所以他说等到奥运会结束后。等到2008年8月8日北京奥运会后，他才到肿瘤医院接受化疗。前两个疗程比较有效，到后面就无效。然后经过有关专家的讨论和研究，决定给他做异位移植有望治愈。2009年春节后2月7日再次住院，紧接着为他做一个异体的移植。供者是他哥哥，跟他血型完全配上，移植也很顺利，做完移植后肿瘤就消退。当时我们都很高兴，他自己也很高兴。但没想到那么快三个月后就复发，而且用很多办法也未能阻止它扩散。"陈主任最后说："我们以前治好过很多类似的病，我们没有想到他会复发，这也是科学技术的限制"。

近年来淋巴瘤已成为增长最快的一种癌症，男比女多，以青壮年患者居多，呈现出明显的年轻化趋势。上海松江大学园区一名女学生顾丹丹，在网上发出这么一则帖子："感觉不好，头很晕。"当时很多人都以为她对考试的担心，没有人会料到死神的脚步正慢慢逼近这个可爱的女孩。她是上海工程技术大学的大三学生，2010年底疼痛难忍，在颈部等多处诊断出患淋巴瘤，且癌细胞已随血液转移至脑部。过春节时，别的同学走亲访友，而她却一个劲地往医院跑，做穿刺、化疗、磁共振等。"穿刺蛮痛的，真心说""化疗好辛苦，副作用好厉害，我要坚持加油不能倒下"，顾丹丹在网上这样说。尽管病情越来越重，身体越来越弱，但她仍然坚持将抗癌经历记录在人人网上。网络上的微博时常在更新，有时虽是寥寥几字却能看出顾丹丹的坚强。有一天她写道："觉得自己像被扎烂的茄子，还是不见好转，我要触底反弹。"

淋巴瘤是淋巴造血组织恶变而产生的恶性肿瘤。淋巴瘤是由淋巴结邻近的组织器官发炎或癌症转移而引起的淋巴结肿大。研究表明，正常人体内的淋巴结总数约有500多个，它们分布在全身的各个部位，颈部和颌下、腋窝、锁骨下窝、腹股沟最容易触摸到。女性患乳腺癌时，在乳房周围以及在腋窝处可以摸到肿大的肿块，像蚕豆那样大小不易被触及，而质地柔软光滑，稍微有些移动但无压痛。其中有一部分人会出现乏力、低烧、消瘦、盗汗以及皮肤瘙痒等症状。正因

为早期淋巴瘤没有丝毫疼痛感，这也使得有不少人不在意而延误了治疗。另外还有很多人包括一些缺乏相关常识的医务人员，往往把淋巴瘤与脂肪瘤混淆，造成误诊误治。

淋巴结系统是一个独立的循环系统。淋巴结系统具有免疫功能，当人体受到外界细菌病毒侵害的时候，淋巴结系统就像渔网一样随着自身血液循环而将病原体微生物"网住"。具体地说，细菌病毒入侵或者自身细胞发生变异时，淋巴结会收集信息处理"紧急军情"，负责到脾脏、胸腺、骨髓"搬救兵"，领导和组织发起"自卫反击战"。就是说，当人体未遭侵袭时，淋巴结就按兵不动，而当受伤处细菌病毒之外敌进入血管后，淋巴结就会立刻从四面八方向细菌病毒进行"围剿"。此时细菌病毒一个个被淋巴结"吃掉"，而它的"肚子"也会因此鼓起来，让人感觉到稍有点疼痛。淋巴结的功能如此勇敢，让人惊叹。

淋巴结的肿大可分为疼痛性和无痛性两种。疼痛性肿大常见于急性化脓感染，无痛性淋巴结肿大由于可能是淋巴瘤初期多数人很容易误以为只是感冒或劳累引起，而忽视早期检查这极为危险，这样会危及人的健康和生命。这常见于淋巴瘤、结核感染、

肿瘤转移至淋巴结。

不同部位和不同性质的淋巴结肿大和异常有不同的意义。肿大是淋巴结异常的一种普遍现象。急性局限性淋巴结肿大，其主要是由邻近的组织器官发炎或癌症转移引起。比如耳前淋巴结肿大，常见于眼睑、面颊、耳部炎症；颈部淋巴结肿大，大多由面部、咽喉炎而引起；右侧锁骨上淋巴结肿大，大多见于食管癌、支气管癌转移；左侧锁骨上淋巴结肿大，常见于胃癌、胰腺癌或直肠癌转移。

淋巴瘤的发病原因，专家普遍认为这与精神紧张与焦虑等不良情绪的关系密切。现在城市里的上班族普遍工作压力大，还有不健康的生活方式习惯，如长期劳累、缺乏睡眠、喜欢过夜生活等，这很容易导致人体免疫功能低下，进一步发展就会造成严重的免疫抑制。如果同时伴随相关感染，这要小心注意淋巴瘤缠身。上海肿瘤医院肿瘤内科教授们分析说："办公室白领族，不仅承受巨大的工作压力还需要加班，有些年轻人由于频繁熬夜加班导致长期过度疲劳，机体免疫功能会下降。而且还长时间处于电脑的电子辐射或放射性环境中，这些都有可能患淋巴瘤逐渐年轻化趋势有关。"

专家强调定期体检的重要性。说

人没有症状时是不会去医院看病的，不光是血液肿瘤，其他好多肿瘤发现时已是中晚期，而体检可以帮助人们筛查早期患病，如慢性淋巴细胞白血病、骨髓瘤等。体检中的项目之一是血常规，异常的血常规报告提醒人们要及时到血液科咨询就诊。即使确诊为血液肿瘤，也并不意味着不可治愈，靶向治疗和免疫治疗都是基于相对晚期的肿瘤进行的有效疗法。因此患者不要失望，也不要失去信心。

早期淋巴结肿大能摸出。为此专家建议，对自己身体的有关部位如颈部、腋窝等要常触摸，当发现淋巴结肿大或变化异常或血液化验白细胞明显增多的时候，就要引起重视，到正规医院专科做B超、X线或病理等检查，及早排除恶性淋巴结肿瘤。

万一确诊患上淋巴瘤也不必害怕，大量的临床经验证实90%早期淋巴瘤患者能被治愈。但如果延误病情未能及时诊治，就很有可能在半年或一二年内被病魔夺去宝贵的生命。所以在考虑问题时也要预见到这种结果的悲惨，尽量做到早发现早治疗。这样的防病养生就做得认真仔细负责任，这样的做人做事就显得成熟，这样战胜疾病恢复健康后就是活在开心幸福之中，没有担心与烦恼。

76篇
慢阻肺发展肺气肿的痛苦

慢阻肺是一种什么疾病？对此病有许多人感到陌生。慢阻肺的全称是慢性阻塞性肺病，这是一类逐渐削弱患者的呼吸功能与破坏肺部组织结构为特征的疾病群，包括慢性支气管炎、支气管哮喘、支气管扩张、肺结核、肺结节、肺心病和肺癌等肺部疾病。

它的病理特征是，持续存在的肺部气流受阻且呈进行性发展，常伴有气道和肺部对有害气体或粉尘所致慢性炎症反应的增加。通常表现为三部曲：气管炎、肺气肿、肺心病，最后往往死于呼吸衰竭和心脏停跳。

本病如果进入进展期通常不可逆。治疗能减轻症状，暂时稳定而阻止病情发展。如到晚期常因咳喘频发，动则气急而上气不接下气地喘气备受煎熬，患者被折磨得精神非常的痛苦。慢阻肺的早期征兆并不突出，最常见的是经常性的咳嗽，偶尔气急。进一步发展后可出现常见症状是活动后呼吸困难，每到冬季反复长期咳嗽、咳痰。急性发作时可表现为肺部感染、支气管炎等，且肺部感染冬天为常见。其他症状还包括气急、胸闷、指端肥大、指甲变化（缺氧）、体重下降、心情郁闷、气喘、走路就喘且慢等。

再进一步发展则出现终年咳嗽，白天好一点，夜晚或体位改变则咳嗽加剧。爬楼梯时有喘，稍干点重活就气喘吁吁。有很多患者冬天不敢出门，怕着凉加重病情。此病再发展下去，生活和活动受到限制，最后连穿衣吃饭都会气短气喘，甚至完全丧失生活自理能力。这时候，患者感到痛苦万分被病魔困扰，无法挣脱。

患慢阻肺病人数众多，死亡率奇高，家庭社会的经济和生活负担很重，成为严重影响人类健康的重大公共卫生问题。我国流行病学的调查表明，在中国本病死亡率仅次于恶性肿瘤、心血管病、脑血管病而被列为第四位。全国目前有4000万本病患者。中国每2分钟就有5人死于此病，每年有超过130万人死于此病。

世界卫生组织专家预测，随着抽烟人群未得到有效控制、空气污染加剧、汽车不断增量和厨房油烟严重污染，到2030年后中国将加快进入慢阻肺死亡的高发期，每年死于此病者将会超过200万。

有肺病症状者要重视食疗和药物治疗。白木耳（银耳）和百合具有较好的益肺作用，需常用于餐食中。推荐的药物治疗是金水宝片，其成分为：发酵虫草菌粉，补益肺肾，秘精益气。用于肺肾两虚、精气不足、欠咳虚喘、神疲乏力、不寐健忘、月经不调、阳痿早泄、慢性支气管炎、慢性肾功能不全、高脂血症，肝硬化等上述症候者。经药理实验证实，本品具有抗炎、止咳、祛痰，能降低血清胆固醇、抑制血小板聚集，对心脑组织有保护作用。其主要药理作用与青海天然虫草相似。

养生必求其本，防病亦须尽早。慢阻肺的发生与长期吸烟的关系密切。而且吸烟量越大烟龄越长的患病率也就越高，60岁以上吸烟人群中慢阻肺发病率高达60%以上。由于长期吸烟，有害烟雾不仅伤肺损心脏，还危害全身的血管和其他脏器，因而健康质量会逐步下降，且会加快人体衰老和缩短寿命。因此预防为主包括吸烟绝对要放弃。因为不戒烟就无法预防慢阻肺，不戒烟也无法治愈慢阻肺。想要过的日子好一点想健康长寿，那就必须跟香烟一刀两断。这样的养生保健就是善待自己有爱心，对家庭和亲人是负责任的表现。

患肺部疾病第二原因是PM2.5对呼吸道伤害和着凉感冒犯肺炎。人们说PM2.5是指颗粒直径小于2.5微米的粉尘浓度。这样的粉尘颗粒可以被鼻子吸入呼吸道，甚至侵入到细支气管和肺泡并存积在那里。它们会影响肺部的气体交换而导致出现呼吸道症状。那些小于0.1微米的粉尘，还可以穿过肺泡进入血液，并随着血液转移至其他器官。它们还会沉积在血管中导致血管有污染，危害心血管健康包括大脑的微损伤。

PM2.5雾霾弥漫在天上，但它的"根"却在地上，它与人们的生活、生产有着千丝万缕的联系。高能源消耗（汽油柴油和燃气等）现代生活方式，带来严重的空气污染。对普通民众来说，节约能源和在雾霾天外出戴口罩，依然是个人层面上对抗雾霾的较好办法。还有，绿色植物和树木是雾霾空气的净化器，能有效改善空气质量。春天来，种树去，这不仅树长高后绿色悦目，而且环境美。在家的阳台上养几盆花草或在庭院里种植几株（盆）花草，这样养生挺不错的。

附言：检查发现肺结节后就要认真对待。我国第一位影像学博士、军医大学附属上海长征医院影像学教授、博士生导师肖湘生在识别小结节是良性还是恶性的经验，是"火眼金睛"。

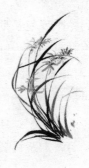

77篇
脾脏对健康的贡献很有意思

中医的脏腑学说里面，把脾称为后天之本，与先天之本的肾相对应。能够被称为"本"，足见它对健康的作用是多么重要。中医认为，脾胃是脏腑气化升降的枢纽，为气血生化之源。脾脏是人体的淋巴组织，是人体内产生抗体最多的器官。虽然它在人体五脏六腑中最不显眼，但它的生理功能作用不可小视，对人的健康的贡献很大。其生理功能主要有：

脾脏的运化。脾居中士，调和四方，是人体后天气血的主要来源。就是说，我们把吃喝进去的东西转化成气血，然后再运送给全身的脏腑器官吸收，它的作用功能相当于我们身体的"食品加工厂和运输公司"。脾主升清，清是什么？清与浊相对，浊就是身体排出的浊气、浊水、浊便，剩下的精华就是清。也就是将吃进的食物，转化为气血。

那清气该怎么走呢？这跟自然界是一样的。盘古开天地里说，天地原本是一片混沌，盘古拿起斧子一劈就分开，清者向上升为天，浊者下降成为地。《黄帝内经》说，我们的身体和外界大自然是相通的。因此身体的精气会向上走，浊气（食物转化后的糟粕）会向下走，变成大小便和浊气排出体外。而推动清气向上走的是脾气，这就是脾气清。

制造血液。医学研究得到证实，约在胎儿三个月时脾脏就开始造血，并维持终生的造血功能，就是在骨髓造血功能衰退的时候，脾脏还能造血以此预防人体发生贫血。

喜欢做好事。每当病人在紧急大量失血时，脾脏可快速补充血液做"好事"，防止失血过多带来生命危险。因为脾在平时能贮藏很多血液，尤其是当脾脏明显肥大时可贮藏全身血量的20%左右。而当病人在受到外伤时会失血，此时脾脏就会立即收缩，挤出血液贡献出来参与"急救"。

脾脏还是人体血液中的"缉毒警察"。每当血液流经脾脏的时候，脾会把血液中的细菌、衰老红细胞和异物等识别，并且毫不客气地清除出来，使血液保持清洁。但它们识别和清除方法非常有趣，每当血液流进脾脏内部时会令血液放慢流速，还让血液里的红细胞、白细胞等一个个"排队"检查，决不放过血液中的"腐败分子"。或干脆把血液"截流"，以利于能够充分地查找和识别混在血液里的"坏蛋"，将那些破碎的衰老的变异的红细胞、白细胞和细菌都全部清除出来。血液清洁后才把血液"放行"出脾脏，这个很有意思。

这是谁在这样如此认真"工作"呢？是脾脏内的吞噬细胞群，它们绝对是忠诚职守，丝毫也不马虎和偷懒。脾脏在它自己一生中还不断地创造淋巴细胞、单核细胞、免疫细胞，还鼓励它们去参加人体的免疫功能"革命队伍"。脾脏内有淋巴组织，含有很多的淋巴细胞、浆细胞，其中浆细胞会发育成为"抗体"。这些抗体，不仅能消灭细菌，还能轻松地对付它们所产生的各种毒素，免遭对人体的损害保障健康。以上这些，是健康的脾脏所做的成绩，有功劳很不错。如脾脏衰弱，那么其功能不会发挥得如此这样好。当脾脏患病严重时不得已情况下可手术切除。

但切掉脾脏之后，人体免疫功能将会下降，而且这样容易受到感染而生病。因此，我们要好好地善待脾脏，使脾脏尽可能不患病保持健康状态。其保养方法跟保养胃、心脏、胰腺等一样，不暴饮暴食，饭吃七八分饱，少吃油腻和烤炸食物，多吃新鲜蔬菜水果，戒烟限酒，烧鱼肉时放些生姜片除腥散寒健脾等等。

最后要特别注意脾怕湿，湿气易伤脾。人开刀或生病后身体较虚弱易使湿邪进体内，还有风寒雨淋后或喝枸杞茶过多、喜吃生冷食物而使体内湿气重（舌头苔白腻厚），久之就会导致身体疲乏困重（血压相对会增高）。所以，我们必须特别重视保养脾脏。化湿健脾的薏米仁粉、大米、玉米、燕麦片等要经常煮粥吃，这样善待脾脏能使脾脏保持健康状态。

78篇
为何胃溃疡会夺走女孩生命

12月18日网友"花花"发微博称，在北京工作的女孩方言12月16日因急性胃溃疡失血休克而病逝，年仅23岁。随后有不少网友跟帖称，该女孩长期加班、熬夜、饮食不规律、在此前有胃出血。登录方言的微博，我们可以看到她去世前几天的生活工作状态。从12月15日起，她的微博内容没有更新。

方言的微博节选：从10月24日晨起，本人开始减肥。为不影响生活质量和身体健康吃早饭和中饭，晚餐减半，禁晚九点以后进食。我的目标是体重恢复两位数（10月23日23:06分）；2011年我印象中自己有个铁胃，怎么也会疼到如此这般死去活来呢？（12月14日10:43分）；

以前喜欢生病，觉得生病有人照顾，现在觉得生病是有那个悲惨，连假也请不出来（12月15日13:58分）；在这里见识太多的生死别离，大家真的应该要珍惜健康，珍惜身边的人（12月15日16:53分）。

其实从方言出现胃部剧痛到去世，不过短短3天时间。胃溃疡这种常见病何以夺走她年轻的生命？医学专家讲述以下五个疑问的解释：

1 小小胃溃疡为何会致人死亡？引起胃出血的病因有很多，尤其是胃、十二指肠溃疡以及食管、胃底静脉曲张破裂出血最为常见。据统计，40%以上的胃出血是胃、十二指肠溃疡所导致。日常饮食不规律、过度疲劳、情绪紧张等因素容易诱发消化道溃疡。溃疡病人如果饮烈性酒、吃不易消化或辛辣刺激食物、奔波劳顿、情绪大幅波动、剧烈运动等，都有可能会导致胃溃疡底部的血管破裂。出血严重病人在内镜下往往表现为喷射状出血，情况非常危急。此时如无法得到及时救治，病人会因大量出血而死亡。如果病人曾有过消化道出血，或存在因慢性出血或过度减肥导致贫血，这样对急性失血的耐受情况更差，病情会加速恶化。

2 怎样判断胃溃疡病情轻重？胃溃疡的主要症状是大便呈黑色、上腹部疼痛、呈烧灼样疼痛或钝痛，且疼痛发作与进食有关，一般在饭后1~2小时内出现，之后逐渐减轻。部分病人有烧心、胀气、嗳气、反酸等症状。胃溃疡的发作有一定的规律，即慢性、周期性和节律性，可在几年十几年内反复发作或持续存在。且胃溃疡病的发作有季节性，秋冬之交与冬春之交好发。如果疼痛失去上述规律性是不定期发作，或转变为持续性隐痛，或疼痛的性质与以往相比有明显改变，常规治疗无效之时，常提示病情有加重的趋势，病人应当及早去医院诊治。

3 胃溃疡主要危害有哪些？胃溃疡如果没有得到及时诊治会发生并发症，其严重程度远远超过胃溃疡本身，有时会危及性命。胃溃疡常见并发症有4种：①胃溃疡出血。在胃溃疡活动期，病变处均有微量出血，病人粪便内有隐血存在，但这不足以称为并发症。如果出血量超过5毫升可有黑便，出血量超过250毫升可引起呕血，出血量超过400毫升可引起头晕乏力、心悸等全身症状，短期内出血超过1000毫升可出现循环障碍的衰竭，即低血容量性休克。特别需要提醒的是，约有20%的胃溃疡病人以出血为首发症状。也就是说，没有上腹部症状不能排除没有溃疡病，也不能排除不会发生胃出血。②溃疡穿孔。胃溃疡急性穿孔是胃溃疡最严重的的并发症，约占胃溃疡病15%。急性穿孔的危险性很大，如不及时救治的死亡率很高。慢性穿孔是溃疡侵蚀浆膜层穿透胃壁所致。如侵蚀附近的血管就会造成大出血。③幽门梗阻。发生在幽门部的胃溃疡容易导致幽门梗阻，病人会有频繁呕吐、呕吐物为隔夜的食物。④溃疡癌变。胃溃疡有癌变的可能性，多见于病程长年纪较大者，但青年人也偶有癌变的。上海瑞金医院肿瘤科与上海疾病控制中心和崇明区中心医院合作，建立了胃癌筛查点。受检者喝一杯口服超声造影剂，做一次无创的腹部超声就可完成胃癌初筛。这种"把高危人群请进来"的就地筛查，经济有效又方便老年人耐受。

4 白领女孩的胃病为何这样难愈？胃溃疡难治吗？这种病是一个良性的病理过程，经正规医院内科或消化科诊治配药治疗（要减弱冲淡胃酸的药和能修复胃黏膜的对症治疗效果好）4～8周后，绝大多数病人可以治愈。当然越早治疗，效果越好。还有，溃疡病人在药物治疗前应做呼气试验，确认胃内是否存在幽门螺杆菌感染。因为检查幽门螺杆菌有或无，医生开药物治疗有所不同。药物对症治疗的效果更好。

5 方言这样年轻因患胃溃疡而病逝，真的令人十分吃惊又心疼。她是什么原因遭此悲惨命运的呢？专家解释说，我们倒查去分析判断，是方言在短短人生中走错三步棋：①方言有不良的生活方式习惯，如饮食不科学合理、饭后就工作、长期加班熬夜等等，这样她年纪很轻得胃病。②以前她曾有胃出血时，就应引起重视及早到医院就诊将疾病治愈，但她未能做到。而且她继续过生活不规律不健康和饮食未注意合理均衡，这样将小病逐渐拖成大病。③方言学习养生保健知识未重视，所以她保养身体的意识薄弱，照顾好身体的意愿不强经验很不足。

由于方言有上述三个原因，最终导致她的"保胃战"未能打好，而发生胃溃疡并发症时就无法保住性命。

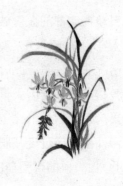

79篇
胃功能及如何养胃有妙招

胃是身体里面最重要的器官。胃内的腺壁细胞，每天会分泌出大约2000毫升酸性胃液和蛋白酶。胃酸是一种腐蚀性很强的酸，具有杀菌作用。每当食物进入胃后，胃就开始蠕动，将食物与胃酸液以及酶充分混合和分解，然后逐步推向小肠。因此，胃在消化道系统中的主要作用是对食物粗加工成食糜。但是胃最容易受到伤害而导致胃疼等疾病。

虽然胃有自身保护功能，其表面有种黏稠度很强的黏液覆盖，能有效防止胃酸伤害胃黏膜，还能防止粗糙食物对胃的机械性损伤，但轻微胃黏膜损伤在夜间可以自行修复。然而其这样的保护作用有限，当"外敌"过于强大的时候就会突破"防线"向纵深进发，这时就会患上胃病包括胃癌。比如，经常吃过烫、过冷、过硬、过于辛辣、过于粗糙和油腻的食物，或者长期吸烟酗酒、暴饮暴食、狼吞虎咽，或者吃霉变玉米花生、喝刚从冰箱里拿出的冷饮料及对胃有刺激的药物等，皆是"过用"和不卫生的外敌，对胃极为不利。这样就很有可能会发生胃黏膜的急性炎症（胃炎），所以说胃病胃疼主要是吃出来的。

而且患急性胃炎有时感觉不到有不适症状，如果有症状不适、治疗不及时或不彻底，或者继续有不良饮食和生活习惯、营养不良、长期精神焦虑以及胃内如有幽门螺杆菌等，在综合作用下就极易会变成慢性胃炎、糜烂性胃炎、胃溃疡或胃癌。因此保养胃的责任重大，胃不能过用，防病养生做到位这样就能健康。除此之外，保养胃具体谈谈还有啥养生之道？

1 坚持每天吃早饭防病。因为人经过一夜胃里食物排空尽，正等待食物进胃，开始能量消耗有生理需要。此时如果不吃早饭或常过时误餐，就会直接导致胃内规律分泌积聚的胃酸得不到食物中和，这样就会使胃黏膜受到侵蚀和损伤。长期不吃早饭，还会使体内免疫功能下降，抗病能力降低，最直接反应是贫血、肥胖。因为饥饿后中饭就吃得多又快，且经常不吃早饭易导致营养不良、疲倦乏力并易生胆结石和低血糖等疾病。

某日早高峰时段，上海火车站站台上异常忙碌，共有8名乘客先后晕倒，他们都是因不吃早饭而导致突发低血糖。其中一名男乘客出现短暂昏迷，大小便失禁。幸亏车站工作人员及时发现，并为乘客提供食物、医药用品、轮椅。由于车站救治及时，这些乘客身体后来都无大碍，虚惊一场。

所以要养成每天吃早饭的良好习惯，且要尽量按时定量就餐。

2 饭吃七八分饱养胃。七八分饱就应该停在可吃可不吃的时候，觉得胃里未满，但这口不吃无所谓。这样给胃的上部留点空间，让它蠕动起来轻松些。这种肚子不胀的意犹未尽的舒服状态，其实这是最养胃的。如吃得太多太饱把胃填实，它的负担过重就不容易蠕动。因此适当地留下点空间，对养胃有益。

海南省三亚市有个"南山寿星"，他叫胡开元，116 岁。人虽瘦小但其精神极佳，身体健康。2000 年他被省评为寿星时，县里请他参加宴会，面对一大桌的美味佳肴，他只是对每道菜都吃点尝尝鲜而已。平时在家里他的饮食简单，一日三餐多为青菜萝卜之类的新鲜蔬菜少吃荤。但鲜鱼经常吃，每顿饭只吃七八分饱。所以节制饮食是百岁老人的特点，也是他们获得长寿的养生之秘诀。

日本防病保健专家发表研究报告称，每顿吃得很饱的人跟每顿只吃七八分饱的人相比，前者胃壁细胞会发生变异失去活动能力。这是导致胃病多发与癌症概率大大地增加的主要原因。研究人员指出，如果饮食毫无节制经常吃过饱，这不仅会使身体营养过剩而肥胖，继而还会发生许多慢性病，如糖尿病、心脑血管病、血脂高等。还会使人的肠胃消化系统较长时间处于紧张状态，直接的后果是肠胃疾病。研究还发现，在保证营养足的前提下长期吃七八分饱的人，要比终日饱食的人寿命更长。动物实验证明，当老鼠的进食量受到限制时，其寿命比自由进食饱餐的老鼠寿命要延长 100%，也就是说寿命翻倍增长。

3 细嚼慢咽有利胃保健。吃饭时切忌吃得快，食物在口中未得到充分嚼碎就下肚，这样粗糙的食物会加重胃的负担，无益于食物的消化吸收。长期这样，就会使胃壁受到损伤而引起不适和疼痛。细嚼慢咽后食物在嘴里经牙齿反复咀嚼时间越长，食物被磨得越细碎，进入胃后能减轻胃的工作负担。而且食物与舌头上的味蕾充分接触后可刺激唾液腺分泌出更多的唾液，有利消化护胃。慢慢咀嚼还可细细品尝食物的原味，增强食欲满足感。尤其是在吃鱼时要慢吃，吃得快就容易将鱼刺进入喉或咽下肚，这很麻烦的，很有可能要到医院让外科医生把鱼刺取出来。

4 不要吃生冷或过热食物。这是春秋战国时期的政治家、军事家和诗人曹操，向百岁寿星学来的护胃养生经验。他的一日三餐就很注意要暖食，不吃生冷和过热食物。曹操还为老百姓的健康，断然下令废除当时并州一带流行的"寒食节"，这个政令是对的得到当地老百姓的欢迎拥护。

中医认为，胃喜暖而怕冷，暖食对肠胃保健很有用，而吃寒食后对肠胃没有好处会生胃病。这是因为，人的肠胃温度在37℃左右，而冬季时冷饭冷菜和放入冰箱的饮料等食物温度只有2～8℃。尤其是热天吃冰砖雪糕之类的冷饮，胃突然受到强烈刺激后，血管会骤然收缩变细，胃肠道消化液就停止分泌，这样会导致胃肠生理功能失调与紊乱而引起不适或疼痛，易得胃病得不偿失。因此秋冬时节不要吃生冷或过烫食物，吃前要将冷食物放在锅中稍微热热，包括冬天吃水果、黄酒、牛奶等也要这样做。

5 切忌暴饮暴食。大吃大喝这样会伤及脾胃，俗话说："一顿吃伤，十顿喝汤。"因为人的肠胃消化能力有限，肝脏的代谢能力有限。如果暴饮暴食就极易患肠胃炎、慢性肾小球肾炎、心肌变性等疾病。如果还长期过量饮酒，暴饮暴食后很有可能会患急性胰腺炎（癌）和酒精性脂肪肝、肝癌等严重疾病，后果很可怕，进医院重症监护室抢救有可能会死亡。

杜甫就死于一顿丰盛的晚餐。唐朝著名大诗人杜甫，河南巩县人，在政坛上不得志是不幸，但他悲惨境遇的根源是生活的潦倒。初到长安不久其父亲去世，使杜甫失去经济来源，生活就陷入困窘。此时杜甫不得不奔走于豪门和亲友之间乞求点资助，这种生活状态在长安持续有10年时间。后来他离开四川客居湖南时，被突然来的一次洪水围困九天。当地的县令用小船把杜甫救出来，安排在县城的官府内。晚间吃牛肉等香喷喷的菜肴和美酒盛情款待他，难得有这么丰盛晚餐的杜甫，当夜就因醉饱过度而离世，享年58岁。

6 喝酸奶养胃。脱脂牛奶、酸奶含有丰富的优质蛋白质、多种维生素和矿物质，是天然钙质的最好来源，而且钙的吸收率较高。酸奶营养成分与鲜牛奶相近，但其中约30%的乳糖被分解，故对于乳糖不耐受者尤其合适。酸奶还可以增加胃内的酸度，能增强胃消化酶的活性，抑制肠道内大肠杆菌和胃内幽门螺杆菌的生长繁殖，能护胃养胃防病。喝酸奶不但能养护肠胃，而且还有助于心脑血管病、肝脏病（病毒最怕酸）、癌症放化疗患者的康复。

著名生物学家麦奇尼科夫早在1908年就指出，喝酸奶可以使人健康长寿。这是因为，酸奶里含有大量的乳酸、醋酸等有机酸、有益活性菌，能促进肠胃蠕动和消化腺的分泌。而且酸奶中酪氨酸对于缓解心理压力、高度紧张和焦虑而引起的人体疲倦，有很大的帮助。在午饭前后饮用可以让上班族放松心情，整个下午精神抖擞。但要适量，每天50～100克足够，不能天天喝一大杯酸奶或牛奶，因奶中的脂肪含量较多不宜多喝。而且还要注意空腹不宜喝酸奶或牛奶，由于空腹饮用后胃内酸环境不利于酸奶有益菌的存活，保健作用减弱。在喝酸奶或牛奶时，吃些馒头之类的食物中和为宜。吃剩的酸奶滴在手心里涂脸或额头上能使皱纹舒展开，嫩肤美容显得更年轻。

7 吃小黄米粥养胃护齿。李时珍在《本草纲目》这样写道："小米能治反胃热痢、补虚损、开肠胃。"其实不论是反胃、热痢、虚损都是脾胃功能欠佳，因此小米最主要的功效是补脾胃。小米性偏寒，略有咸味，所以还具有益肾补元气的功效。小米色黄，故也叫小黄米。

小黄米能促进睡眠。因小黄米中色氨酸含量为谷类之首，色氨酸有助于使人安然入睡。小黄米还具有滋阴养血的功效，可使产妇的体虚得到调养，恢复体力。小黄米能保持胎儿的正常发育，由于小黄米所含的碘是合成甲状腺激素必不可少元素，它能维持性器官的正常发育。妊娠期妇女摄取足够的碘，可避免胎儿痴呆或智力低下，还可防止骨骼发育迟缓，能使胎儿健全发育不致畸。小黄米对泻肚、呕吐、消化不良及糖尿病都有益。小黄米因富含维生素B1、B2等还可防止口角生疮。小黄米还有抗菌消炎及能预防女性流产，减少口腔中细菌滋生、除口臭、缓解牙痛和护齿。小黄米对身体的好处有很多，所以要常吃小黄米粥。每人小黄米50克／日，再加点大米早晨煮粥，这样口感好。每人每天吃小黄米不宜过多。中药房里有白扁豆卖，白扁豆（磨成细粉）煮粥吃很养胃益肝。医生中医处方中有白扁豆此药治胃病。

8 卷心菜食疗养胃很好。它含有维生素U抗溃疡因子，并具有分解亚硝酸胺的作用，主要是使胃溃疡和十二指肠溃疡能加速创面愈合。常吃卷心菜还可增进食欲，促进消化，防便秘。如果胃溃疡患者将卷心菜浓汁内服，这种浓汁不仅能修复溃疡的面，还有止痛、消炎、抗胃癌的功效。

9 饭后不宜立即看书写字。因为人体内血液的分配实行"多劳多得"，吃饱饭后的胃处于忙碌工作状态正在"磨食"，此时的血液流到胃部相对比其他时间需要更多些。而这时候伏案写字看书时大脑在工作状态就需要更多血液，这样就会造成胃的血液顿时减少或不足，这样不利于胃的保养，容易犯胃病。公共汽车驾驶员吃饭不准时且经常饭后就开车，所以患胃痛较多，这是职业病。因此应在饭后 60 分钟左右再看书写字或开车，这是养胃护胃防病的好措施。

10 打"保胃战"责任重大。上海歌剧院几乎每年"七一"前后都要上演歌剧《江姐》。但纪念建党 90 周年之际，这部民族歌剧却未能如期上演。因扮演第五代江姐的国家一级演员黄蕾蕾身患重病，无法登台演出。2011 年 9 月 23 日，年仅 40 岁的她因胃癌早逝。她短暂绚丽的一生，如流星闪耀人间，又像烟火般盛放天空。

三天后上午 10 点，龙华殡仪馆告别仪式庄严肃穆，黄蕾蕾的遗容安详，四周鲜花簇拥。其家人与亲朋好友、剧院领导等在悲痛的哀乐声中都热泪盈眶，送她远行去天国。

黄蕾蕾从江苏无锡考入上海音乐学院。毕业后进入上海歌剧院成为一名歌剧演员。她很聪慧用心演戏，连续 8 年"七一"前后登上舞台演唱《红梅赞》。那优美激情的歌声深深地感染着每一个观众，引起全场雷鸣般的热烈掌声。她给人们留下灿烂可爱的笑容，让人感动难以忘怀。她正在不断攀登民族歌剧表演的艺术高峰的时候身患晚期胃癌，不得不住院治疗。

江姐"倒"在舞台上，给我们有很多的启发和思考。我们必须要把胃保养好，我们必须要把自己身体照顾好，这是养生的一种责任担当，义不容辞。

11 做胃镜检查，现在也有高新产品令人欣喜。上海市第六人民医院消化内科有磁控胶囊内镜，检查过程中无不适感、无创伤、无交叉感染，也无须麻醉的独特优势，与其他传统老胃镜相比真有天地的差别。只需用温水吞服一粒胶囊，约 15 分钟即可完成胃部检查（小肠也可检查到）。简单来说，其原理就与拿吸铁石吸引带磁性的物体运动一样，使临床医师能够控制胶囊内镜的运动轨迹，从各个方面全面观察胃肠道。采用这一高新技术可以提高消化道肿瘤早期筛查的准确率，尤其对小肠活动性出血几乎 100%，也可用于微小的小肠肿瘤（1～5 厘米）的早期诊断。磁控胶囊内镜，其他医院也有。

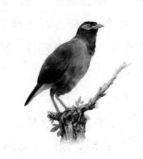

80篇
胰腺功能患病诱因怎样防治

胰腺是人体消化系统躲藏最深的器官,它位于胃的右侧紧贴腹后壁与肝脏为邻,形如一片小小笋叶横卧在脊柱前。其头部被十二指肠包绕,体部横过脊向左伸展,尾部靠近脾脏。胰腺的功能,既有参与消化的外分泌腺,同时还有调节血糖的内分泌腺,是身体里面具有双重分泌功能的重要器官。

胰腺分泌的各种酶,是一种非常重要的消化酶。胰酶可以对蛋白质、脂肪、淀粉这三大营养成分进行充分消化。胰酶分泌受阻或减少,即使其他消化脏器功能都正常,对营养素仍然是消化不全的。老年人胰酶分泌量减少,活性明显降低,会直接导致消化不良的发生。胆汁是由肝脏细胞不断生成的具有苦味的有色液体,其作用是帮助胰酶有利于脂肪的消化。

中老年人吃油腻食物后,如果容易腹泻,就可说明胆汁分泌缺乏。消化不良可由先天性、炎症性、传染性或胰腺患病所致,也可继发于多种其他疾病。就老年人而言,最常见的是因为胰酶分泌不足或胆汁缺乏而引起的消化不良。胰腺还同时分泌胰岛素、葡萄糖(米饭转化而来)在胰岛素引

领下一起进入细胞,被细胞利用后产生维持人体所需要的能量。总的说,胰腺是人体原材料制造的重要器官。

胰腺患病,有急性胰腺炎、慢性胰腺炎和胰腺癌。发生急性胰腺炎有多种原因:饮食过饱、暴饮暴食是导致急性胰腺炎、胰腺癌的罪魁祸首。此外还有长期吸烟、过量饮酒和酗酒、肥胖、喜吃过于油腻和辛辣刺激食物、胆结石、牙周病、糖尿病等,这些均属于常见的致病因素。这些不良生活方式和饮食习惯,势必会加重消化系统的负担,其中由肝胃肾带来的负担尤为沉重。吃进肚里的这些高蛋白、高脂肪美味食物,通过迷走神经、胃酸和胃泌素的作用,促使胰腺分泌物增加,进而到达十二指肠后又刺激胰泌素和胆囊收缩素的分泌。这些激素,均可使胰腺分泌出大量的胰消化酶。而喜庆宴席必有酒,大吃大喝尤其是白酒更是起到火上浇油的作用。因为酒精能促使胰腺分泌增加,又可使胰管在十二指肠开口处括约肌痉挛收缩,而造成胰管引流不畅压力升高,最终会引起胰腺酶渗入胰腺组织内由胰腺自身消化。这样就产生胰腺损害和炎症反应,诱发急性胰腺炎。

急性炎症部位以胰头为主,疼痛常在中上腹偏右侧;如果是胰腺体、尾部炎症为主,常在中上腹部及左上

腹。其突出症状是，持续性一阵阵疼痛加剧，半数病人可窜向左腰、左背或左肩部，用手压腹部感觉痛相对轻些，还可出现恶心、呕吐。其特点是先吐食物后吐苦水，吐后疼痛不解。而且若病人发病前曾有暴饮暴食或过量饮酒，过去患过或正在患胆道疾病、胰腺阻塞性疾病、胆囊炎、大便有蛔虫等突发腹痛，应考虑是胰腺炎发作。

重症病人可出现四肢湿冷、心率加快、血压下降等休克症状。其胰腺出血坏死来势凶猛。对这种情形，如果不及时急救，有时仅延误几个小时它就会向全身蔓延，累及呼吸系统可出现呼吸窘迫，累及中枢神经系统可造成失聪，累及循环系统可导致休克和心力衰竭等并发症而死亡。

胆结石之所以是急性胰腺炎的常见发病原因，是因为胆管和胰管共同开口在十二指肠第二段，这好像是邻居吵架引起的。当胆结石嵌在共同开口处时就会使胆汁与胰腺酶排泌不畅，胆汁反流入胰管激活胰酶，再加上管内压力增高，这样被激活的胰酶很容易渗入胰腺组织内而造成对胰腺的损害。反过来，胰酶也可反流到胆管内引发胆道疾病。

不良饮食生活习惯是发病的主因。胰腺癌与肉食摄入过多、吸烟酗酒、超重等不良因素密切相关。如果摄入的脂肪、淀粉、蛋白质过量，则会造成胰腺过度负荷。长期这样使胰腺细胞发生恶性转化，逐渐导致胰腺疾病的发生。或慢性胰腺炎时间长未得到治疗，也有可能会发展为胰腺癌。

有研究发现，不论男女，如果严重超重，患胰腺癌的危险性比体重正常的成人要高86%，过度肥胖的女性患此病的危险更高。肥胖是引发糖尿病的重要原因，糖尿病也可能会引发胰腺炎和胰腺癌的发病率上升。因为糖尿病患者基本失去调节胰腺释放胰岛素功能，使得体内胰岛素水平经常保持较高水平。这种激素如果过高，就会促使胰腺内的肿瘤细胞成长和扩散，增加患胰腺癌的可能。所以我们要把易诱发因素坚决拒之门外。

目前常见胰腺恶性肿瘤可分为两种：起源于胰腺导管上皮的恶性肿瘤通常称为胰腺癌，占胰腺癌症的90%；起源于胰岛上皮的恶性肿瘤以往称为恶性胰岛细胞瘤，现改名为神经内分泌瘤。正常的胰腺导管上皮细胞是逐步变为癌的。从基因突变到形成一个真正的肿瘤需要5～8年，再从一个肿瘤细胞发展具有转移能力的细胞肿块又要多年。因此我们认为普通人应该尽量避免和排除引起细胞恶变的不良因素，努力预防胰腺癌的发生显得非常的重要。

临床上发现的胰腺癌患者有八成病情已经到了中晚期。据有关部门统计五年生存率仅为3%。其正在渐渐成为取代肝癌的癌王之称。胰腺癌正悄悄地向人们靠近，让耀眼的明星陨落：诺贝尔医学奖得主拉尔夫斯坦曼、苹果公司总裁乔布斯、原上海市领导柯庆施、副总理黄菊、男高音歌唱家帕瓦罗蒂等，均是被胰腺癌夺去宝贵生命的。

胰腺癌诊断，主要依靠影像学手段（CT检查）。但因为位置隐蔽早期的胰腺癌变在体检中难以发现，而且胰腺本身神经不丰富，早期肿瘤不会有疼痛也缺少典型症状。因此大多数患者只是有食欲不振、恶心呕吐、吃饭后腹痛等消化道症状，这容易被误诊为胃痛。除非肿瘤长在与胆管相连的一头引起阻塞性黄疸，这样病人还有早期发现的可能。如果有症状或高危人群以及中老年人就应该主动早期检查（如糖类抗原CA19-9）。继而发现较为早期的胰腺癌，而后通过手术根治和辅以适度的放化疗，治疗效果还是较好的。

上海复旦大学附属肿瘤医院引进一台国际先进的术中放疗设备。胰腺癌多学科综合医治团队，先由主刀医生在患者腹部打三个小孔，随后将腹腔镜镜头插入腹腔，根据屏幕显示图像，医生运用微创技术操作。之后放疗科医师连接、启动可移动的术中放疗设备，使放射线充分覆盖病灶区域。这样就起到抑制肿瘤生长的最佳效果。

81篇
痛风的痛在关节还伤及肾脏

许多人知道"三高"高血压、高血糖和高血脂。然而在代谢性疾病这个大家族里，原本一个默默无闻的"小辈"高尿酸，近年来名声大振。它是导致痛风发作的直接原因，而且还有不为人知的更为危险的就是会诱发肾功能衰退甚至尿毒症。

随着生活水平的日益提高，遭受代谢疾病困扰的人越来越多。基于此，血尿酸的检测已成为目前体检的常规项目。成年男性血尿酸的上限是416微摩尔/升，女性为357微摩尔/升。如发现自己的检查结果高于上述水平，都会有点紧张。那么血尿酸是不是越低越好？答案是否定的。

从生物化学角度看，尿酸是人体嘌呤代谢的终产物，过去在人们的眼中它是一种彻头彻尾的代谢废物。然而医生自从 1981 年意外发现之后，人们对尿酸的看法有很大的改变。原来尿酸有很强的抗氧化作用，人类血液中的尿酸浓度极高，几乎是许多其他哺乳类动物的 10 倍以上。正是有尿酸的强抗氧化作用，人类的寿命才明显高于其他多种哺乳类动物。医学统计也已经证实，血尿酸水平高的家族，患癌症的几率相对较低。

凡事都有两面性。过高的尿酸水平也会让人体不堪重负，症状明显者会遭受痛风的折磨，无症状者的高尿酸在悄无声息地侵害着肾脏的健康。尿酸这一原本平常无奇的物质让人又爱又恨。尿酸高，内部矛盾是主要原因。对高尿酸血症、痛风防治知识稍懂的人都知道，尿酸水平高与贪吃的关系密切。因此只要严格控制饮食，就能减轻乃至消除疾病的折磨。

但在肾脏风湿科医生看来，这种观点是一厢情愿。因为生物化学已经完全揭示人体中尿酸的来源：其中20% 来自于饮食，像海鲜、酒类、肉类、浓汤、韭菜、菌菇类、大豆及豆制品等，这些是血尿酸的重要供应商。余下的 80% 则来自于人体自身的合成。

生命能够得以维持，新陈代谢是最根本的动因。每天人体中有大量的细胞衰老死去，细胞残骸不断分解，细胞核中嘌呤的最终代谢产物就是尿酸。也就是说，嘌呤是尿酸生成的来源。由此可见，"内部矛盾"才是导致尿酸升高的主要原因。这一生理基础，为高尿酸血症的治疗提供一条基本思路：轻症患者可以通过调整饮食结构来控制乃至消除症状。但中重度患者必须通过用药才能将尿酸降至正常水平。痛风的发作像着火起病急，治疗却要分步走。只有急性疼痛缓解后才开始服用降低尿酸的药物（不能乱服止痛药）。

什么叫痛风？其症状是怎么来的？血液中尿酸水平持续升高，超过一定限度之后，尿酸就会在人体的小关节、耳郭、脚背等部位沉积下来，尤其是第一跖趾关节（脚大拇指）受尿酸结石的青睐。尿酸不需要金属离子的参与，自身就能形成结晶。在结晶的不断刺激下，患者遭受剧烈的疼痛，有时甚至连手的触摸、穿袜子都会让人很痛。但这种病来得快，走得也快，就像是刮风一样来去无踪无影，故而得名叫"痛风"。

尿酸除会在关节、耳郭等部位沉积，也会侵犯肾脏中的肾小球和肾小管，并且可悄无声息逐渐损伤肾功能。如果睡前没有大量饮水，同时也无前列腺疾病，却依然夜尿频多，这就是痛风肾病的典型症状。等到肾小球滤过功能受到影响，尿毒症的病程已经发展至晚期。

痛风发作，患者会疼痛难忍尤其是患痛风多年的人。不少人疑惑，为什么痛风大多是从脚开始疼？这是什么原因？是因为痛风多发于肢体远端关节，如暴露于外围的手足及耳部。而这些部位体温较低，低温会降低尿酸的溶解度，导致更多尿酸盐结晶的形成。当患者睡眠时关节得到休息，渗出的液体以较快的速度重新吸收入血液，致使血液内的尿酸浓度瞬间增高，是尿酸浓度过饱和形成尿酸盐结晶，这也是为什么白天不痛而夜间痛的原因。

有人说痛风"重男轻女"。男女比例为20:1，痛风患者男性居多，且女性患者几乎都在绝经后。因为女性体内雌激素能促进尿酸在肾脏排泄，并有抑制关节炎发作的作用，而男性喜欢饮酒、胃口好、过多食用高嘌呤的食物如动物内脏、海产品等。

预防痛风我们该怎么做？要少喝啤酒多喝茶。夏天炎热人体大量出汗，水分补充不足或不及时，血液就会浓缩，尿酸也就容易沉积并析出。痛风易在夜间发作，其中一个原因就是由于睡眠时体内水分减少，尿酸浓度增高所致。因此天气热时一定要多喝水或淡茶。酒是痛风急性发作的重要诱因。酒精中的乙醇会使体内乳酸增加，

而乳酸会抑制肾小管对尿酸的排泄，乙醇还能促进嘌呤分解从而直接使血尿酸升高。同时酒类本身就可提供嘌呤，特别是啤酒内含有大量嘌呤成分。所以酒宜少饮，对尿酸高的人以及痛风病人而言应忌口。

食物口味越重越有嘌呤含量。尽管外源性嘌呤只是引发高尿酸血症的次要因素，但痛风急性发作及尿酸水平严重超标的患者，还是应该要管住嘴，尽量避免摄入高嘌呤含量的食物。这里有一个诀窍：只要少吃或不吃口味重的高嘌呤食物，就能减少嘌呤的摄入，比如海鲜、肉类、酒类、浓汤、菌菇类、黄豆及豆制品、咖啡、动物内脏、蔬菜中的韭菜等，均属于口感佳气味浓类食物，因而嘌呤含量较多。当然这是根据痛风的病情轻重而言的。

需要特别指出的是，真正因为严重的代谢缺陷而导致高尿酸血症的患者只占很小比例，大多数都是由于超重或肥胖。高尿酸血症与高血压和血脂异常、糖尿病等代谢性疾病，有着共同的"发病土壤"。

基于这样的判断，从根本上改善高尿酸与痛风症状的最好办法是，吃药治疗的同时还要管住嘴、调整饮食结构、少吃或不吃高嘌呤食物、减肥、控制体重、积极锻炼身体等等养生保

健。并且要持之以恒地去做。这样的痛风和高尿酸血症就很有可能会被治愈，其他的慢性病也会有好转和治愈。

82篇
肝脏功能及脂肪肝危害性

肝呈红褐色，质地柔软，位于右上腹。成人肝脏的重量1200～1500克。肝脏有两叶，右叶大而厚，左叶小而薄。肝脏有代谢功能，还有合成和储存、解毒、再生和修复功能。

肝脏有哪些代谢功能？蛋白质代谢：肝脏是人体白蛋白的唯一生成器官，球蛋白、血浆白蛋白、纤维蛋白原及凝血酶原的合成、维持和调节都需要肝脏的参与。另外还有脂肪代谢、维生素代谢、糖代谢、激素代谢，肝脏还可调节酸碱平衡及矿物质代谢、调节水、电解质平衡从而保持正常的排尿量。

肝脏有哪些生理功能？

免疫功能：肝脏是构成人体免疫防御系统的重要器官。单一巨噬细胞90%存在于肝脏，可吞噬各种病菌、病毒及一些致炎因子。患肝病后，人体会失去一些免疫防御功能，各种感染的机会将会增加。

解毒功能：外来或体内代谢产生的有毒物质，均要在肝脏解毒、降解为无毒或溶解度大的物质，然后随胆汁或尿液排出体外。绿豆有清热解毒功能，常吃能帮助肝脏减轻解毒负担，对肝脏有好处。

分泌和排放胆汁功能：肝脏在24小时内可制造胆汁约1升，经胆管运送至胆囊，胆囊起浓缩暂存和排放胆汁的功能，胆汁可以促进脂肪在小肠内的消化和吸收。

肝脏具有极强的再生和恢复功能，若将肝脏切掉一半，或当受到严重创伤，残留的正常肝细胞仍然能够从事正常的工作。生物实验表明，经手术切除老鼠70%的肝脏，老鼠可于3周后迅速修复再生到原来的质量，同样的情况狗需8周，而人类需要4个月左右。

血液方面功能：胎儿时肝脏为主要造血器官，至成人时由骨髓取代，肝脏造血功能停止。但在某种病理情况下其造血功能可恢复。几乎所有的凝血因子都由肝脏合成，在维持人体凝血和抗凝血两个系统中的动态平衡中肝脏发挥极其重要的调节作用。因此，肝功能遭破坏的程度常与凝血障碍的程度相平行，肝功能衰竭者常发生严重的出血。

胆囊通过胆管系统与肝脏相连

接。胆囊有什么功能？储存：这是胆囊的主要功能。空腹时胆囊舒张，肝脏分泌胆汁储存于胆囊。浓缩：胆囊壁吸收所储存胆汁的水分和氧化物，这样可使胆汁浓缩 7～10 倍。分泌：胆囊壁分泌黏液，具有保护胆囊的黏膜不受胆汁侵蚀的功能，且有润滑作用，有利胆汁的排出。收缩：胆囊的收缩从胆囊底开始，逐渐移向胆囊管使胆汁排入胆总管，进而送入肠道。

肝病有哪些又是怎样产生的？肝病有各型病毒性肝炎、酒精性肝病、药物性损伤、肝纤维化、脂肪肝、肝脓肿、肝腹水、肝肿瘤等。肝病是指肝脏的实质性病变。许多病原微生物，如细菌、病毒、真菌以及寄生虫等可引起肝病。比如肝炎是指肝脏发炎，看似简单，实质很复杂，包括多种不同病因而引起的肝炎。病毒引起的肝炎有甲型、乙型、丙型等共 7 种。病毒性肝炎是临床上常见的一种以肝脏受损为主，并发免疫功能失调的传染性疾病。它具有发病率高、病程长、病情反复性强、危害性较大的特点。若不及时有效治疗，极易转化为肝硬化、腹水、脑性昏迷和肝癌。

例如饮酒尤其是饮白酒，所致肝损伤可分为酒精性脂肪肝、酒精性肝炎、酒精性肝硬化三类。少饮酒或戒酒，这是防肝病的最好措施。如果在

家中饮食卫生未做到位或常在外用餐，这样极易给肝炎病毒以可乘之机，引发病毒性肝炎等。所以饮食和餐具要清洁卫生不能马虎，要严防疾病的侵害。肝脏有没有病毒？到医院做个两对半的化验就可查出。

脂肪肝的危害性大。心肝是一根藤上的"两个瓜"。有个词语叫心肝宝贝，形容得太确切。心肝两个脏器，确实是非常重要的，而且将两个"瓜"联系到一起的这根"藤"就是血脂。

先讲肝脏，在众多生理功能中很重要的一项是合成三酰甘油，而肝脏会一边合成一边以酶的形式向血液中释放三酰甘油，供应其他脏器利用。这样三酰甘油不可能在肝脏中储存很多。肝脏合成三酰甘油的能力很强，而那种负责运出的酶是有限的。如果饮食摄入过多的脂肪类食物，则肝脏就会获得过多的三酰甘油原料，因此自然要合成大量的三酰甘油。但是无法运出，所以大量堆积在肝脏里而形成脂肪肝。同时血脂也会升高（化验血液可知血脂高多少）。但血脂高不一定都有脂肪肝。肝脏的生理功能很复杂，好比一座化工厂，所有吃到肚子里的东西都要经过它的代谢和分解。它不会加班加点，因此一旦你吃过多的油炸类食品和肥肉或肉类酸奶等食物，肝脏就变成积油的仓库，形

成脂肪肝、肝硬化和腹水等疾病。

再来说心脏。肝脏不能处理掉全部脂类，久之，血脂就会升高。高血脂的后果，就是在血管壁的内侧逐渐形成斑块。这个斑块是逐步"长大的"由薄至厚。而心脏上布满着血管，这些血管负责给心脏供血供氧。这样相当于心脏为我们工作，而这些血管在为心脏工作。很可恶的是血管里的斑块，如果不幸斑块脱落在血管中，就会阻碍血液在血管里流动，那么心脏就难以为我们而工作。脂肪肝不会致命的，但因长期的高血脂而诱发的心肌梗死和脑梗，绝对可以致残、走路不良于行或坐轮椅或终生哑语，或瞬间被死神夺走生命而死亡。这个问题很严重的。

就是这样一根藤上连着心肝两个"瓜"，两者会相互影响。但有许多人对脂肪肝满不在乎，认为反正死不了人，因此在饮食上不节制，常常吃得过饱，饮食太丰盛，喜吃肉类和烤炸等油腻食物，这种想法和做法就是不重视养生保健是非常错误的。专家医生都认为，整个人体的正常生理功能是体内所有脏器共同努力的结果，哪怕是一个脏器的小问题也会逐步影响到整体的健康。所以有脂肪肝和血脂高不是小事，要想尽办法采取有效措施让它消失（注意饮食合理科学和

药物治疗）。渴望健康长寿，就要从防病的细节做起。

怎样发现早期肝癌？因肝脏代谢能力强大，早期往往没有症状也就不大可能到医院做检查，当出现症状时很可能是肝癌的中晚期，生命悬于一线，精神遭受折磨和痛苦。所以肝癌的早期检查要引起特别重视，这对早期发现早治疗肝癌很有帮助。

目前可用于诊断原发性肝癌的生化检测指标，只有甲胎蛋白（AFD）。甲胎蛋白常用于肝癌的早期诊断，它在肝癌患者出现症状之前8个月左右就已经升高，但大多数患者仍无明显症状。少数肝炎和肝硬化患者甲胎蛋白也会升高，但升高程度不如原发性肝癌高。也有些肝癌患者甲胎蛋白值正常，必要时（高危人群）要进行影像学检查，如B超、CT等成像检查，以此增加诊断的准确性。B超检查发现有明显的肝区实质性占位病变，这基本可确定为肝肿瘤，但有良性和恶性之区别。

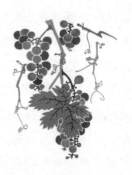

83篇
怎样防治前列腺疾病

前列腺病，包括前列腺炎、前列腺增生和前列腺癌等疾病，这是男人的常见病。其症状表现为尿频、尿急、会阴睾丸疼痛等。其中有些人有尿滴漏（尿失禁）内裤湿的尴尬情况，非常之痛苦。这样久而久之发展，就会发生小便困难、前列腺肥大和前列腺癌等病，危害健康和生命。许多退休老年人说"每天起夜三四次"，其实这是人老肾虚的缘故，也是良性前列腺增生或气血不足的早期信号。男性应该要注意哪些来预防前列腺病或减轻前列腺病情呢？

要避免久坐。前列腺在体内的位置，决定着男人在较大程度是"坐"在前列腺上。所以经常久坐的男性，比如在办公室工作或整天搓麻将、打扑克会给他们的前列腺加重负担。调查发现，慢性前列腺炎患者中司机占较大比例且不易治愈，很能说明问题。前列腺患者也会感觉到，久坐让他们很不舒服。因此建议不要长时间坐着，而要不时起身走走活动一下。另外还有骑电瓶车、自行车等坐姿时间过长，也可造成对前列腺的直接压迫而导致前列腺充血，这应当尽量避免。

有尿切莫忍。有尿时尤其是尿急时再忍一会的做法不可取。因为憋尿会让膀胱过度充盈，这容易引起膀胱炎、尿道炎等疾病且会压迫前列腺，这样就容易造成尿液反流，给高位的肾脏和输尿管带来危害。有前列腺病的患者甚至因此会造成肾功能衰竭，还可使逼尿肌松弛而发生排尿困难和尿潴留、尿失禁、尿毒症等病情严重的疾病，甚至会危及性命。因为会阴前列腺的充血可使局部的代谢产物堆积、前列腺管阻塞而鼓胀。憋尿的时候，往往还会影响情绪可使心脑血管疾病加重或诱发。因此有尿不能忍，特别在寒冷的冬夜睡醒时有尿，就要起床排尿，否则睡不着觉。但起床动作要慢再缓慢，因为起床动作急、体位改变快这样就容易使血压突然升高和或因为心跳速而出事。

常吃鱼能防前列腺病。日本人喜欢吃鱼，所以他们的心血管和癌症发病率大大低于欧美一些国家。据研究证实，鱼体内含有一种神秘的物质有防癌作用，所以经常吃鱼可以减少患前列腺癌、结肠癌与乳腺癌的发病机会。吃鱼的好处在于鱼肉的蛋白质容易消化，脂肪少且含不饱和脂肪酸，还可以让坏胆固醇降低而让好胆固醇升高，这可预防心脑血管疾病。

小小番茄保护前列腺。番茄也叫西红柿，含有多种胡萝卜素，其中番茄红素约占90%，而番茄红素是目前自然界中发现抗氧化能力最强的天然营养，其清除自由基的能力是维生素E的100倍，是β-胡萝卜素的2倍。因此番茄红素是保护血管和心脏、预防前列腺病的良药。

国内外专家经研究认为，番茄对前列腺病有很好的预防作用，还能有效减少胰腺癌、肠癌、乳腺癌等发病机会。番茄中的尼克酸能维持胃液的正常分泌，促进红细胞的形成，有利于保持血管壁的弹性和保护皮肤。所以经常食用番茄对防治动脉硬化、前列腺病、高血压和冠心病大有帮助。

多吃蔬菜水果和薯类。蔬菜水果是胡萝卜素、维生素B2、维生素C和叶酸、矿物质钙、磷、钾、镁、铁、膳食纤维和天然抗氧化物的主要或重要来源。薯类含有丰富的淀粉、膳食纤维以及多种维生素和矿物质。进食较多的蔬菜水果和薯类，对保护心血管健康，增强抗病能力，以及防治便秘等有着十分重要的作用。维生素C对前列腺很有益，维生素C和维生素E等对正常前列腺组织生长和分化都起着重要的作用，可大大降低患前列腺病的风险。有研究显示，当血液中维生素含量处于低水平时，患前列腺病的风险将大幅提高，而新鲜蔬菜水果和薯类的维生素C、维生素E含量较多，因此要多吃蔬菜水果和薯类。

大豆能抑制前列腺癌扩散。大豆中含有一种叫三羟基异黄酮的抗氧化剂，不仅能保护前列腺功能，几乎还能完全遏制前列腺癌细胞在老鼠体内扩散。研究人员在老鼠身上进行的实验显示，服用三羟基异黄酮的老鼠前列腺癌细胞转移到肺部的几率减少96%。实验中使用的三羟基黄铜含量，也就相当于人从一顿富含豆制品的饮食中摄取能量。虽然三羟基异黄酮不会使前列腺肿瘤变小，但它几乎能完全阻止前列腺癌细胞向肺部转移。

另据研究发现，常食大豆及其制品能预防乳腺癌。大豆还能增强免疫功能，500克大豆含蛋白质相当于1斤瘦猪肉或3斤鸡蛋的蛋白质含量。同时还含有人体必需的氨基酸，对人体细胞组织能起到重要的营养功效。黄豆中的铁不仅含量多，对缺铁性贫血有益。黄豆中的卵磷脂可除掉附在血管壁上的胆固醇，防止血管硬化，保护心脏和血管。黄豆还含有"植物雌激素"异黄酮类物质，能有效提高体内雌激素水平，从而保持乳房的青春美感，延缓女性衰老。

寒冷季节要穿暖些。天气寒冷衣裤穿太少时会给男性前列腺造成不良影响，继而会导致尿道内压增加而易引起逆流，加大前列腺液的积存。这样就会极易发生前列腺炎、前列腺增生、前列腺癌等疾病。因此冬季期间男人要穿厚的绒裤之类的。穿暖些这有利于对前列腺的保护。

要高度重视身体的异常症状。怎样及时掌握自己的健康状况主动权呢？专家提醒应该要注意来自身体的一些特殊信号。特别是当身体出现如下症状不适时要引起注意，而不要听之任之延误最佳治疗时机。比如排尿困难、尿液及尿道分泌物异常、腰部腹部会阴疼痛、下腹部肿块、前列腺肿块、阴囊内肿块等等。这些都是男科疾病的症状，应及时到医院专科检查和就医。

积极锻炼身体对前列腺保健很有好处。因为运动锻炼能促进血液循环，提高免疫功能，增强体质，在防治疾病方面有着独特的功效。俞峰说："我是一名文职人员，由于长时间坐着办公，在我40岁那年，就患有慢性前列腺炎和前列腺增生，感到不适。医生给我开了不少药物，但我服药后效果不明显，小腹胀痛症状仍然有。为买药先后花掉一万六千多元。后来朋友们建议我参加体育活动，他们说经常锻炼对前列腺很有好处，我就这样照着办试试看。"

俞峰居住的附近有一座100多米高的荒山。他说在早晨或傍晚从家里出来，循着山路爬山，登上山顶差不多需要一个小时。每次到山顶时他浑身热，满头大汗，被山风微微一吹顿觉神清气爽。然后再循着原路下山回家，又需要将近一个小时。在隆冬季节因天冷爬山比较困难，且有摔伤的危险不安全，他就将爬山改为在山脚小路上快走。每天走8公里左右，走得全身热乎乎的，运动量与爬山差不多。三年多来坚持爬山和快走风雨无阻，他的身体状况越来越好，精神很饱满。经医院检测表明，痛苦的前列腺增生和炎症消失得无影无踪。俞峰最后这样说："我深深地体会到，体育锻炼比吃灵丹仙药还要灵。"

84篇
骨质疏松症要早防早治

骨质疏松症之所以被称为沉默杀手，是因为它像一幢大楼的木质房梁被白蚁侵蚀容易断裂一样有危险性，侵蚀人的骨骼无声无息到一定时候病魔疯狂起来很厉害。如果年纪轻骨折后康复问题不大，如果年龄较大的人骨折这要打折扣。其中有的从此一病不起，瘫卧在床，有的长期病卧后还会引发肺炎及脑血栓等疾病，患者生活质量很差，精神很痛苦，还有的患者因并发症而死亡。所以我们要特别注意预防骨质疏松，把预防摆在我们的前面，做到早防早治。

新西兰高级营养专家乔安妮·托德说，钙有助于增强骨骼，能预防骨质疏松。亚洲目前骨质疏松症患者增加速度居世界首位，因为成年人往往喜欢把主食当作早餐，不爱吃西方人偏爱的牛奶麦片，所以亚洲人的钙摄入量只有人体所需要的一半。这个问题，应该要引起重视。专家普遍认为，骨质疏松症是日积月累长期丢失钙质而引起的一种疾病。

据上海住院病情统计分析资料证实，老年人因摔倒而造成骨折和伤残等生活不能自理的，在意外伤害中占四成左右。正常情况下从婴幼儿起随着身体的生长发育，全身的骨量在不断地增加积累，女性35岁男性40岁时全身的骨量达到最高峰。之后随着年龄增长而其身体的骨矿含量就难以避免地开始下降，骨量逐渐地减少和丢失。因此，如果能在年轻时期就积累较高的骨量峰值，那么骨量资本基础也就雄厚。其骨量减少时间就会延长，骨质疏松症的进程及其症状的出现也势必会得到延缓，或者根本没有疏松症状，身体很健康。这意思就是

说，骨质疏松症贵在要早防和早治，而早防早治是为自己的健康保驾护航，为什么不去做呢？

钙是人们最熟悉的一种矿物质，很多人都知道骨头中有钙。钙也确实是构成牙齿、骨骼的重要成分。成人体内总共含钙1200克左右，其中99%都集中在骨骼和牙齿中。虽然钙池中的钙仅占总量的1%，却担负着生命中重要的生理功能，例如心脏的正常搏动和神经肌肉的兴奋性传导，都必须有一定浓度钙离子的参与。

如果血钙过低，神经肌肉兴奋性就增高，从而引起抽搐；如血钙过高，就会抑制神经肌肉的兴奋性。此外，钙还参与凝血过程，以及维持细胞膜的正常功能。儿童缺钙可能有生长发育障碍、手足抽搐症等，成人缺钙就会发生骨质软化症、骨质疏松症。食品中钙的来源，以奶类和豆制品最好。

老年人骨折女性占八成左右，常见原因是停经后因雌激素下降，骨钙流失加速。缺乏运动锻炼者也容易得骨质疏松症，还有糖尿病、高血脂、高血压等代谢病也会影响骨质。此外甲亢、甲状腺旁亢进、类风湿关节炎、肾病等病症及长期饮酒、喝碳酸饮料、喝咖啡的人也容易导致骨质疏松。骨质疏松症在早期毫无症状，因此常常被人们所忽视和觉察。觉察后其症状

表现为全身性骨疼、疲乏无力、腰背部疼痛、有时会出现身高变矮或驼背，有的会在持重物、转身或因走路而摔倒后发生腿、手臂等骨折。

防治骨疏松单纯补钙不科学。这种病主要是缺钙还缺维生素 D 和维生素 K。如果钙与维生素 D、维生素 K 的联合补充，这不仅能促进机体对钙的吸收，提高骨的质量，而且还有利于避免因高钙所导致的副作用，如高钙血症、肾结石等。钙仅仅是制造骨头的原料之一，还需要人体内维生素 D 帮助其吸收和合成。维生素 D 在人体内可以促进小肠对食物中钙的吸收，同时还可促进骨骼的矿化，可以增加人体神经肌肉的协调性，增加肌肉的力量，减少跌倒风险。而跌倒是造成骨折的最重要危险因素。

补钙要有锌的概念。中老年人如果每天钙摄入量达到或超过 2 克，有可能会抑制人体对锌的吸收。而锌是体内约 120 种酶的辅助因子，没有它就会出现贫血、反复发生口腔炎、易患呼吸道感染、味蕾迟钝、食欲下降。尤其重要的它是各种蛋白质合成酶类的组成部分，没有它蛋白质的合成受影响，对正值生长发育期的儿童危害较大。缺锌还会降低人的免疫功能，负面影响是对疾病的抵抗力降低。因此补钙要适度，最好要加强食疗。含

锌丰富的食物，以牡蛎含锌量最高，其次是瘦肉、蛋类、鱼和海产品、干果类、小麦胚芽、燕麦、蘑菇、坚果、花生等也是锌的良好来源。而精白米面、蔬菜水果则含锌量少且利用也差。食物补锌不会发生锌中毒，但以锌制剂药物或保健品补锌时，就要防止摄入过多锌而发生中毒。

骨质疏松重在预防。青少年儿童和中老年特别是女性要重视饮食结构的合理性，荤素合理搭配，营养要全面，应注意多摄入含钙、维生素 D、维生素 K 等较丰富的食物，比如蘑菇、脱脂牛奶、酸奶、鱼、虾皮、瘦肉、蛋类、核桃、香菇、海带、紫菜、芝麻、大豆及豆制品等。

骨科专家说，人体内少不了蛋白质的营养物质，而黄豆含有高达 40% 的蛋白质，且黄豆中的蛋白质可以被人体高效吸收。豆腐干含钙量很高，根据中国预防医学科学院编著的《食物成分》，每 100 克虾皮含钙量为 991 毫克，100 克虾米含钙量 555 毫克，而 100 克豆腐含钙量为 164 毫克，而 100 克豆腐干含钙量为 1500～1739 毫克，所以平时适量地吃豆腐干和黄豆能防止缺钙缺蛋白质而引起骨质疏松。

维生素 D 有强身壮骨的功效，人体皮肤中含有 7- 脱氢胆固醇经阳光紫外线照射后可生成维生素 D，因此

适当晒太阳由紫外线照射，是维生素 D 的最好来源。即使饮食中没有足够的维生素 D，也不容易缺乏。维生素 D 能够促进钙磷的吸收和骨骼的钙化，缺少它就会患骨质疏松或软骨病。

吃点肉皮和猪蹄来预防骨质疏松。因为肉皮和猪蹄除提供丰富的胶原蛋白外，还有助于青少年生长发育和减缓中老年骨质疏松的进程。胶原蛋白是皮肤细胞生长的重要原料，它不仅能湿润皮肤还能增加皮肤贮水功能，使皮肤变得丰满有弹性而光泽，有美容效果。

猪脚炖黄豆，面容嫩显年轻。猪蹄所含的成分与鱼翅十分接近。鱼翅中的成分以胶原蛋白为主，胶原蛋白主要作用是美容、增加肌肤的弹性。用昂贵的鱼翅来补充胶原蛋白，倒不如选择廉价的食品来替代，例如猪蹄特别是它的猪皮，还有鸡爪之类食品也能起到补充胶原蛋白的作用。猪蹄里含有脂肪，在烧煮前可将脂肪稍切掉些，然后照样可以享受到胶原蛋白得到水嫩的肌肤。

在预防骨质疏松方面，胶原蛋白的补充能起到与钙同样重要的作用。骨骼好比房子，钙是黄沙，胶原蛋白就是钢筋和水泥。如果没有胶原蛋白这个网架和黏合剂，那么人的骨骼大厦就无法建造起来。

85篇
脾胃好是强身健体的基石

《黄帝内经》曰："饮入胃，溢精气，上输于脾，脾气散清。"因此中医所讲的胃受纳食物，而脾将营养物质输布全身，认为饮食吸收运化贵在脾胃的健运，脾胃所得水谷精微之滋养而神气自旺。所以东汉医学家张仲景有"四季脾胃旺不受邪"之说，其意思是脾胃健运可以抵御外邪的侵袭，身体始得健康。

明代著名医学家张景岳非常重视脾胃的调养。他认为，脾胃是生化气血之源，养生家当以脾胃为先。因此长寿之道十分重视脾胃，故称脾胃是后天之本。被中医界尊为"国药泰斗"的金世元教授，在他的养生字典里最重要的就是肾脏和脾胃。

在他看来，生命就像一棵树，肾是树的根，根扎得深且根须分布广，树才能枝叶茂盛。而脾胃就像土壤，有肥沃的土壤才能提供足够的营养，这样让树生长得根粗而壮实，叶绿花朵鲜艳。所以中医认为脾胃是气血生化之源，是后天之本，讲得很有道理。如果脾胃功能虚弱就会使消化功能较差或紊乱，出现上腹胀满、阴痛、食欲减退、乏力疲劳没力气、提前衰老等症状。

脾胃作为后天之本，运化着生命活动的动力来源、五谷精华。这样生命的持续气血精液的生化，都有赖于脾胃运化的功能。然而脾胃运化水谷的功能，却需要借助肾中的阳气温和的推动。而肾虽是先天之本，但肾中的精气也很需要脾胃所运化的水谷精微后天之气源源不断的供给，这样才能保证人体生命活动的需要。因此说脾胃肾"三兄弟"在生理功能方面要合作互助好，这样才能使人体更好地促进健康，增强体质。

中医认为，元气（精气神）是人体生命活动的原动力。它由先天精血所化生，依靠后天水谷精气的不断补充培育，这样能够发挥正常的生理作用。脾胃如果损伤严重，那元气就会得不到或减少水谷精气的补充。这样基本生理活动就会出问题，长期下来健康就会不良。所以养护脾胃是很重要的事，马虎不得。

中医还认为，脾主升，是指经过消化吸收的各种营养物质通过脾的功能向上向全身输出，才能使周身各处得到营养的滋养，这也可称之为脾主升清。而胃主降是指肠胃由上而下的蠕动作用帮助消化吸收，最终将消化物的渣作为粪便排出体外，这可称为降浊。这样向上输送精微向下排出废浊的相反作用，是维持人体生命活动

的基本形式。但这种上下运动形式由于长期自身饮食不当或精神因素或各种疾病的干扰和影响，最容易受到损伤。其表现为胃中堵闷、食欲下降、恶心呕吐、排便困难等，久而久之就会使身体消瘦、疲劳乏力、面色萎黄等。这样的功能性障碍不仅会使脾胃受损，还会进一步诱发其他脏腑的不适甚至犯病。

因此各种虚弱不适的病症，并不能单纯地靠进补。因为我们不能仅仅针对身体虚弱，缺什么就补什么，其关键在于怎样恢复脾胃的正常升降功能，消除影响升降功能的各种因素，这样才能恢复脾胃的生产精微、排泄废浊的功能。

这好比父母盼望子女能考上一所理想的大学，不惜投资创造条件。但子女自身缺乏主观能动性，对学习读书不给力不用功，父母提供再优越的条件也不行的，拿不到好成绩。所以保养脾胃的养生要放在优先的地位，非常重要。

古人有"培土固本"说（在五行学识中脾属土），一年四季都要注意重视养护脾胃。很多疑难病和慢性病日久，影响到其他脏腑症状较多，治疗的时候相互牵制而无法下手。还有种情况，无论如何检查各项指标正常，但身体就是不舒服。这两类疾病，都

可以从滋养脾胃着手，就是说诸疾不愈必寻到脾胃。

脾胃功能作用如此重要，我们应该要注意什么？怎样保养脾胃呢？如果大吃大喝、饮食过饱、吃饭不定时、营养不均衡、喜吃辛辣食物、经常不吃早餐、常吃生冷或太烫的食物等等，必然会损伤脾胃，需要避免。健脾益气的食物比如大枣、莲子、薏米仁、铁棍山药等可常吃；养胃的如酸奶、白扁豆（磨细粉）、小米、绿茶、脱脂牛奶、燕麦片、赤豆等等。如果与体质符合选用食物，不失为食疗养脾胃长力气的养生之道。当然除食疗之外还可适当吃一些保养脾胃的中成药，这样做更健康更好。

常吃八珍糕对防治脾胃虚弱很有益。清朝慈禧太后的生活奢侈，又喜食肥鸡鸭等油腻食物，而且她是一个爱动肝火的人。有一天傍晚感到不适，这个老佛爷病倒在床上。她郁郁不欢、食少不饮、恶心呕吐、大便稀溏。这样急坏了太医院的御医们，在太后的病榻前，经过反复会诊一致认为，西太后的病是肝火旺、脾胃虚弱所致。太医李德立在诸多太医们的推荐下提笔拟方，他开出的处方中有茯苓、山药、芡实、白扁豆、白术、党参、薏米仁、藕粉等8种食药兼备的食物。

其制作方法是这样，共研成细面，加蜂蜜和面粉适量，制成一块块糕蒸熟，此糕命名为八珍糕。慈禧吃后感觉味道蛮好，几天后食欲大增，大便也逐渐正常，身体得到康复。太医们都很欣慰。从此后，慈禧不管有病无病常叫手下备好八珍糕供她吃。

其实八珍糕并不是什么新糕。早在明代著名外科医学家陆实功在其著作的《外科正宗》书里面，就载有此方。这次为慈禧太后治疗的八珍糕，不过是太医李德立在此方的基础上用量略有加减。此糕香甜可口，任何人饥饿时可当糕吃，有病则治病调理脾胃。茯苓具有健脾利湿、宁心安神的功效，它与养心益肾、补脾止泻的芡实，健脾益肺肾补虚劳的山药，清热生津、冷血散瘀的藕粉，健脾祛湿的薏米仁配伍，确实能治疗心气不足、脾胃虚弱的理想之好糕。

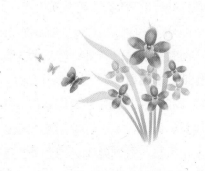

86篇
他俩的死因是否为哮喘病

台湾流行歌后邓丽君，1995 年 5 月 8 日在泰国的清迈湄宾酒店突然谢世，年仅 42 岁，令歌迷们十分痛惜。当时媒体报道的死因，是哮喘病发作。后来时隔七八年，骑摩托车飞越黄河的著名影星柯受良 2003 年 12 月在上海去世，享年 51 岁，公布的死因也是哮喘病。现对这两位名人的死因作一番探讨。

邓丽君柯受良很有可能不是死于哮喘，而是被胃食管反流病夺去生命的。胃食管反流病引起的哮喘主要表现为喉气管痉挛，也就是声门紧闭，这可以在短时间内引起患者窒息而死。而普通哮喘大多为支气管痉挛，因为并没有堵塞所有气道，就需要较长时间持续状态才有可能致死。特别是平时有正规的药物治疗其症状能够得到控制缓解者，更不容易发生猝死。

邓丽君和柯受良死亡时都很年轻，而且死前并没有处在哮喘的急性发作期。邓丽君当时正在泰国度假，气候温和湿热，居住的酒店豪华套房洁净舒适。再说她有气喘病症状应该说不是很重，否则她不会同意外出旅游的。邓丽君的声誉和地位应该有非常好的医疗条件和待遇，比如她多次请医生到酒店诊病开药方，能控制她的病情。且邓丽君的气喘病情符合胃食管反流病特征。5 月 8 日下午 4 时许气喘发作，酒店服务生到邓丽君房间发觉情况不对头，看到邓丽君几乎喘不过气来，就七手八脚迅速救护，火速送医院抢救。快要到达医院大门口时，邓丽君脸色苍白、心跳停止。因此其哮喘猝死的说法难以使人信服。

柯受良死前也是处在症状稳定期，否则他不会在患病时喝酒，很有可能由于那天晚上饮酒过量导致他的胃食管反流增多，因而造成他喉气管痉挛的发生而致命。根据这些情况判断，柯受良很可能患胃食管反流病。这次不幸是饮酒不当，旧病复发。

胃食管反流病是指主要由于贲门松弛、胃及十二指肠里的容积物反流入食管而引起疾病。其典型症状是反酸、烧心、嗳气、腹胀等消化道症状。由于呼吸道和食管有一个共同的开口，反流至食管的胃内容物可进一步向上反流至咽喉和气管，甚至可到达鼻腔等部位，所以会出现咳嗽、咳痰、喉部发紧、哮喘、吸入性肺炎、食管狭窄等并发症。这样会严重影响患者的生活质量和危及性命。

造物主有安排，气道时时要用，故这咽喉通道常年"无休"。进食或咽下，若是决定咽下时大脑会指令咽喉部位一系列的肌肉做协调性的收缩，将其送入食管。此时有一个叫"会厌软骨"的结构盖住气管的开口，让食物通过时不会落入气管里。食物经过后，气道重新开放。这一系列协调的动作，精妙至极，且为人之本能，生来俱有，无须学习。

胃食管反流病好发于中老年人。男性多于女性，胖者多于瘦者，病患者的饮食、睡眠、工作、休闲、娱乐都会受到很大影响。其发病的诱因是饱餐、吃饭狼吞虎咽、饮酒过量、睡前进食、吃饱饭后就睡觉等。

根据 2007 年全国调查显示，虽然有许多患者正忍受着胃食管反流病的严重侵扰，但有过半患者对此一无所知，其中约有 20% 的患者会到医院看病，复诊率更低。大多数患者只是通过饮食等改变生活方式习惯来控制症状，还有不少人凭经验到药店买药治疗。胃食管反流病是一种症状较复杂的慢性病，患者很可能因认识不到位、服药不规范而延误诊断治疗。

据资料记载显示，我国胃食管反流病的发病率在 2005 年就达 6.7%，具有逐步升高的趋势。根据国外研究，哮喘患者中大约有 10% 是因胃食管反流病引起的。但对此种疾病的认知度非常低，长期以来大多被误诊为哮喘、冠心病等，这样病人随时处于窒息的危险之中，未能得到正规治疗。但也有患者通过手术而病愈的。

2003 年 2 月，中国科学院院士汪忠镐不幸患上胃食管反流病。后来因出现轻度咳嗽、流鼻涕，先后六次被误诊为过敏性鼻炎、支气管哮喘。他先后四次因喉部发紧几乎无法呼吸而被送至医院抢救。2005 年底，汪院士得到锡金国医生的提醒，他经过自己反复推敲琢磨和 24 小时食管 PH 检查，最终确认为胃食管反流病引起的喉气管痉挛。诊断明确后，他立即飞抵美国医院做腔镜下胃底折叠术。术后症状得到立竿见影的消失而完全康复。

所以被医院确诊为胃食管反流病不必害怕，而真正怕的是误诊。确诊后应及时配合专业治疗，医生采用的质子泵抑制剂可使大多数患者症状在五六天内得到缓解。等病情稳定后，医生将根据病人的不同情况"量体裁衣"，给出满意的治疗方案。近些年，北京第二炮兵总医院、上海瑞金医院、上海长海医院等都开设此病专家门诊。许多长期误诊的胃食管反流病患者，在上述医院就诊都能得到很好的诊断治疗和康复。

如果此前早一点宣传普及胃食管反流病知识，邓丽君和柯受良也许不会那么早谢世的。这样的话，我们可以听到邓丽君更多的温柔美妙的歌声，看到柯受良更多的类似飞跃黄河的壮举。

邓丽君柯受良的不幸离世，给我们很多有教育意义的启发。如果有病有症状的时候就要早治疗，加强食物营养。防病养生要科学合理，保养身体要认真仔细，追求健康长寿就要长年坚持不松劲。

87篇
便秘并非大病而后果很严重

肠道健康不可忽视。百病之源始于肠道，养生家对于肠道健康重要性的这句话总结，让很多人恍然大悟。原来肠道的生理功能是吸收营养和供应营养与食物的残渣排泄通道，同时还是我们体内最大的免疫器官。

便秘就是肠道内几天几夜淤积不解大便的一种疾病，这种粪便叫宿便。便秘的显著特征是排便困难，这可以说不是大病。因为只要从今后注意饮食和生活调理得当，便秘一般来说很容易自愈。但假使滥用药物虽可取效于一时，久则可导致肠胃功能紊乱，反而会加重病情。

便秘严重者的后果很可怕。由于粪便中毒素长期存留在体内被肠道过度吸收而受到损害，这样就容易促使人衰老且容易引起肛裂、便血、直肠前膨出、肠梗阻、简便瘤、直肠癌、结肠癌等疾病。长期便秘还可诱发疝气，尤其是患有高血压或心脏病的病人排便时"情急"用力时，后果会很严重；脑溢血或心脏病突发，有时连抢救也来不及。

女性便秘比男性更多发。因为女性大多喜静，活动量相对比男性更少，还因为有许多女性为追求身材苗条养成一些坏习惯，如过度节食，偏食挑食，这样非常容易患便秘。肥胖后节食减肥是对的，但节食要适当，该吃的还是要吃，人体所需的各种营养还是要得到保证，这样才能获得健康。如果经常每餐只吃很少一点点米饭和菜肴，这样就会造成肠道内容积物过少体积不够大，就不足以刺激大脑中枢神经引起排便反射而导致没有便意。这样就使食物残渣中的毒素和水分被肠道过度吸收，而造成经常二三天或五六天不排便，这就是便秘。

加拿大多伦多癌症研究所的专家发现，便秘者的粪便中存在一种致突变原，经检测该致突变原与目前已知的几种致癌物质相似。这些致突变原，经肠道吸收之后可随血液循环进入对其相当敏感的乳腺组织，这样发生乳腺癌的可能性会明显增加。便秘者痤疮的发生率也较高，看上去面色无华、皮肤粗糙、失去光泽。这是由于粪便在肠道里停留时间过长，大便中的毒素会对人的皮肤产生不良作用。粪便在肠道积存还使腹部膨大臃肿，这是所谓的妇女小肚腩，影响形体美。有人发现患偏头痛的女性和血管性头痛患者，患便秘的较多。因为便秘者体内毒素吸收增加，血液因而混浊，血黏度增加，脑血管供血不足，易引起血管性头痛和失眠易怒、烦躁不安等症状。便秘在秋天比其他季节要多发，因秋天气候干燥。

许多医院胃肠科专家医生说，临床工作中我们经常遇到很多早期症状仅为便秘，后都出现肠梗阻、稀便且有血，就诊做肠镜检查后确诊为结肠癌或直肠癌的病例。还有很多患者长期认为自己仅为痔疮，随便自行购买药物处理，但最后就医时却发现是直肠癌。肠道病患的临床表现不具有特异性，结肠多为息肉、慢性结肠炎、溃疡性结肠炎，甚至结肠癌直肠癌，均有可能会以便秘等大便习惯改变为主要的早期症状。大便秘结时肚皮不舒服，还有遭罪的是肛门。便秘时由于干燥粪便压迫直肠，且排便时间过长并屏气排便以致腹压增高，从而引起直肠肛门处静脉回流受阻，这样易生痔疮。

从以上的情况介绍来看，便秘与肛肠等疾病的关系密切。虽然便秘并非大病，但其后果严重，不可放松警惕，要认真对待它。本病的发生按中医的说法是阴虚，主要是脾胃肠运化功能衰弱推动无力所致。吃的食物过于精细，肉类吃得过多或喜吃油煎烤炸食物，蔬菜和杂粮吃太少或不吃，偏食挑食长期如此，日常运动量太小而喜静，肠道功能紊乱或肠道疾病等等，都是诱发便秘的重要原因。

便秘的防治应当采取哪些方法和措施？首先要找出便秘的原因，然后针对发病原因而采取措施，这样的效果好。防治便秘的方法和措施是：各种各样蔬菜都有通便作用，每人每日应吃300～500克。其中有的食物含油脂较多，如黄豆、核桃仁、芝麻等应当经常适量食用；香蕉润肠通便作用明显，便秘患者一日吃一根效果很好；也可适当吃些梨、黑枣等凉性食物，有利于通便；杂粮要每日适量放入煮粥并常吃，比如燕麦片、绿豆（清热解毒）、玉米、红薯、荞麦面条等含有丰富的粗纤维，能促进肠道的蠕动，增加肠内的容积物会加快粪便的排泄；适当吃酸奶，因酸奶中益生菌在肠道里与有害菌智斗，能促进肠道蠕动，但不可多饮。多饮因酸奶中的脂肪会引发脂肪肝，每日 50～100 克即可。至于辛辣刺激食物像辣椒等会加重便秘的病情，要少吃或不吃。总而言之，每日三餐鸡鸭鱼肉、蔬菜水果、细粮杂粮都要吃，但不可吃太少或过多而要适当合理。

养成每天喝茶的习惯，这是防治便秘的良策。早晨起床后喝一杯绿茶能及时补充一夜丢失的体液，唤醒胃为消化早餐食物做好准备。与此同时，养成每天喝茶对防止便秘的效果相当好，能清洁肠胃和解毒，并且科学家研究认为，喝绿茶能防癌抗癌和推迟衰老。每天喝几杯绿茶，这是一种非常好的养生之道。但是吃荤之后不要马上喝茶，因为茶叶中的鞣酸与肉类动物蛋白质合成后具有收敛性的鞣酸蛋白质，这样使肠道蠕动减慢进而容易造成便秘，增加有毒物对肠道的损害。

要养成每日早晨解便的好习惯。到时候，直肠的排便运动会产生条件反射而能按时排便。好习惯的养成，这比吃药还重要。因为人体的粪便排泄物中含有微毒，如便秘久留在肠道内必有害处，会慢慢损伤肠道功能继而会患肠癌等疾病。所以要努力养成每天晨间一次大便。还有一种好办法就是，晚间睡觉时或晨醒后躺着，用双手的掌腹按摩腹部。这样锻炼能加快血液循环养胃和促进肠道蠕动，养成每日按摩习惯，长期坚持做，便秘也就不会有，效果相当好。

参加体育锻炼是一种非常好的预防便秘肠病的保健措施，且积极参加体育活动还能防治脑萎缩和痴呆、增强心肺功能加强肠胃蠕动助消化、防跌倒骨折、出汗排毒、减肥防肥胖、改善乏力、增加免疫功能、推迟衰老、促进健康长寿的功效很好，对身体大有好处。这是毫无疑问的。付出大量时间精力参加体育锻炼后，必有如此丰厚的回报。

如果长期不参加体育锻炼，到一定年纪后体内的五脏六腑的功能必然会渐渐地衰退，体质和免疫功能会逐步下降，继而还会生出各种各样的病，遭受折磨，这就是因为防病养生欠缺体质衰弱而造成的，这在一定程度上来说是愚笨不聪明而自己弄来的痛苦。所以，我们要坚决地积极参加体育锻炼来防病养生增强体质。

便秘虽是不起眼的小病，但久而久之便秘的后果严重。有许多上班族年纪不大只有四五十岁，美好生活还未享受够，因长期患此小病而最终诱发肠癌等疾病，丢掉宝贵性命。

因此我们必须要认真学习养生防

病知识，包括怎样预防便秘等都要十分熟悉。然后把养生之道认真融入日常生活里面，仔细保养自己的身体。只有这样认真做，才能获得快乐、健康和长寿。

88篇
心脏的养护是养生首要

心脏斜挂在人体胸腔偏左侧，像人的拳头这么大却强大而有力。它不知疲倦地日夜跳动不息，让人感到很佩服和欣慰。

生理科学家发现，人的心脏工作量大得惊人，使人非常感叹。心脏如果以每分钟跳动75次计算，每日就要跳动10万次。心脏每次收缩排送到血管里的血液为70毫克，每分钟累计有5250毫升，每天泵出的血液高达6～8吨，三年半时间泵出的血液足以能浮起一艘万吨巨轮；心脏泵送血液在体内循环一周的时间只需要30秒；一个人的心脏每天消耗的能量，足以把90公斤重的物体升到1.2米；如果一个人活到80岁，其心脏所用的功相当于把2500吨的重物升

高至20万米的高空。你说，心脏的力量强大不强大？惊奇不惊奇？你佩服它吗？

这个小小的心脏，其力量来自何处？除与它本身的特殊构造有关之外，还跟它有一个重要的营养物质和氧气的供应系统有关。这个供应系统，我们称它为冠状动脉。冠状动脉的名字，是根据这条血管的外形特点而起的。看上去它很像一顶戴在古代国王头上的美丽王冠，盘绕在心脏的外面，有左右两条。从主动脉根部分出来后又分成许多小分支，小分支继续分成无数个小支，进入心房和心室的肌肉内部向心肌不断地供应营养和氧气。心肌细胞将这些营养物质和氧吸收之后，鲜红的动脉血即刻变成暗红色的静脉血，最后流入大的冠状窦直接流回右心房。这一段特殊的专门供应心脏肌肉的血管通道，被称为冠状动脉。

心脏的冠状动脉虽然很短，但血液流量却相当大。在安静时一分钟通过它的血流量占心脏整个输出量的1/20；当体力劳动时或运动锻炼时心脏要做更多的功，相应也就需要更多的能量，冠状动脉的血液流量也会有明显增加，最多时可达心脏总输出量的2/5。冠状动脉有如此强大的供应能力，保证心脏在任何情况下也不会缺乏营养物质和氧气的供应，这样能

维护人的生命体征和五脏六腑功能各项指标的正常进行，使人有精气神富有朝气。

我国春秋初期杰出政治家管仲，他论述心脏对养生的重要性说："心之在体，君之位也。九窍之有职，官之分也。上离其道，下失其事。故曰心术者，无为而制窍者也。"其意思说，心脏像一个国家的君主，耳鼻等九窍犹如文武百官，均受心脏的支配。君主英明，百官尽职，国家就会安定和兴旺繁荣；若君主昏庸，百官失职，国家就会混乱和衰败。人体也是如此，同样的道理。心脏在体内统帅一切的处在"最高领导"地位，心脏的健康是养生第一重要。所以想健康长寿就必须要重视养护心脏。怎样保养心脏？如何让自己的心脏健康更强壮？

1 忌生活无规律。长期从事紧张的工作劳动、经常熬夜、生活起居无规律性，这样不但会扰乱人体生物钟，影响健康，而且还使体内血液中的儿茶酚胺含量增加，导致血管收缩血压升高并增加心肌的耗氧量。与此同时，使心脏不能按正常的节律跳动而提前收缩，在医学上称为期前收缩。这样频繁的时候，心脏受到负面影响而排血量会更加减少，生命受到威胁。所以要保持心脏健康，生活起居就要有规律性有劳有逸，不妄作劳。

2 忌饮食不当。胆固醇在体内过多或过少对健康都不利。含坏胆固醇多的食品，如动物内脏、鱼子、蟹黄、蛋黄、肥肉和猪肝等摄入过多会使体内脂质代谢功能紊乱和胆固醇在血管壁上沉积，久之就会促进动脉粥样硬化的形成，继而会患脑梗、高血压、心绞痛等严重疾病。过多吃红肉（猪牛羊肉）也不好，因为红肉含饱和脂肪酸丰富，摄入过多会在体内存积并使血管变窄，给心脏带来负担。而吃鲜鱼比吃红肉要好，因鱼肉富含不饱和脂肪酸，易消化吸收，对血管健康有益。每日一人吃红肉安全量是二三两，吃鲜鱼的安全量是半斤。如果过量吃鱼摄入蛋白质过多，肾脏最怕蛋白质就会患多种肾脏疾病。肾病严重时肾脏就无法排毒，这样就要在医院做血透，精神受痛苦甚至活不久而离世。因此要多蔬果少肉，含胆固醇多的食品要尽量少吃和不吃。

3 忌吸烟戒饮酒过量。长期抽烟违反养生保健，不仅伤肺患肺病肺癌，还会损害全身血管，加速动脉血管老化的产生，使心肌耗氧量增加，进而使心脏的营养和氧气供应发生障碍而导致患冠心病等疾病，提前衰老。经常过量饮酒，尤其是饮酒精度高的白酒，不但伤肝和诱发急性胰腺炎、胰腺癌，还会促进肝脏合成胆固醇，因而会引起血液中坏胆固醇及中性脂肪含量增加，并使心脏血管的弹性受到影响。所以想心脏健康就必须戒烟限酒。

4 忌肢体不勤。如果人的肢体不勤和缺乏运动，心脏就会因得不到很好的"按摩"锻炼而渐衰弱，身体的柔软性较差且走路慢脚步不稳，这样就有跌倒伤残的风险。而经常参加体育锻炼和体力劳动，能使心脏肌肉发达，心跳正常收缩有力，还能使心肌毛细血管扩大和数量增加，这对心脏所需营养和氧气的供应很有帮助。而且，积极参加体育锻炼还能通经活血、呼吸加快、营养和氧气能更多地供应就会增强心脏功能，增强体质。

5 忌肥胖。不胖不瘦最好，因为身体肥胖和过瘦对心脏都不利，是有害的。肥胖或超重就要少吃多运动，过瘦就要加强营养吃对食物就健康。当然体育锻炼也要每天适当参加，这样坚持不懈做是很养生的。

6 忧愁生气等情绪对心脏有害无益。科学研究表明，焦虑发愁或敌意等不良情绪都会引发心跳加快、心脏收缩力增强、血压升高、大量的血液冲向大脑和面部，会使供应心脏的血液和氧气减少而造成心肌缺血、损害心脏。如患有心脏病的，这就更加危险。许多事情如能忍一忍就能风平浪静，如能让一让就有柳暗花明又一村。特别是身患高血压心脏病的中老年人，更要控制情绪，切忌遇事生气和忧愁焦急。

有位心理学家曾经说过："人类要开拓健康的坦途，首先要学会宽容。学会宽容就能谅解而缓解生活中的焦虑和紧张。"人生在世，难免生气和忧愁，不如意十之八九。因此要学会宽容会做人，遇事要冷静，心平气和，三思而后行，这些就是人的生理活动的舒畅和低调。这样，毫无疑问很有利于对心脏的养护。

89篇
心源性与血压高猝死须严防

猝死是指意识丧失为先导的患有心脏病或高血压病史的人群受到某种因素诱发而意外地丧生，其发病突然往往来不及抢救。心脏和大脑正常功能依赖于正常的血液供应，但心脑中只要有小小的血管出问题，就很有可能造成四肢不灵甚至六亲不认的严重后果。

蒙笑因劳累过度而猝死在抗冰雪灾害第一线。2008 年我国发生五十年一遇的特大冰雪灾害，让广西受到严重破坏，桂林成重灾区。当时正在兴安岭施工的广西送变电建设公司第三分公司奉命赶往灾区，负责抢修恢复供电。按正常工期需要45天才能完成，而当时只有6天时间施工，强度非常大。

蒙笑负责400名突击队员的衣食住行等后勤保障工作。他为让队员住得安稳，吃得上热菜饭，忙碌地找住宿、跑市场、购食物、安排车辆接送队员上山下班。在非常艰苦的一个星期里，他每天最早起床，最晚吃饭，最晚睡觉，每天实际睡眠时间不到3小时。其中每天还要走十多里山路，给队员送饭。2月5日抢修进入关键时刻，他在电话中对母亲说："等灾区通电后，我再回家，你们在家好好过年吧。"

2月6日除夕，蒙笑一大早起床后就投入紧张的工作，午饭送去后又筹备年夜饭。下午2点多，他感觉有点头痛，但只休息不到一刻钟又忙起来，下午6点45分桂北三县通电，万家灯火明亮。年夜饭吃好，晚上8点多，蒙笑破天荒地很早就睡，这一睡就与其家人、同事、领导永诀别，英年早逝。医生诊断：劳累过度、心脏骤停、抢救无效。

河北省某反贪局局长陈海宏，工作认真负责踏实，他多次立功受奖，是倡廉反腐的一面旗帜。2009年春节前后，他连续奋战办案，每天夜间实际睡眠时间4小时左右。2月17日他感到身体不适，趴在办公桌上再也没有抬起头来，脑溢血猝死，时年42岁。我们党和国家又损失一位优秀共产党员、好干部。

猝死就是过劳死，其源自日本。经典案例是日本丰田汽车公司一位35岁男员工，2002年的某天清晨突然从办公室椅子上跌落不省人事，紧急送医院后不治身亡。此职工长期加班，死前1个月加班108小时。美国疾病控制中心又将此命名为"慢性疲劳综合征"。

日本有一本书叫作《过劳死》。作者在书中提到这一现象时，描述为"因强烈工作压力或应激引发的致命性疾病而发作"。这个概念十分清楚地表明，人本身所具有的致命性疾病才是死亡的原因。过大的工作压力只是一个外部条件。医学专家非常肯定地指出，在这些广泛报道的猝死现象中，多数人都是因为心脏病、脑血管病甚至癌症而去世的。这些极端例子和十分明确的数据都表明，疾病并不特殊，只是身为青壮年的人因长期忽视，最后自己谋杀自己的生命。尸检发现，大部分猝死和过劳死青壮年本身就潜伏着有心血管病，而且很有可能他们都不知道或忽视疾病。

猝死中有 75% 病人是心源性猝死。而心源性猝死中又有 88% 都是由于恶性心律失常引起。此外死因还包括心室肥厚性心肌病、心肌炎等。美国每年有 250 万左右心脏猝死病人，而在中国据不完全统计，每年心脏猝死的病人达到 100 万。

冠状动脉是心脏主动脉的分支，通过它给心肌供应血液，心脏才有能量把血液输送到全身。如果冠状动脉供血急剧减少或中断，导致相应的心肌严重而持久地急性缺血就会引起恶性心律失常，包括心室颤动、室性心动过速、心衰等，使心脏骤停而猝死。其发病根源属于心电传导问题。而心肌梗死是由于斑块破裂后血小板形成的血块堵塞供应心脏的血管造成的。脑梗也是这种情形，而脑溢血是血管破裂出血，属于脑微小血管问题。

猝死恶魔正在向年轻人靠近。传统观念认为，心梗是一种老年病，然而在当今世界该病发病率和死亡率年纪轻者有越来越高的趋势。世界卫生组织曾经对 1 万多名年轻人心梗进行严格的登记和 1 年多随访观察，发现最小年仅 20 岁，80% 患者年龄低于 30 岁，他们猝死的原因大多属于心脑血管病。年轻人的心梗概括为三个特点：首先是许多年轻人平时一向健康，甚至不曾吃过药，临睡前还与家人谈笑，可是次日清晨却已僵死在床上；其次是年轻人心梗中的许多人冠状动脉造影显示完全正常，并对死者进行解剖尸体后也未见到老年人那种冠状动脉硬化的病理因素；其三是年轻人心梗的危险因素多种多样，而吸烟被列为第一危险因素，其他还有高脂血症、精神紧张、劳累过度、饥饱不均、晚餐过饱、体重肥胖、暴饮酗酒、情绪激动、突遭雨淋、严重失眠、餐后冷浴、熬夜玩乐、浴水温高、心肌炎和身体不适而不重视诊治等等，严重违背养生之道，均可成为诱发因素而猝死。

前面所讲的第三特点内容是年轻人诱发心梗和脑溢血而猝死的主要因素，这也是老年人猝死的重要因素，这是基本相同的。第三特点内容，就是心源性和血压升高等疾病和不良生活方式习惯因素而猝死的根源。因此把第三特点中的危险因素词语串联起来，仿佛是一道高高的摇摇欲倒的"危墙"，问题是非常严重的。所以我们千万不要站在这危墙的旁边，要及早躲避，并远远地离开。换句话就是说，我们要养成良好的生活方式习惯，要重视对疾病的早预防和早治疗，这样就是安全养生、聪明养生。

90篇
心脏病发作的高峰期防治

冠状动脉粥样硬化心脏病，简称冠心病或缺血性心脏病，是指因为冠状动脉粥样硬化导致管腔狭窄或阻塞使心肌缺血缺氧而引起的心脏病。凡是冠状动脉硬化到一定程度的病人，耳垂上几乎都有一条皱纹，而有耳垂皱纹90%患有冠心病。典型的耳垂皱纹，应是一条从外耳道下端开始一直延伸到耳垂底部，并有明显皱纹的斜皱纹，如是短斜的或断断续续的均不属此列。还有一种患心脏病的先兆，是老年人耳鸣应提高警惕，速去医院验血脂、血压，做心电图、冠脉CT，以防不测。

要注意症状防左心衰。如果有气短、气喘的症状，往往是心肺疾病的前兆，也就是肺源性气喘和心源性气喘。前者多为气管炎、哮喘等疾病，后者多为心功能不全、心律失常，其中最凶险的是急性左心衰。如高血压患者突然心悸气短、口唇发绀、呼吸困难伴咳粉红泡沫痰、不能平卧，这要警惕是急性左心衰。如果不及时抢救就有生命危险。

患者要警惕以下三种急症：首先要警惕恶心、呕吐、心慌、意识模糊、失语、流口水、手脚不灵活等，这是脑中风迹象；其次是胸痛、胸闷、出冷汗等，这是心肌梗死症状；第三要警惕气促气喘，这是左心衰症状。万一发病应及早打急救电话送病人到附近医院急诊室抢救。原上海市高级人民法院副院长邹碧华在12月10日上午外出开会途中，突然感到胸口疼痛、胸闷不适，司机赶紧将车驶进附近的医院急诊室。因心脏病发作抢救无效，英年早逝，仅47岁。

邹碧华的微信名是"庭前独角兽"。但让人欣慰的是，象征执法公正的独角兽并不孤独，人们纷纷自发地参加邹碧华追悼会。这是为把他的突出贡献和崇高精神铭记在心，并以他为楷模，在司法改革的道路上继续前行。邹碧华逝世后，他的同事张新跟邹碧华的妻子聊天时才知道，原来他眼中"身体一直很好"的邹院长最近也一直觉得有点累。在单位办公室，每天一直都是工作至清晨2时后休息调整至半夜12时，但最终还是倒在最热爱的司法工作岗位上。优秀模范法官这样的默默离去，为此我们都非常痛心和惋惜。天堂的路很黑，点一盏灯照亮，愿你一路走好。

有心脏病说倒下就倒下。因此我们要大力加强预防疾病的侵袭，预防养生是对付疾病的最好手段。还有心肌炎症是指病毒性心肌炎，是病毒引起呼吸道感染后机体抵抗力下降，病毒又引起心肌感染造成心肌损伤。病毒性心肌炎最常见的症状是，病人感到心慌、胸闷、胸痛。有的患者"搭脉"时觉得有时跳有时不跳，到医院就诊做心电图检查发现有早搏，尤其是室性早搏。病毒心肌炎患者的心电图也可以发现心肌缺血。但并不是所有病毒性心肌炎病人都有严重症状，有些人只是感到轻度乏力，所以有可能被忽视。严重病毒性心肌炎患者特别是暴发性心肌炎，病情严重，胸闷气短明显，甚至因心脏衰竭而休克猝死。胸痛也可能是病毒性心肌炎症状，心电图检查甚至会出现心肌梗死的表现，这要引起大家的重视和警惕。

病毒性感冒是一年四季的多发病，也就是说病毒性心肌炎可能离我们并不遥远。媒体多次报道过大学生、白领和马拉松运动员劳累过度而猝死的新闻，其中有些人就是因病毒性心肌炎而丧生的。心电图发现，频繁的室性早搏是最常见的诊断依据，医生在询问到近期感冒病史后，多考虑是病毒性心肌炎。血心肌酶检查，也是痛毒性心肌炎的常用检查。它提示心肌损伤的程度，心肌损伤越严重心肌酶升高越明显。

要重视心脏性猝死。任何疾病的发展都有个过程，从起病到有症状由轻渐重，最后造成疾病的发作。心脏性猝死亦是如此。发生心脏性猝死的患者，通常有心脏骤停的证据，并且在死亡之前 24 小时内病人情况良好或正常。但迄今为止，发生心脏骤停后存活率约为 5%，即使拥有最好的急救系统和除颤实施的医院，提高救助成活率也是困难的。因此，防病养生尤为重要。防病养生就是科学养生，做事情不能违背养生之道而瞎来，生活方式习惯要处在良好状态。如有不适症状就要早诊断早治疗，这样就早康复"无事"过好日子，美好小康生活就走进你的家庭里。

心脏是人体生命的主宰。其在五脏六腑中是最重要的器官。据科学研究资料证实，高峰期发病约占 70% ～ 80%，余下 30% 至 20% 属于次高峰期。心脏猝死绝大多数在清晨 6 时至 12 时发作；心肌缺血和心绞痛 18 ～ 21 时较为多见；心肌梗死 19 ～ 22 时较为明显发病。所以心脏病患者要遵医嘱按时吃药，认真仔细做好两个高峰期的防治。

建议心脏病患者要认真做到以下 15 条防病保健措施：

①患者必须保证做到按时服用治疗心脏病的药物，并备好心脏病急救药以防不测；

②避免早晨起床过猛，醒后在床

上躺五六分钟后慢慢起身下床，且早晨不宜做剧烈运动；

③生活起居规律，饮食宜清淡，少肉多蔬菜水果，忌吃高脂肪和胆固醇多的食物，饭吃七八分饱，尤其是晚餐要少吃一口，保持正常体重；

④按时就寝休息，劳逸结合，切忌晚间长时间看电视，尽量少看；

⑤每晚临睡前，用温热水泡洗脚对防治心脏病有好处；

⑥晚饭后，喝一杯温开水防夜间缺水而对心血管产生不利影响，但在白天喝过水或茶则不必，因喝水过多对心脏反而不利；

⑦心脏病人在夜间不宜吃夜宵，吃后增加心脏和肠胃的负担；

⑧病人居室应清洁安静，不宜独居一室，以防病情突发而身旁无人帮助，失去抢救时机；

⑨患者应严戒烟酒（喝小杯红葡萄酒有益心脏），香烟白酒对心脏危害性很大；

⑩午睡对心脏保健有益。但午饭后就睡则不好，会诱发胃食管反流病（喉气管哮喘有窒息而死的危险），应在午饭后1小时左右睡；

⑪心脏病人遇事不能急，要冷静，心平气和，忌生闷气或发脾气；

⑫常吃苹果、莲子等进行食疗，吃营养早餐对心脏病康复很有利；

⑬病情稳定期，应常到户外适当锻炼如散步等，对恢复健康大有好处；

⑭心脏病患者应看中医，辩证医治，疗效不错，但要适可而止。

⑮建议有症状的老年人可服用"血塞通片"。其主要成分是从三七中提取的有效部位三七总皂苷。功能主治：活血祛瘀，活络通脉，抑制血小板聚集和增加脑血流量。用于脑络瘀阻、心脉瘀、胸痹心痛、脑血管后遗症、冠心病心绞痛属上述症状者。本品能扩张冠脉和外周血管、降低外周阻力、减慢心率、减少和降低心肌耗氧量、增加心肌灌注量、增加脑血流量、降低血液粘稠度、抑制血栓形成的作用。本品可降血脂、抗疲劳、耐缺氧。

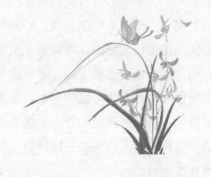

善养安康 231

91篇
心率与人的寿命长短有关吗

心脏在安静和清醒状态每分钟跳动的次数，我们把它称为静息心率，简称心率。每个人都可以自测心率，其方法是静坐10余分钟后，像中医把脉那样用指头轻搭在手腕脉搏处有跳动，同时眼看秒针就可测出一分钟的心跳次数。心率是否与人的寿命长短有关？这个问题长期地被人们所关注，也是科学家们很感兴趣的话题。心率快慢与寿命有关吗？

动物的心率越慢，寿命就越长。科学家早就发现，动物的心率越快就死得越早，心率越慢寿命就越长。科学家做实验发现，小哺乳动物如家猫的心率很快，每分钟心跳约205次，活到3～5年就垂垂老态也；而大哺乳动物比如鲸的体重达数吨，其心率很慢，每分钟仅20次左右，寿命可达40～50年；乌龟每分钟心跳还不到10次，但其寿命可长达200多岁，其中海龟可活到500岁。更为惊奇的是，所有哺乳动物的一生心跳次数基本都在8亿次左右。而人类是特例，心跳总次数为25～30亿次。人类与其他哺乳动物有很大区别，在相似心率条件下人的寿命远比动物长。其原因是人们要求健康的欲望高，且有科学技术的进步和有医疗保障的条件。

心率是预测男性寿命长短的有效指标。专家们解释说，心率慢说明心脏功能好，心脏强健那么其寿命也就延长。心率会随着年龄、性别和健康状况的变化而变化。心率快慢不仅是冠心病的预测因子，也是冠心病的危险因子。因此，心率已成为防治心脑血管疾病的重要监测与控制指标，也是预测男性寿命的有效指标，但在老年女性中无明显差异。

据法国国家健康与医学研究所最近公布的研究结果发现，在放松休息状态下心率减慢的人比其他人长寿，而在休息状态下心率反而加快则是健康不佳的危险信号。研究人员对4325名年龄在42～53岁的城镇居民进行连续20多年的追踪研究，发现休息时脉搏比平时每分钟减少8次以上的人，其死亡风险比一般人降低20%。相反在休息状态下心率加快的人死亡风险比其他人高50%。一般人在休息时的正常心率为每分钟60～80次，特别健康的人为每分钟40～60次，像年轻运动员就是这样。

科学研究还表明，在排除其他疾病的前提下，成人心率在70次/分的寿命可达85岁以上，如果心率在60次/分的寿命可达100多岁。医学研究得到证实，人类心跳次数明显受人体神经和情绪调节因素的影响。如人在激动时心率会加快，安静时心率会减慢。临床显示，心率偏快的人发生心脑血管的危险性明显增加，死亡率也增高。

中华医学会心血管病学分会、美国心脏病学学会等权威冠心病研究机构提示，对于高血压患者而言，心率大于 85 次 / 分就会增加冠心病的发生率和死亡率。冠心病患者的心率达标标准静息心率为 50 ～ 60 次 / 分，高于标准即建议进行心率管理。专家强调，要知道心率管理对于冠心病患者的重要性，并要经常测量心率，动脑筋想办法控制好心率。要合利用药物保持健康的心率，加之有健康合理的生活方式习惯，比如合理饮食、吃对食物、加强营养，每天吃点水果，有劳有逸不熬夜等等，这些都能使自己拥有一颗健康的心脏。

什么是健康心跳？是指每分钟的心跳次数和心脏跳动是否规则。一般来说，如果在安静或轻度活动后听诊心脏或摸脉搏，心跳每分钟 60 ～ 80 次，跳动匀齐、规则、无心慌或心悸的感觉，就可认定为是健康的心跳。在测量血压时，还可显示出心率数值。但确切的心率、心律属于什么性质，如心跳是否过速、过缓、心律不齐等，要靠心电图来诊断定性。如果心跳每分钟大于 100 次就是心跳过速，低于 50 次左右为心跳过缓。

让心率放慢些，是给长寿创造条件。人人都想自己心脏跳动次数减少些健康些，有什么办法能使心率保持在健康状态？实事求是讲，经过不断学习养生防病知识就会知道该如何做，且要遵照养生之道而践行。也就是说，自己的养生素质得到大幅提高后，这样才有希望达到目的如愿以偿。如果长期不学习防病知识就不会养生，肯定无疑，那么也就根本不可能把心脏和身体保养好的。因此保养心脏的最好办法是努力学习养生保健知识和实践，最后看保健效果怎么样？

92篇
早搏房颤及心脏杂音的诊治

心脏之所以能昼夜不停地跳动，这是因为心肌具有启动和有节律地收缩的特征。那么如何调控这种收缩节律性呢？这就得靠心脏的起搏点：窦房结。心脏的结构像两层楼的四间房，上面两个"房间"叫心房，下面两个"房间"叫心室。在心房上有一块特殊组织叫窦房结。

在正常情况下，窦房结像个作战司令部，统一指挥整个心脏的跳动。窦房结还像萤火虫那样规律、齐整地发生激动，通过心脏传导系统先后到达心房和心室，引起心脏节律性收缩就是正常的心律，亦称之为窦性心律。如果心房的频率过慢、不规则或收缩频率高达 150 次 / 分、230 次 / 分，这就是心房颤动，简称房颤。

房颤是一种常见的心律失常疾病。随着年龄增长，房颤的发生率不断增加。75 岁以上人群可达 10%。房颤时心房跳动频率快而不规则，不仅比常人心跳快得多，而且绝对不齐整，心房失去有效的收缩功能。房颤患病率的增长还会与冠心病、高血压、心力衰竭等疾病的增长密切相关。房颤是心血管病之一，其发病的常见原因包括心肌病、心脏外科手术、瓣膜病、甲亢、先天性心脏病、高血压病、心力衰竭等有关；与此同时还与长期饮酒吸烟、缺乏运动、长期熬夜、暴饮暴食导致肥胖、精神紧张、水电解质或代谢失衡、严重感染等等有关。

据专家医生介绍，一般房颤患者会出现心悸、胸闷、头晕等不适症状，这些危害并不算重，最重要的危害是房颤可引起心力衰竭、血栓塞等一系列严重并发症，这些并发症会直接造成致残致死的风险。有 1/3 的房颤患者会发生中风，房颤患者中风发生率比正常人高 6～7 倍，有 1/5 的脑梗是由房颤引起的。房颤最主要的危害是脑栓塞，平时看起来完全正常的人突然出现脑梗（脑血管中胆固醇太多是发病原因）。这给病人及其家庭的打击最大，而且房颤导致的脑梗通常症状较重，脑梗死面积更大，致死的风险更高。情况较轻者，往往也会有意识障碍或意识丧失（痴呆）或半身不遂（走路靠拐杖或瘫床），生活不能自理。

有房颤疾病，那么给心脏带来的负担无疑是很大的，严重的可能引发心衰。此前有科学研究显示，房颤发生一年内死亡率 11%，有 30% 为心衰死因。就算心衰不直接导致较快死亡，但心功能下降也会严重影响生活质量，比如心衰常见表现为活动后呼吸困难、下肢浮肿乏力，病情重时在晚间睡觉不能平躺，也不能侧卧等等很痛苦。

造成房颤的原因是多方面的。其中有在前面讲到的心肌病、甲亢等疾病的问题，也有遗传基因的问题，还与不健康的生活方式习惯密切相关。因此，我们严格控制或排除这些"高危因素"显得非常重要。在日常生活中一定要控制好血糖、血压、改善血脂状况。当然这就要养成良好的生活方式习惯，讲究生活起居有规律、饮食营养均衡、不抽烟少喝酒、控制体重、常锻炼、心态平和、遵纪守法做好事等等。另外，如有心悸、头晕乏力、心跳异常、血压有明显升高或下降情况应该积极进行心脏等检查，明确诊断，将疾病控制或治愈。这就叫防病养生。

什么是早搏？正常心律每个搏动之间的间隔是规则的。如果窦房结在激动之前，异位节律点发生激动引起心脏提前搏动，即为早搏又称前期收缩或期外收缩。早搏是由于窦房结以外的心脏异位起搏点的自律性增高或激动折返所致。

根据异位激动发生的部位，早搏有房性、室性和房室交界区性这三种。但房性早搏较为常见。偶尔出现的房性早搏可引起心悸、心前区不适和乏力，脉诊时往往因早搏的脉搏小而不易触及，只感到早搏后间歇稍长，这常被误为心脏停搏。但要确诊是哪种早搏，就要做心电图等检查。

有房性早搏是否说明有心脏病呢？经过一组正常人进行 24 小时动态心电图观察，发现有约 50% 人有房性早搏。24 小时内早搏次数不超过10 次，说明早搏可见于无器质性心脏病的正常人。其发生多由于体力和精神过度劳累、情绪不安、吸烟饮酒、甚至便秘、喝冷饮等有关。此外，还有冠心病、风湿性心脏病、高血压心脏病等器质性心脏病，常伴有早搏。因此当有房性早搏时应到医院心内科做全面检查。如无异常发现，房性早搏多属于功能性。

早搏不是一个独立的疾病。偶发的房性早搏对人体包括心脏功能没有明显影响，一般不需药物治疗。但对房性早搏要有正确认识，并坚决消除可能诱发早搏的因素。早搏频繁每分钟超过 5 次以上多伴有症状，需要给予药物治疗。另外还应同时治疗原有的心脏病或其他相关的疾病，这样的治疗效果会更好。

中医治疗心脏早搏有较好的疗效。推荐一款适用于早搏稳定期的茶饮：生脉丹参枣仁茶。黄芪 20 克，麦冬 12 克，五味子 9 克，丹参 18 克，酸枣仁 15 克。服法是水适量，泡茶饮，每日一剂。本方具有益气活血、养阴生津、宁心安神之功效。

心脏杂音是怎么来的？当心脏跳动时血液流动并推动瓣膜开闭，这会发出稳定有规律的声音。医生用听诊器听到心脏不正常的声音，都用"心脏杂音"来描述。有时心脏杂音听起来像蜂鸣声，在身体虚弱、怀孕或发烧时出现。它来得非常急促也会很快消失，这种心脏杂音多不必过于担心。但是，如果出现持续且响亮的心脏杂音，声音像搅拌的涡轮或咕咕叫的海鸥则多是病理性的，这表明心脏有问题。

出现病理性的心脏杂音，可能是心脏的瓣膜有问题。巴索姆博士说："心脏瓣膜充当心房与心室之间的门，当瓣膜狭窄时就有可能出现杂音。"此外，杂音还可能是瓣膜关闭不全、血液回流造成。如果有严重感染或病后有心脏杂音，这可能是心脏瓣膜受损应及时就诊。假使心脏有杂音同时还有其他严重症状，如发烧、气短、胸痛、疲劳、昏厥或腿部肿胀，应尽快就医。必要时，请医生通过心电图等检查，明确诊断。

总之，心脏杂音是否严重应请有经验的医生诊断。生理性的大多不需要治疗，而病理性的心脏杂音可能预示着心脏疾病或其他疾病，包括房颤和阵发性房性早搏等病，由心内科专家医生明确诊断并制订个体化的治疗方案。此病患者需要高度重视，积极治疗将疾病治愈。

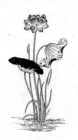

93篇
想要健康的心脏该如何做

心主神是心脏的一个重要生理功能。主就是管理，而神是什么呢？广义的神，是指我们整个人体生命活动的外在表现，如整个人体的形象以及面色、眼神、言语、应答、肢体活动姿态，无不包含在神的范围。这都是机体活动的外在反映，也就是我们常说的神气。狭义的神，是心所生的神志，是指人的精神、意识、思维活动。这不仅仅是人体生理功能的重要组成部分，而且在一定条件下还能影响整个人体各方面生理功能的协调平衡。

心主神，简言之，就是心有主宰人体脏腑组织器官的生理活动和人体心理活动两个方面的功能。在脏腑生理活动中，心脏就像一个"调度指挥中心"；而在心理活动中，心脏犹如"保险公司"，承受外界的压力。

心主血脉是指，心脏具有推动血液在脉管里流动的作用，这就是心气。《千金要方·心脏》曰："心藏脉，脉神舍。"脉在这里主要指经脉，即血液运行的通道。而心主血脉自然就该包括主血和主脉。因为血在脉中行，人体血的流动并非像水一样从高到低，所以还需要有动力，而藏于心脏内的心气就是推动血液循环的动力。

现代医学也认为，心脏是血液循环的动力器官，这与中医学所讲的心主血脉的认识完全一致。心脏对人的健康和生命起着极其重要的作用，所以我们要特别注意重视心脏是否健康，要照顾好心脏和冠状动脉的健康。怎样保养好心脏和冠状动脉的健康？

1 保持健康体重和不吸烟。美国国家卫生研究院附属全国心肺血液研究所的帕特丽斯德·尼肯斯博士说："心脏病是可以预防的，健康的生活方式能够有效降低风险。"他还说："过健康的生活有三个关键因素，就是不吸烟、保持健康的体重不肥胖和积极参加体育锻炼。"即使只忽视其中的一个因素，也会增加患心脑血管疾病的危险性，包括心脑病突发和中风，它们是全世界的头号杀手。所以每天要控制好血压，否则就会损害心脏、肾脏、眼睛和心脑血管，令人处于突发心脏病和中风的危险境地。为此，专家强调，预防心脏病和中风的办法和权力掌握在我们自己的手里，其关键是要按照养生防病知识认真做到位。这样就基本不会发生意外，能够保养好自己心脏的健康。

2 低脂饮食防冠心病。冠心病，老百姓称之为富贵病，顾名思义就是由于生活条件好、吃得太好和过饱而导致的高血脂、高胆固醇，这使得有很多人加入冠心病、脑梗、肥胖、心肌梗死、高血压等患者的行列。冠心病，被称为冠状动脉粥样硬化心脏病，也叫缺血性心脏病。它是因冠状动脉狭窄、供血不足而引起的心肌机能障碍和（或）器质性病变。这是常见的一种心脏病，容易发生心肌梗死和猝死。目前我国有冠心病患者超过700万，每年冠心病发病人数约有80万，冠心病死亡率占所有心脏病死亡人数的20%，这已经成为威胁人类健康的头号杀手，冠心病的现状令人担忧。

许多医学专家研究认为，冠心病的前兆是内耳症状：听觉灵不灵。因为内耳的血管非常细小，在脑血管供血的脑组织感受器中内耳对缺血反映最快捷也最敏感，多数动脉粥样硬化患者在出现内耳症状后，相隔6～12个月就会出现冠心病的征象。因此说，冠心病的早期症状是听力是否灵敏。

日本医学家通过6年的研究表明，低脂肪饮食者的听力比高脂肪饮食者灵敏很多。所以预防冠心病就要注意低脂饮食、膳食平衡、多运动锻炼以及要吃新鲜果蔬、杂粮等。其中特别是低脂肪饮食，对预防冠心病和耳聋很有效。

那种"血脂高一点无所谓反正没什么症状"的观点，是最可怕的。因为血脂高是发生冠心病的一个独立的危险因素。又因为，长期进食高脂肪食物如肥肉、油炸煎烤食物、动物内脏等，这样血液中过多的脂类和胆固醇就会沉积在动脉、静脉和毛细血管的内壁上发生粥样硬化。继而还造成内耳血管包括全身血管脑血管在内的缺血缺氧，久而久之慢慢地发生重听、耳聋、脑梗死、冠心病等疾病。

3 常吃鲜鱼对心脏有益。中国营养学会发布《中国国民膳食指南2016》，其中提到每周要适量吃鱼、禽、蛋、瘦肉。对此，新版指南的起草人之一的马冠生教授解释称，鱼不仅含有多元不饱和脂肪酸，还含有欧米伽 -3 和优质蛋白质。很多人都认为深海鱼才含有欧米伽 -3，但现在越来越多的研究表明，淡水鱼的欧米伽 -3 含量不比深海鱼低。营养学家指出，欧米伽 -3 具有调节血脂、保护心脏的功效。根据指南，成年人每周吃鲜鱼 500 ～ 600 克才能基本保证多元不饱和脂肪酸的摄入。

4 避免情绪激动和精神紧张。人的情绪需要稳定，过悲或过喜就容易导致血压升高、心跳加快、心肌耗氧量增加，这样不利于保养心脏。尤其是情绪激动，如果患有心血管病这样就极易诱发冠心病、心绞痛、心肌梗死的发作或猝死。所以有心血管病的中老年人不要在晚间较长时间看电视，更不要观看有恐怖刺激的影视剧、体育比赛、惊险的杂技表演、搓麻将打扑克等娱乐时间过长。遇事不要发怒和焦急，应心平气和对待，有空时听听音乐、养几盆花草、到附近公园里逛逛等。总之心态要平和，心情要放松愉快，这样讲究养生保健对心脏健康很有好处。

5 保证睡眠时间有七八小时。生活起居有规律性，不熬夜不贪睡，应早睡早起，准时睡觉和按时起床，这样能保护心脏的健康。美国心脏病协会《高血压》杂志刊登一篇报道说，经常睡眠不足会增加患心脏病、高血压的风险。在 32 ～ 59 岁的人群中，每晚睡眠时间在 5 小时以下的患心脏病或高血压的比例约为 32%，而睡眠时间在七八个小时的只有 8%。哥伦比亚大学的詹姆斯·甘维施是这项研究的主要发起人，他解释说，睡眠让心脏跳动的速度放慢，血压也降低。而睡眠时间短的人，24 小时的平均血压和心率都较高，这会让心血管系统要承受更大的压力，对心脏的健康很不利。

6 多参加运动锻炼。心喜动而恶静，其意思是经常参与体育锻炼有利于心脏的保健。因运动能加快血液循环，改善心肌供血供氧而心脏得到营养，因此这样能延缓心脏的衰退，心脏逐渐变得强壮。走路、散步、跳街舞等都合适，这样不仅能增强心肺功能，还会改善肠胃消化功能，效果特佳。

7 要及早治疗心脏病。治疗早期疾病的效果是很理想的，小病也是大事，有病千万不能拖。因为病越拖越重，到最后还是害自己。例如心律失常，有许多人患此病，突然间心窝处一阵颤动，这就是心律失常的症状。其发病机制始终是个谜，是心脏病领域的"哥德巴赫猜想"。

心脏病用药不能想当然，要小心谨慎，需要看医生或专家才能做决定。因为心脏病有多种，对症用药才能将病治愈。举例说，心肌病是一类遗传性心脏病，可引起各种临床表现，甚至猝死。它和冠心病是两种不同的疾病，虽然临床表现可能相似都有胸闷气促，但是发病机理有很大不同。

想象心脏是一座房子，心肌病是房子的墙壁坏，而冠心病则是墙内的水管坏。心脏彩超、冠状动脉CT、基因检测等均可获得明确的诊断，是心肌病还是冠心病等心脏病。诊断确认后，通过对症服药或手术有很大的希望和把握将疾病治愈。

你想要一颗健康的心脏，上述七种养生之道就要全面性地认真做。做得越周到，也就将心脏保养得越健康。

94篇
美妙音乐防治心脏病效果佳

王晓霞用动听悦耳的笛声，治好紧缠其丈夫15年的心脏病，这是真人真事，是奇迹。姜焕柱3月5日经医院检查被确诊为严重心脏病，从此不能上班。她积极为丈夫治病，动足脑筋，给他心脏按摩、吃生命蛋、喝鹿血、买摇摆机、按摩椅，护心袋等都试过，但都收效甚微。

后来，夫妻俩在附近的公园里散步。公园一角有个退休职工乐队，她发现姜焕柱特别爱听笛声，他说："听笛子那声音，心里头很舒服。"于是王晓霞学会吹笛子，两年多时间里她像上班一样，天天陪着养病的丈夫吹笛。白天吹，到晚上还是吹，吹《父女逛新城》《祖国一片新面貌》《喜洋洋》等丈夫喜爱听的歌曲，直吹得她的食指、中指竟有一层厚厚的老茧。或许是美妙动听悦耳的笛子音乐对姜焕柱的心灵有安抚和精神情感的滋润，他的心脏病竟然一天比一天好起来，到最后可以不吃药片。后经市内大医院检查确认，心脏功能完全正常。从此，姜焕柱重操旧业修理自行车，身体健康不亚于年轻人。

为何音乐能够治好心脏病？据美国《心脏》杂志报道，最新的研究表明，听音乐能起到"按摩"心脏的作用。研究人员对一批志愿者进行测试，让他们听几段音乐，看他们的呼吸和血液循环方面会发生什么变化。研究结果显示，节奏不同的音乐能够对呼吸和血液循环产生不同的良好作用，就像在给心脏做按摩一样。音乐节奏越快，其生理激励作用也就越大，快节奏古典音乐的效果最为明显。音乐一停，所有发生变化的生理指标也就回落到听音乐之前的水平。这个最新研究表明，听音乐确实对心脏病患者包括抑郁症等病都有相当多的益处。

德国曾经报道过一件趣事。3月16日在交通事故中受重伤而昏迷的25岁女青年艾丝德，她是著名流行歌手伊里阿斯的歌迷。精神病学专家迪高医师得知此事后，立即给她开了一张独特的处方：每日不停地播放伊里阿斯的歌曲。三个星期后，艾丝德果然睁开双眼，又过10多天她慢慢地坐起来，并在屋内走动，最后她完全恢复健康。伊里阿斯获悉此事，又非常高兴地赠送给她一件大礼：终身免费入场观看他的音乐会。

科学研究发现，音乐可以调节人的自主神经，听音乐60分钟和音量控制在70分贝内可治疗各种疾病。音乐治疗学家亚文认为，音乐包括音调、音量和节拍，快的音调会导致紧张不安，慢的音调会带来轻松舒畅，高的音量会产生对抗外物的保护感。快节拍可加速心跳和血压，慢节拍会带来些许的宁静和安详。

不同的歌曲还有不同的治疗作用。例如，①情绪不定和烦恼：听优美的轻音乐可放松情绪，安慰心灵；②忧郁：听西贝柳斯的《悲哀》圆舞曲、莫扎特的《蓝色狂想曲》还有《喜洋洋》《啊，莫愁》《父女逛新城》；③失眠：莫扎特《催眠曲》还有《二泉映月》《年湖秋色》《烛影摇红》《军港之夜》；④患有高血压适宜听抒情歌曲，如小提琴协奏曲《梁祝》，还有《江南好》《春风得意》《花好月圆》《欢乐舞曲》；⑤消除疲劳的乐曲有《锦上添花》《假日的海滩》及海顿的组曲《水上音乐》；⑥振奋精神的乐曲有：《步步高》《狂欢》《金蛇狂舞曲》《解放军进行曲》等。

音乐能治病的奥秘何在？从物理学角度来看，人体是由许多有规律的振动系统构成的。人的脑电波运动、心脏搏动、肺的舒缩、肠胃蠕动、神经活动等，大概有80多种生理活动都有一定节奏。不同音乐具有不同的旋律、节奏和音调，它们通过听觉器官作用于人体后就会产生不同的作用，继而引起组织细跑产生良性的共振。有益的共振能调节人体生理节律，激发出人体潜能，使人体器官协调一致处于和谐状态，促使相应器官产生兴奋或抑制等不同效应。比方说，人们所感受的最适应节奏是每分钟60～80次，这与心脏跳动频率相近。再例如吹笛的音调悠扬欢乐极富情趣，这可使胸怀开阔、气舒胸畅、心情愉悦、增进健康。

从生理学观点看，音乐的治疗原理除去音乐的物理效应外，更重要的是音乐能够影响人的神经、内分泌系统的生理功能。这是因为，悦耳和谐的音乐传入大脑后可使感受者产生想象和联想，在情绪上受到感染；还可以刺激神经、内分泌和心脑血管；消化系统能促使人体分泌出有益健康的激素，提高人体内酶的活性，促进新陈代谢，增强抗病的免疫功能。

诚然，音乐不能包治百病。但美妙的音乐确实可以愉悦心情、预防和治疗疾病。所以平时在家里休息的时候要开收音机听听音乐，或玩玩乐器、拉二胡等，这是很有必要的音乐养生。

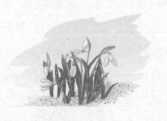

95篇
衰弱的心脏怎样变得强壮

心脏是人体内的统帅。它好像一个国家的君主一样，"文武百官"都受它的领导。所以心脏对维护生命健康发挥着巨大的作用。心脏，成年男性重约300克，成年女性重约250克，其重量还不到人体重的0.5%。然而这样一颗小小的心脏在娘胎里就已经开始跳动，到生命结束前一刻也不停歇。天天如此，任劳任怨，伴随着人的一生。因此说，心脏劳苦功高一点也不为过。但是，心脏并不参与养分的生产，只负责血液和养分的"运输"。当心脏工作发生异常时，人体各个脏器、细胞的营养和氧的供应将受到影响，继而会影响人的健康。

当然心脏健康程度是有差别的，其功能的好坏相距甚远。英国利物浦大学科学家进行研究后指出，男性的心脏功能在18～70岁之间会逐步地自然减退到原来的1/3，而女性的心脏功能可以在很长时间内保持良好，这是女性寿命普遍比男性较长的一个原因。科学家研究还认为，女性平均寿命之所以比男性长，是因为她们的心脏在岁月流逝中有较好的耐力。

这项研究持续时间五年，共有3000人参与。尽管研究发现男女心脏耐力有差别，但科学家们强调说男性如果坚持健身锻炼，例如快走慢跑等有氧运动就可以减轻年龄增长带来的负面影响。因此年龄在 30 ～ 70 岁仍能做到长期坚持体育活动的男性，他们的心脏可以相当于一个 30 来岁男性的心脏。研究人员还特别提醒，女性也不要满足于自己心脏功能好，仍然需要长期参加体育锻炼来保持心脏的健康。

科学家认为，心脏有健康也有衰弱的。心脏输出血液量大小能直接反映心脏的健康状况。在安静状态下，运动员的心脏每次搏出量可达 90 ～ 120 毫升，而衰弱的心脏往往只有 70 毫升以下。由此可见，一颗健康的心脏每搏输出量更多。但在安静的时候，机体需要不了那么多血液，所以经过神经系统调节，心率就减慢。运动员和体力劳动者的静息心率比一般人低，就是这个道理，他们的心率只有 50 次左右 / 分。虽然搏动次数少，但这样能满足全身血液供应的需要。这与心率快的人相比，它不仅可以减轻心肌疲劳，而且还具有很大的后劲。运动比赛开始，运动员心率可以从 50 次达到 90 次、130 次、180 次，其心脏血液输出量也可增加 10 倍。这样可以胜任剧烈的大运动量竞技，这就是一颗健康的心脏。

而平时不锻炼的人心脏收缩力弱，每搏输出量少，以致在安静时候心率也不慢。需要剧烈运动的时候，它增加输出量的方法主要靠增加心率，但增加心率所起的作用有限。而且在安静时，心跳已经不慢，再增加心率也不会增加多少，就是说心脏的储备能力小。此时运动，他会感到心慌气短、头晕喘急、面色苍白、脉搏细弱、严重时会虚脱。这足以表明，心脏的适应能力很差，这是不健康的衰弱心脏。

那么不健康的衰弱心脏如何才能变得健康强壮呢？除去生活规律、劳逸结合、心情保持愉快、加强食疗营养护心脏等等之外，重点是要采取体育疗法。体育疗法，就是通过体育锻炼使不健康的衰弱心脏逐渐变得健康强壮的一种方法措施，其效果比吃补药还要好许多。

《吕氏春秋》虽然主要内容是讲政治经济的，但也有养生的篇章。比如，在《吕氏春秋·尽数》中就有如下论述："流水不腐，户枢不蠹，动也。形气亦然，形不动则精不流，精不流则气郁。郁处头则为肿之风，处耳则为鞠（耳闭塞失聪）为聋。"这本书里面提出动形达郁、以健身防病的养生观点，这是对我国养生学的重大贡献，为动形学派之始。后来的五禽戏、八段锦、太极拳等皆是受其影响而产生。以流动的水和转动的门枢来比喻人体内运行的精气，如果身体长久不锻炼运动，体内的精气就会瘀滞在局部而发生各种疾病。

澳大利亚阿德莱德大学的生物化学家米尼，在一次国际会议上说要通过运动锻炼来预防心脏病，每周必须锻炼至少4～5次，每次大约1小时。他组织50名中年男子做为期6个月的试验。试验结果表明，受试者的心脏间歇率、体内脂肪含量、低密度脂蛋白胆固醇等这些用来诊断是否会患冠心病的指标，均有明显下降。而对人体有益的高密度脂蛋白胆固醇含量则有大幅度增加，免疫功能和体质也有明显增强。

举个例子很有趣。科学家们曾经做过这样的试验：把兔子、乌鸦自幼关在窄小的笼子里，限制他们的活动，但每天提供营养丰富的食物。从外表看，它们在"正常"生长发育。然而当把它们放到野外时，打开笼子后兔子只跳跃几下就栽倒在地，乌鸦展开双翅飞上天空，刚转大半圈就掉了下来。经过解剖发现，兔子死于心脏病，乌鸦因动脉血管破裂出血而丧命。

这个动物实验给人们以深刻的启发：兔和乌鸦的活动受到限制，这样长期被禁锢后各脏器包括血管也就得不到健全的发育，其心脏衰弱和动脉血管就会缺乏应有的韧性牢度，所以兔子和乌鸦承受不了因剧烈运动时突然升高的血压和突然心率加速而导致血管破裂出血与心脏病发作。由此推理到人类可得出这样的结论：血管是否柔软心脏是否健康，决定着人的寿命长短。而且血管是否柔软心脏是否健康，与是否积极参加体育锻炼的关系密切。因此健身锻炼对我们中老年人而言，是非常重要的。

体育专家认为，心脏是肌性组织，肌肉里有许多的微血管。人在运动锻炼的时候，由于机体需要更多的氧和营养物质，所以心跳会加速加强。此时肌肉包括心肌和横纹肌里的微血管扩张，连备用的微血管也开放将氧和营养物质丰富的血液供应给心肌细胞，这样使每个心肌细胞生气勃勃。这是因为，心肌细胞得到丰富的营养物质和氧的滋养就使肌肉纤维增粗，心脏就变得健康肥大和强壮，这样的跳动也就变得更有力量。

运动能有效改善心肺功能。在做运动时，心脏随着全身的运动节奏会起到一种类似被按摩的作用，这样久之就会使心肌发达，心脏收缩有力，冠状动脉血液循环良好，心脏功能增强，能泵出更多的血液供给各组织器官；运动锻炼还使呼吸肌发达、气管收缩蠕动机能正常，肺泡弹性不易退化，从而增强肺活量使机体获得更多的氧和营养；运动还可促进胃肠道蠕动，有利对食物的消化吸收和防治便秘。运动锻炼对全身各系统功能都有益处，比吃神丹仙药还要好很多。

用事实来说话，最有说服力。法国著名戏剧作家雨果，在40多岁时患有严重的心脏病。当时人们看到他是个面色铁青、气喘吁吁很可怕的形象。但雨果很聪明，意志非常坚强，毫不悲观，没有被病吓倒。他对家人说："病魔张着血口，正在张牙舞爪向我奔来。我绝不能等着它对我的伤害，我要用全身力气去压倒它、制服它。"正是由于他听从医生的劝告，在合理用药的同时开始以惊人的毅力长期坚持体育锻炼。

刚开始时，他每天到田野的泥路上散步，体质稍好后他就在屋前场地上做体操和打拳，后来还增加跑步、游泳、爬山等项目，身体就这样慢慢好起来。他几乎能做到每天体育锻炼雷打不动，几年健身锻炼后结果出现奇迹，雨果不仅战胜了心脏疾病恢复健康，而且耳聪目明、思维敏捷、著作甚丰，成为举世闻名的长寿作家。他80岁高龄时还写出著名剧本《笃克玛》，直到1885年7月85岁临终前一个多月，他还在继续写作。

96篇
细说血压和脑中风的危害性

什么叫血压？血压是血管内流动的血液对单位面积血管壁的侧压力（压强），它可以区分为动脉、静脉和毛细血管的血压。临床上测得的血压一般是指动脉血压，分为收缩压和舒张压。

心脏这个血泵，日夜不息源源不断地从静脉系统中收集回流的血液，然后泵入动脉系统中去。当心脏收缩后，左心室将血液射入动脉，继而输送全身。流入血管的血液使血管充盈扩张，对血管壁产生较高的压力，我们管这时候的压力叫作收缩压。

而当心脏舒张时输出的血液返回右心房，动脉血管里的压力也随之降低，充盈扩张的动脉血管弹性回缩，此时驱使血管里的血液不间断地灌注着毛细血管，为机体组织提供营养和氧气。心脏舒张时，血液对血管壁的压力就大大下降，我们把此时压力叫作舒张压。

脉压差值大需要重视。收缩压也就是老百姓常说的高压，而舒张压是低压。它们之间的差值，就是脉压。很多高血压患者在测量血压时，经常只关注着收缩压和舒张压，而忽视脉压的变化。正常成年人在休息状态下脉压介于 30 ～ 40 毫米立柱，脉压稍大些不必担心，如脉压过大就要密切关注。因为脉压大可能年龄偏大，也说明动脉弹性较差，动脉壁的功能受损，管壁变硬化，这会对心脏血管系统产生不良影响。

喝三七茶（3 克粉 / 日）能降低脉压。三七性温，味甘微苦，归肝胃经。三七具有活血祛瘀、止血散血、消肿定痛的功效。可以治疗咯血、吐血、便血等症状，还可扩张血管、减轻冠状动脉阻力，有较好的降压作用。其中的三七总皂苷和单体皂苷可降低脉压。舒张压下降幅度比收缩压大，其降压程度与剂量有关。选购时以分量重、质地坚硬、表面光滑、断面呈现出灰绿色或黄绿色为佳。

收缩压升高比舒张压升高更危险。有的高血压患者认为，判断高血压要看舒张压是否升高，而忽视收缩压。其实收缩压的升高对身体产生的危害性比舒张压升高更大。因为高血压患者的收缩压上升会增加左心室射血的负荷，久而久之会导致左心室肥厚、左心衰竭和猝死的危险增加，而舒张压下降过多时会引起心肌缺血和脑卒中（中风）。而且老年人单纯收缩期高血压明显与心血管病的发病率和死亡率呈正相关，且预后比单纯性舒张期高血压患者差。单纯收缩期高血压的发病率在不断上升，逐渐成为一种常见的高血压类型。

高血压是引起脑中风导火线。脑中风分为缺血性和出血性两类。缺血性脑中风，其诱发的主要原因是体内血脂代谢异常、血黏度高、动脉硬化、血管壁上的粥样斑块使血管内膜增厚而导致管腔狭窄。当斑块脱落随血液流动进入阻塞脑血管，因而发生缺血脑梗死（与心梗情况类似）。

但有时候小的斑块可自行溶解，血管内血液尚可恢复通过，仅仅引起短暂性缺血小发作。它的病灶很小，涉及的脑组织范围也小，约有半数没有明显的临床症状出现。然而如果是些不易溶解的较大斑块时，就会引起脑血管的梗死（脑梗），阻断脑的血液和氧的供应，这时候就会造成脑细胞的大面积坏死，继而急性死亡。如果抢救及时人虽不死，却后遗症严重，会造成肢残、行动不便或卧床瘫痪，精神很痛苦的。

缺血性中风的发病，大多在晚上夜间起床时。突然出现站立不稳、跌倒、肢体麻木无知觉、走路难、口角歪斜、视物不明、说话口齿不清、嘴流口水、头部向一侧偏垂、失语等症状表现。有 1/4 的小中风病人，将于第一年内发生完全性中风，半数病人将在五年内发生完全性中风，在全部小中风病当中有 1/3 是由颅外颈动脉硬化和斑块阻塞而引起的。

颅外颈动脉（指腹按压在左右侧的前颈部，能感觉到动脉跳动），这是人体向颅内供血的主要动脉，正常时它供给脑部组织有 85% 的血液和氧气，所以这条动脉不能堵塞。在这条动脉血管上有一个分叉，由于血流动力学的改变，因此在分叉处特别容易形成动脉粥样斑块。斑块会使得血管腔越来越狭窄，最后甚至会出现堵塞。

大部分缺血性脑中风与颈动脉狭窄有关。颈动脉硬化是全身动脉硬化的局部表现。而颈动脉的部位表浅，用彩色多普勒超声显影（医院里有这检查设备），能清晰显示颈动脉壁断面各层结构，具有动脉病变的敏感性和特异性，因而可获得是否有动脉硬化和狭窄及程度。

出血性脑中风，亦称脑溢血。这是指脑血管破裂后出血。看片子像绿豆这么大，健康就大打折扣，此时就要进行康复锻炼和治疗。血管破裂出血面积大就很难抢救回生命，危险性极大，如果防病养生做得好就不会这样的，因为脑中风是可防可控的，所以防病是保护生命的养生之道。

脑溢血的常见发病原因是患有高血压病，或有脑动脉畸形、脑血管瘤、动脉硬化。随着医学科技的发展和进步，CT 和磁共振检查在临床上广泛应用，能发现有的中风病人脑组织中既有出血点还有梗死症状，医学上称为混合性中风。此病多见于有高血压和动脉硬化以及血管瘤等病变的老年人。混合性中风发病特急，来势凶险，常常因抢救不及时而丧生。酗酒、吸烟、吸毒、加班熬夜、滥用药物、肥胖者易发。

出血性中风一般多在早晨和白天。由于血压高或降压药吃吃停停、情绪激动或精神紧张、突然用力等情况下发病。其症状与缺血性中风基本相同，发病轻则肢障走路慢或半身轻瘫，重则连抢救也来不及就立刻死亡。

苏联领导人斯大林，1953 年 3 月 5 日出血性脑中风逝世,时年 75 岁。2011 年 4 月 21 日《莫斯科共青团员报》发表斯大林的医生亚历山大·米雅斯尼科夫的回忆录，披露医学专家抢救斯大林的全过程。3 月 2 日深夜，他被特工叫到病人的床前，进行检查，斯大林沉沉的躺着，肥胖，脸变得歪曲，右手臂平放着，沉重地喘气，时轻时重，血压为 210/110，心率正常，白细胞增多至 17000，高烧，尿液中有一些蛋白和红细胞，肺两侧和正面未发现异常。诊断明确：高血压和动脉粥样硬化而引发大脑左半球出血。3 月 5 日，斯大林的心脏停止跳动。

3月6日在莫斯科谢切诺夫医学研究所对斯大林的遗体进行解剖。没有发现心肌梗死,但整个分泌肠胃液的部位布满小出血点。大脑左半球皮质神经节区域脑溢血的病灶,有李子这么大。这些病变是高血压所导致,它同样与脑动脉粥样硬化的关系密切。解剖中看到有严重的脑动脉硬化。而脑动脉粥样硬化会影响脑细胞营养和氧气的供给,因而这样进一步会损害神经系统和脑功能。

至此我们知道,缺血性脑中风主要问题在动脉血管里的血脂高和异常,动脉粥样硬化斑块脱离而造成的脑血管梗死。而出血性脑中风的主要问题是有高血压,同时还伴有其他不良因素的"共同作用"而突发的脑微血管破裂。相比较而言,发生出血性脑中风的原因要复杂些,而且在临床上出血性脑中风发病率要远远高于缺血性脑中风。那么脑中风的背后"共同作用"的不良因素究竟有哪些呢?这在本文里谈到过,在后面一篇文章里还有详细的讲述。

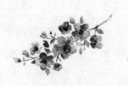

97篇
脑中风背后不良因素有哪些

上海市疾控中心 2018 年报告显示,全市户籍人口报告脑梗发病率为 281/10 万,其中男性更高,脑中风所带来的健康问题尤为突出。另据有关部门报告,我国每年新发脑中风 240 万例,脑中风相关死亡 110 万人,全国脑中风生存者共计 1110 万。脑中风作为导致中国居民死亡的主要原因之一和上海居民疾病死亡的第二位原因,发病率和死亡率都是呈逐步上升趋势。因此我们要加强和做好预防工作,对待高血压马虎不得。脑中风的背后有哪些不良因素问题呢?

1血压高忘记吃药或吃吃停停。由于这些情况而发生脑溢血很常见,这是造成脑中风的最危险因素。为何病人有这种情况出现,主要是因为对高血压的危害性认识很不足,把高血压不当一回事,也有的自认为自己身体好而不重视血压的随时检测。其实这样做是极其危险的,很有可能会危害自己的健康和生命。有高血压病就必须要重视,管控好血压。

遵医嘱每天早饭前或后按时服药。目前降压药片有的在早晨吃一粒,就能把血压平稳地降至正常。正常后也要长期吃药,这由于高血压药片只是治标不治本（治精神病药物也是这样）。让医生测得血压在正常范围，但不能认为病愈，如不再吃药就会使血压升高，有极大的生命危险或会导致脑血管出血（脑溢血）、失语、手脚偏瘫、走路困难。如在高血压初期血压稍高，这有希望采取食疗等措施且经过几次测量血压均恢复正常，这可不吃降压药。除此之外，必须终生每天吃降压药片。

对待高血压有个安全服药好办法。把高血压药片事先放入小塑料药瓶内，并摆放在一个专用小药箱里的固定位置上。吃早饭前将药瓶拿出来摆在饭桌上，吃药后就将药瓶放入小药箱。如饭桌上仍有药瓶，说明未吃降压药片。这样做，基本不会忘记吃降压药片。因为一日三餐在饭桌边坐下吃饭，不大可能看不到药瓶。这样做目的是，为防止疏忽大意而忘吃降压药，避免脑溢血等重病的发生。

2 拿重物或做俯卧撑突然用力。患有高血压病不可这样做的，在做任何事情时要悠着点，动作不可用力过大。要知道，这样做对健康正常人不碍事，但对患有高血压病人来说是很危险的动作，有不少高血压病人就是这样突然用力而突发脑溢血去世的。

3 看电视入迷。看电视时间过长或者看到深更半夜，这对有心血管疾病的患者来说就极易发生意外，导致脑中风或心脏病发作。因为看电视尤其观看精彩的体育比赛、惊险的故事或突如其来的恐怖场面时，会使肾上腺的分泌突然增加，引起呼吸急促、心跳加速、心情激动、血压升高，这对于有心血管病的人而言很有可能难以承受。因此这样常常会诱发脑中风、急性心肌梗死或心脏病发作而猝死。

4 长期便秘。对此有相当多的人不够重视，认为这是小病不痛不痒。其实便秘是高血压病人的大忌。因为有便秘所以排便较困难，时间过长又情急用力排便就使血压突然升高，当脑微血管的弹性承受不了血压升高时，就会导致脑微血管破裂而脑溢血。现实生活中有不少高血压病人，就是坐在马桶上排便时而丧命的。

5 临睡前服降压药。高血压病人入睡后，由于为人体生物钟控制的内因性昼夜节律作用，以及耗体力极少等，能使血压下降20%左右，并以入睡2小时最为明显。如果病人在临睡前几分钟服降压药，过2小时左右也就是降压药的高效期，这样就会导致降压药的降压作用和入睡后血压自然下降节律作用在时间上重叠。这样使血压下降幅度过大，易发生脑组织缺血缺氧而造成脑梗、冠心病的意外。所以高血压病人要遵医嘱，避免在临睡前服用降压药。

6 对血压的正常高值麻痹大意。高血压的致病作用在于血压本身，就是说心脑血管病危险性随着血压的升高而增加，哪怕小幅度增加也是有害的。因此，知晓自己的血压值很重要，这是防治高血压第一步。

《中国高血压防治指南》明确规定，正常血压为收缩压≤120毫米汞柱，舒张压≤80毫米汞柱。确诊为高血压，是在没有服用降压药的状态下收缩压（高压）≥140和（或）舒张压（低压）≥90。有的患者收缩压≥140和（或）舒张压≤90则为单纯收缩压高血压。血压在120～139/80～89，明文规定为正常高值的范围。

正常高值范围，对此许多人并不是特别注意。因为血压在正常高值范围人群，经过多年后观察其心脑血管病发病危险性，要比血压在110/75的人群增加近3倍。这说明，虽然血压未达高血压的标准，但对心脑血管同样会造成损害，这种危害来自血压升高的本身。实际上血压正常高值已经处于高血压的早期状态。对此要警惕，加强采取措施防治高血压，最好能降低些。

7 血脂过低和低胆固醇。高脂肪高胆固醇是动脉硬化、冠心病、脑血管病变的罪魁祸首。但医学研究认为，血脂过低和低胆固醇也会诱发中风。造成血脂过低和低胆固醇的原因有很多，常见的是营养不良。其中包括长期素食偏食，使蛋白质与脂肪及其他营养摄入不足，或慢性消耗性疾病，如肿瘤所致的恶性体质以及肺结核等，使体内蛋白质合成障碍和消耗增多等。因此说，保持血中脂肪和胆固醇水平的平衡状态，显得非常重要。片面的养生观点，例如贪吃或过分忌口少吃，都是不可取的。饮食应该少荤多素、粗细兼顾、饭吃七八分饱，吃的食物尽量多种多样，要吃对食物，健康就会不约而至。

8 突然改变体位。夜间睡觉醒后马上起床，发生中风和猝死的概率较大，不容忽视。其原因是，由静态到动态，血流动力学发生突然改变且生理功能未能够很好调节，还有血小板因素会导致血压急剧起伏波动，这样就容易引起脑血管破裂出血或血栓形成，危险性极大。故在清晨和夜里睡醒后不宜立刻起床，应在床上躺3分钟，然后再缓慢起身在床沿稍坐，动作要缓慢。这主要是防血压升高而发生不测，有心脏病的也应这样做。

据报道，78岁余大爷是山东济南人，他的儿子在上海工作。大年初一清晨，儿子打电话来问候祝福。余大爷听到电话铃急响，立刻下床跑到客厅接电话，由于起床动作太快加上心里突然紧张导致其血压急剧升高，电话未接完就栽倒在地，医院确认脑溢血严重。

9 中风与肾虚有关。据统计，在大面积脑梗死中有50%以上病人在发病前有小中风症状。清代名医王清任对中风先兆症进行仔细观察，并在他写的《医林改错》这本书中有详尽的记录，其曰："在未得半身不遂之前，有虚症可查乎？余生平治之最多，知之最悉。每治此症，愈后问及未病以前情况，有云偶尔一阵头晕者，有眼前长见旋风者，有上嘴唇一阵跳动者，有语无伦次者，有手无名指每日有一时屈而不伸者，有脚无故抽筋者，有心口一阵气堵者，有头顶一阵发直者，这皆是元气渐亏之症。"这些中风发病前的先兆症，其病源王清任究之谓元气渐亏，也就是肾气渐衰。

上海市名老中医张鹤年主任医师曾于20世纪90年代在实施国家课题研究时做中风先兆发病者的观察，对上海某地区10万人群中60岁以上出现中风先兆症者共516例，在患者自愿基础上分为2组。其中对108例做一般西医常规诊疗观察，对408例在常规诊疗基础上施以补肾化痰瘀为主的中药服用。经5年观察，前组有9例发生完全性的脑梗死，其中有2例为混合性中风。而408例在5年里以补肾化痰瘀为主的防治中，无1例发生完全性中风。这充分说明，对中风先兆症的干预是具有积极意义的。

10 高血压病人发生中风还有其他原因。比如，熬夜打牌搓麻将、深更半夜玩游戏电脑、工作太劳累、假期游玩时间过长、走路绊倒、爬楼梯踏空、争吵不和睦、亲人遇车祸而悲伤或患有心脏病、糖尿病、肥胖、长期吸烟嗜酒、酒足饭饱后浴室洗热水澡等等，这些因素都有可能引发中风而致残致死。因此高血压病人做事要小心谨慎，安全牢记在心中。对高血压病，我们千万不能麻痹大意，否则一失足成千古恨。身上有毛病，当然这是人生的"曲折"，会走一段弯路，但不必害怕。既来之则安之，要想尽各种办法认真对待疾病。

这里面必须要抓住两个不放松：

①要努力学习防病知识养生之道，对怎样才能更好地防治高血压和中风发生的不良因素相关知识要熟悉掌握好；②养生防病的责任要扛在肩上担当起来，善待自己身体，保养认真仔细做到位。

为什么要紧紧抓住这两个不放松？因为任何疾病最害怕我们的认真负责，最害怕我们对它不依不饶的围追堵截，因为我们抓住这两个不放松与疾病智斗，疾病才有很大的可能会离开我们的身体，远远地"落荒而逃"。

98篇
血管黑名单要严格控制住

1 高血压：血压增高时血管壁所承受的压力也会随之增大。当血管壁的弹性难以克服这一压力时血管就会破裂，发生脑溢血等心脑血管病。血压增高又易使血管壁慢慢地扩张，有的部位血管壁到最后会形成血管瘤。血管瘤在某种诱发因素作用下会发生破裂，人就会有生命危险。没有控制好或是无症状高血压是诱发中风等心脑血管病的导火线。所以专家提醒40岁以上中老年人每隔3个月或半年就要测量一次血压，是高还是低让自己知道清楚。患有高血压的人更要主动到社区医院测量血压，并要坚持服降压药。

2 高血糖：血液中葡萄糖高，持续时间长，就会渐渐地使血管老化，会引起全身血管的损害。这不仅会累及心脏和脑血管，还能导致动脉血管的病变，继而会发生糖尿病、双目失明、猝死等严重并发症，其危害性很大。因此要定期查验血糖指标，尤其是糖尿病人更要重视化验血糖。用食疗和药物控制住血糖，这是预防心血管病的聪明做法。

3 高血脂：当享受一顿丰盛而油腻的美餐后，体内较多的脂肪会使血脂水平升高。如果经常像这样吃得太好，血液中过多的脂肪会逐渐沉积在血管壁和留存在肝脏内，会导致患脂肪肝和血管壁的老化和血管内径的狭窄，这就容易发生冠心病、脑梗、高血压、中风等心脑血管病。所以要少吃肥肉和油煎烤炸食物，少荤多素。

4 高胆固醇：人体需要有胆固醇，但过多就不好。营养学家说，每人每天胆固醇摄入量在 200 毫克以下为正常。总胆固醇过高，低密度脂蛋白胆固醇过高就极易造成血管的硬化变脆。低密度脂蛋白胆固醇（坏胆固醇）对血管内壁的破坏性最大，在血液中含量超过正常范围时就会广泛地钻在血管内皮里，使血管内皮的柔软功能遭到破坏。久而久之，就会发生血管粥样硬化和心脑血管病。

5 高血黏度：血黏度高时血液流过血管壁时所产生的摩擦力就会增大。而且稠的血液在不停地循环流动，使血管内膜更容易损伤，最后会造成血管内膜增厚、血管内径缩小和狭窄、血压增高，这样极易发生心血管疾病。茶水能冲淡血黏浓度，所以要养成每天喝二三杯茶的良好习惯。

6 肥胖：身体肥胖与高血压、糖尿病、中风、心脏病、癌症等疾病密切相关。这是因为肥胖使体内脂肪不正常的堆积，这种堆积使血管老化和人体衰退大大地加速。所以肥胖者要减肥，而且减肥并不难，最好的办法是适当减少饮食和长期参加体育锻炼。减肥后能使身体苗条健美，还能使血管健康，这样能延年益寿。

7 高盐饮食：盐的主要成分是氯化钠，吃盐过多，饮食过咸会使体内的钠超标，血管壁敏感性升高易痉挛收缩，从而导致血压升高易患高血压。流行病学调查发现，心脏病、肾脏病、哮喘等发病率高与食盐摄入过多有密切关系。因此饮食要清淡，每人每天食盐控制在5克以下，包括吃的咸蛋、酱菜、加工肉类的盐分计算在内。5克盐相当于一个啤酒瓶的瓶盖量。炒菜时要少放盐或不放盐改用酱油，目的是健康。建议：咸蛋、咸肉、咸鱼等食物要少吃或不吃。

与此同时，还应该经常适当地吃含钾丰富食物。因钾能够将血管里的钠挤出血管降低血压，更好地保障心脑血管健康。每100克食物含钾如下：燕麦218毫克、玉米238毫克、小米239毫克、乌骨鸡326毫克、荞麦407毫克、竹笋587毫克、黑木耳773毫克、蚕豆996毫克、绿豆1900毫克、香菇1968毫克、海带1338毫克、紫菜1650毫克、黑豆1378毫克、芸豆1800毫克。

8 反式脂肪。很多餐饮经营者更愿意使用含有反式脂肪的起酥油，是由于价格便宜且保质期更长，吃起来食品松脆香甜容易售卖。例如饼干、曲奇、面包、奶油蛋糕、方便面、咖啡伴侣等食品，90%都用富含反式脂肪的起酥油。经常食用有反式脂肪的食品会增加食物中坏胆固醇含量，造成对血管的危害。反式脂肪由植物油经"氢化"技术处理后产生与一般植物油相比，反式脂肪具有耐高温、松脆不易变质、存放更久的特点。

美国食品和药品管理局的研究显示，如果一个人每天摄入5克反式脂肪，其心脏发病率就增加25%。反式脂肪不利于人体健康，已被各国科学研究所证实。美国纽约市卫生主管部门，就明文禁止纽约的餐馆和食品生产企业使用含有反式脂肪的起酥油来烘焙与煎炸食物。

9 常吃"垃圾食品"影响健康。垃圾食品比如薯条、可乐、汽水、汉堡、肯德基、麦当劳、罐头食品、油炸食品、烧烤食品、动物内脏食品、肉类加工食品如香肠等，少量吃可以，但过多食用就会影响人体的健康，尤其对少年儿童和老年人的危害性更大。因为这些食品里面含有防腐剂、色素、添加剂还有钠较多甚至还有致癌物质，所以我们称这些食品为垃圾食品。举个例子：

广东省第二人民医院整形美容科，3月17日接诊一个16岁姓汪的毛孩，他身高1.65米，体重92公斤。这孩子13岁后就开始长黑糊的胡子且特别的多，连他身上也长满黑黑的长约1厘米的黑毛，尤其是前胸和大腿部。他自诉，平时从小就特别爱喝橘子汽水、碳酸饮料、吃汉堡、薯条、肯德基、麦当劳、油炸食品等饮料和快餐。

美容科医生认为，这毛孩的肥胖和黑毛疯长跟基因的关系不大，主要是他平时喜欢吃这些垃圾食品热量高营养过剩所带来的负面影响。这样看来，毛孩的父母对营养知识和养生知识很无知和任性，爱孩子的结果是帮倒忙，未尽到做家长的责任。

这件事给我们很大的教育和启发，做人首先要熟悉养生保健知识善防病，不能任性瞎来。如果长期违背养生保健，疾病就会找上门来"捣蛋"。所以努力学习和认真践行防病之道，对我们来说是头等大事，防病知识懂得越多养生素质越好，保养身体也就越健康更长寿。

99篇
怎样早期发现糖尿病

人到中年后糖尿病的发病增多，表现为多食、多饮、多尿和体重减轻。但初期症状不明显，无症状的患者大约占5%。有关资料显示，中年以上经医院查出的糖尿病人比其开始有病要晚3～5年，最佳治疗期错过。所以在医院确诊时，常有冠心病、肾病、眼病、皮肤感染等并发症，许多人是在诊治并发症时才查出糖尿病的。这个问题很复杂，病人关于防病保健医学知识的缺乏和无知，要引起高度重视。有症状时要及时检查，无症状时定期检查。那怎样才能早期发现糖尿病？

1 频繁腹泻要注意这可能是早期糖尿病。与糖尿病有关的慢性腹泻患者，在医院里经常能遇到。但由于常考虑这是消化不良、肠炎、吃的食物不洁而引起，因此往往忽视这不典型的糖尿病而造成误诊。有些糖尿病患者起病隐匿缓慢，不一定有口渴多饮多尿症状就诊。

长期的高血糖会导致患者肠道微血管病变，引起自主神经功能损害继而导致肠蠕动失调、肠道内细菌大量繁殖及消化吸收功能严重受损，因而发生腹泻。这种腹泻常表现出顽固性、间歇性、无痛性，夜间比白天发作多见，这可与便秘交替进行，中老年居多而大便检查无异常。因此频繁腹泻患者应警惕有糖尿病的可能性，要及时到医院进行血糖及有关检查，争取早发现早治疗。

2 突然眼皮下垂要警惕可能是糖尿病。据医生介绍说，眼皮下垂除跟年老眼皮松弛有关，还可能与其他疾病造成的眼睑肌肉功能下降有关，糖尿病是其中一个原因。因为它会引起周围神经病变，包括眼睑周围的视神经。由于糖尿病而导致的动脉硬化，也会使供应眼神经的血管缺血引起眼睑下垂，但通常这会伴有眼球向内或向上向下运动受限，并出现复视。此外也有部分人的眼皮下垂是重症肌无力的早期表现。医生提醒，老年人在发现自己不困而眼皮下垂时就要注意。如以前一直没有这种情况，却突然在一周或一个月内眼皮每天都有下垂的症状，就应当及早去医院诊治。

3 检测餐后血糖可早期发现糖尿病。餐后血糖较空腹血糖对心血管系统危害更大。在空腹血糖和糖化血红蛋白（AIC）都在正常水平的情况下，单纯的餐后 2 小时血糖升高 >7.8 毫摩尔 / 升时，可导致因心血管疾病而死亡的危险性增加 2 倍。

重视餐后血糖的监测，还可以早期发现糖尿病和糖耐量低减患者。一般来说，当出现空腹血糖升高时胰岛 β 细胞功能已下降 50%，而餐后血糖升高较空腹血糖异常要早 3～5 年。换句话说，检测餐后血糖可使糖尿病诊断发现要提前 3～5 年，这为早期治疗提供机会。同时还要重视控制空腹血糖、血脂、胆固醇，这样两手抓认真对待有利于防治糖尿病。

糖尿病的临床检查表现在化验上是糖耐量降低（检测胰岛素功能是否正常的一种方法），然后才逐渐发展为血糖异常升高。仅有糖耐量降低不足以产生症状，只需注意节制饮食和积极参加运动健身就可控制病情发展。但如果血糖持续升高且排除其他疾病，就可以作为诊断为糖尿病的依据。这样及时检查，对早期发现糖尿病是极其重要。

4 低血糖也会患糖尿病。有的人查一查是低血糖，所以不怀疑自己会得糖尿病，其实不然。空腹血糖低正是一部分Ⅱ型糖尿病人的早期表现，不少医生也正是从这点上查察到这些患者的马丝马迹。Ⅱ型糖尿病体内胰岛素分泌不足、胰岛素分泌延时而造成血液中胰岛素高峰出现在血糖低时，此时查出的是低血糖。

如果出现空腹低血糖现象时，要想知道是否得糖尿病，那一定要及时到医院查一下空腹血糖，尤其不要忘记查餐后2小时血糖。如果检查出患有糖尿病后，就要主动配合医生做系统治疗。否则病情得不到有效控制，继续发展病情变得越来越重，这不是好事。

5 定期检查微量白蛋白尿和血尿血糖同样重要。这是因为白蛋白和肾脏的关系密切，查微量的白蛋白是由于糖尿病肾病是逐渐发展的过程，如果进行检查发现少量的白蛋白出现就需要提高警惕，要采取相应的措施。早期肾病检查标准就是指微量白蛋白达到一定水平，也就是每分钟尿里排出的白蛋白超过20微克但不到200微克是早期肾病，大于200微克叫作临床肾病。建议一般做晨尿且要第二次尿（留中段的尿）。如查出的结果怀疑有问题那么就要勤查，通常3个月查一次，如果没有问题应该至少半年查一次。

定期检查间隔时间长的还需注意症状，如明显发胖、易疲劳、易感染、尿液发黏并溅到衣裤干后发白等。有的人血糖、尿糖只是暂时性增高，不宜看作为病态。如人在患重病、中毒、受到感染、外伤、重大精神刺激时，肾上腺素和高血糖素分泌会增加而胰岛素分泌减少，产生暂时性的高血糖不治均可自行缓解。

6 有下列病史的中老年人需要定期检查糖耐量，以利于尽早发现异常：①有肝炎病史或脂肪肝，喜吃肉饭量大，嗜甜食，运动缺乏的；②曾经患过胰腺炎、胰腺外伤或做过手术的；③患有冠心病、高血压、高脂血症的；④肥胖和超重者，糖尿病患病率为体重正常者的5至6倍；⑤有反复感染者；⑥长期使用激素或其他影响糖代谢药物的。

100篇

糖尿病危害和症状高危因素

华国锋原担任国务院副总理，2008年8月20日在北京因糖尿病并发症医治无效与世长辞，享年87岁。他患糖尿病还是早在20世纪70年代中期主管农业，到上海考察期间身体突感不适在医院检查后才发现患糖尿病。此后他的饮食被严格控制，每餐吃七分饱，尤其是米饭不多吃。在北京的住所屋后有 2 个葡萄架，华国锋每次只吃葡萄 1 或 2 粒。此病他先后住三次医院，并发症先是肾衰而后主要是心脏病。

养生家介绍说，糖尿病也是心血管疾病。到疾病晚期时的动脉和毛细血管、静脉血管会硬化甚至溃疡，这是真的不假。上海教育电视台《健康热线》节目直播，我们看到一位专家在讲解，旁边坐着一位糖尿病患者。他尚好的右脚动脉有光亮长线状，而他的左脚一段动脉溃疡，是"血淋淋"烂足。还有一次上海电视节目，看上去他中等身材约摸 70 岁，患糖尿病晚期双目失明，表情很痛苦，感到很无奈。他说他是上海知青，在江西插队落户，后来当人民教师，工作四十多年教书育人。他诉说过去和现在的情况，希望大家要保养好身体。这两次电视屏幕"瞎眼烂足"的介绍，患者本人的现身说法，对我们观众的心灵触动很大，印象极深刻，至今记忆犹新。

糖尿病先兆症状，总的概括说是"三多一轻"。约有 50% 的人未能及时发现自己患有糖尿病。这是由于糖尿病初期的症状不够明显或感觉毫无症状，还因为长期不做体检不知道自己血糖升高所导致。其实糖尿病人多少有点症状：①为什么近来小便特别多，尤其是夜间常要小便；②口渴总想喝水，由于糖尿病患者血糖高时从肾小球滤过的葡萄糖超过肾小管对葡萄糖的重吸收能力，导致大量葡萄糖溶解在尿液中，同时带走大量水分产生渗透性利尿，这样水分丢失较多而使人口渴；③吃饭也增多，但仍然感到饥饿；④吃得较多却体重反而减轻，人渐消瘦且感到体力不如从前。上述这些就是糖尿病的先兆症状。

当有糖尿病先兆症状或怀疑自己有糖尿病时，应当及早到医院化验一下血糖指标。因为诊断糖尿病的依据是血糖升高。正常范围我国标准是，空腹血糖在 4.4～6.1 毫摩 / 升，餐后 2 小时血糖在 4.4～8.0 毫摩 / 升，糖化血红蛋白 4.7%～6.3%。对糖尿病的预防，非常重要的策略是对高危因素的控制和消除。这种高度危险因素存在，使发生糖尿病的机会增多，或者说这些因素是患糖尿病的源头。哪些属于高危因素呢？

1 肥胖。每天三餐饮食过饱太丰盛易使身体发胖，而肥胖会引发糖尿病、高血压病、癌症的重要因素。肥胖和糖尿病同属于代谢性疾病，有共同的发病基础。在 II 型糖尿病中有很多肥胖者,尤其是腹部肥胖。肥胖的人都有明显的胰岛素抵抗,这样会加重糖尿病者的胰岛 β 细胞的负担,更容易引发糖尿病。肥胖还会诱发高血压、脂肪肝、心梗、脑梗、高血脂、痴呆和癌症等疾病。

2 高血压和血脂异常。糖尿病常常一手牵着高血压,另一手牵着血脂异常。高血压和血脂异常是患糖尿病的高危因素,同时又是糖尿病最常见的并发症。

3 吸烟嗜酒。长期吸烟或嗜酒会使多个脏器受损害,对肺、心血管和胰腺的危害性最大,并且对血糖升高和多种代谢紊乱起推动作用。特别是吸烟嗜酒对已经有或即将要发生的肺、心血管疾病包括糖尿病的人来说,那是雪上加霜,病情加重却又一时感觉不到有症状不适。

4 体育锻炼不参加或缺少。这是诱发糖尿病的助推器。在我国,农民和在野外作业的人的糖尿病发病率很明显低于城镇居民,很有可能与城镇居民参与体力活动较少有关。积极参加体育锻炼和增加体力劳动可以减轻或防止肥胖,因而能增加胰岛素的敏感性,使血糖能更好地被利用,这样能有效预防糖尿病。

5 中老年人。人到中年为养家糊口而生活工作压力加大,有精神紧张,现在生活条件有较大改善,因而吃得丰盛吃得好摄取的热量过多,但如果缺乏运动热量消耗降低而导致体内糖和脂肪堆积,是本病问题的关键。老年人随着年龄递增各个脏器逐渐衰退,细胞功能也日益变弱等,使这部分人易患糖尿病。

6 有糖尿病家族史。本病的发生与遗传有关,但有不确定性,关系大还是不大就看你的养生素质好还是不好。假使养生素质好,患糖尿病的几率很小或为零。如养生素质不太好,再加上有糖尿病家族史,这样患糖尿病的机会就会增多。因此,是否患糖尿病包括患癌症等等,就看你保养身体养生素质怎么样。

7 自身免疫因素也在本病发生中起着重要作用。医生在 I 型糖尿病患者血液中检查发现胰岛细胞抗体和胰岛炎性病变,这表明本病发病可能与自身免疫反应有关。又如研究发现病毒感染可致实验动物发生糖尿病。

易得糖尿病主要是以上七种高危因素导致的。如果对高危因素不加以控制,我行我素,这样高危因素越多患糖尿病的机会也就越多。反过来,如果对高危因素加以全面控制,改变不良的生活方式习惯和嗜好,重视防病养生认真保养身体,就基本不会得或大大地减少得糖尿病的机会。糖尿病是慢性病，要想得到良好的控制，不仅需要内分泌科医务人员的帮助，患者自身的主观能动性的发挥和努力也很重要。

最后介绍两个很好的食疗降血糖：①常吃小麦胚芽（磨粉）米粥。小麦胚芽中含有的小麦凝集素具有抗微生物和抗诱变等多种生物效应，与脂肪细胞反应有类似胰岛素的作用，能刺激葡萄糖氧化酶降低血糖含量，还能诱导巨噬细胞溶解肿瘤细胞；小麦胚芽中的亚麻酸被誉为血管清道夫，使血管保持年轻；小麦胚芽中的粗纤维、胆碱也有利于体内胆固醇的消除，对防治动脉粥样硬化和冠心病大有好处；小麦胚芽中的谷胱甘肽能催化有机过氧化物还原，其抗氧化能力比维生素E强500倍，能推迟衰老。食用方法：煮稀饭八成熟时，加入适量的小麦胚芽，稍搅拌可食用。②常吃青菜荞麦面。荞麦粉中的直链淀粉比例较高，可影响水分进入，延迟糊化与消化速度，从而抑制餐后血糖升高速度。另外苦荞中含有荞麦糖醇，能调节胰岛素活性具有降糖作用，是糖尿病人的良好饮食；荞麦中镁元素参与人体细胞能量转换，能调节心肌活动并促进人体纤维蛋白溶解，抑制凝血酶生成，降低血清胆固醇，预防动脉硬化、心脏病的作用；荞麦中含有丰富的维生素P也叫柠檬素，此种物质可增加血管壁的弹性、韧性和致密性，故有保护血管的作用；荞麦中还含有大量的黄酮类化合物尤其富含芦丁，这些物质能促进细胞增生并可防止血细胞的凝集，还有调节血脂、扩张冠状动脉且增加其血流量；苦荞中含有硒，国内外医学研究证实人体缺硒会造成重要器官的机能失调，人体有40多种疾病与饮食缺硒有关，适量的硒能防癌变。

101篇
如何读懂癌症诊断书

幸福家庭是相同的，亲人间的关系亲密，相互照顾，和睦相处，尊老爱幼，欢声笑语，日子过得甜甜蜜蜜。但不幸的家庭各有各的不幸，如有的突然丈夫遭遇车祸，有的女儿失踪或老人迷路走失，有的由于患忧郁症想不开妻子跳楼自杀等等。另外还有一种很特殊的不幸，医生给你或你所爱的亲人开出一张癌症诊断书，如果碰到这种不幸该怎样办呢？

从心理上讲，刚开始的时候是很难过的，而且还有点儿紧张和焦虑。

但度过几天后，心情会有些好转。因为没有其他的选择只能面对，不想面对也要面对现实，这是无法逃避的事实。人生之路漫长遥远，此时此刻不必害怕"狂风暴雨"要顶住，意志顽强地继续往前走。"我要战胜它，我必胜"这样多想想，也就有些许的勇敢，心绪有些许的安定。

刚拿到癌症诊断书时，虽然不等于死亡，但病魔正在前方张着血口疯狂向自己奔来。此时会使大多数人感到有点害怕，有的感到自己倒霉，也有的感到命运不好和羞愧，这是不明智的。因为并不是生病就说明你不好，也不是因为你不好所以生病，你此时只是遇到未曾遇到过的难关。

这个难关是人生的一件大事，勇敢地闯过去就没事。一张癌症诊断书，会令你或你所爱的亲人的生活就此改变。虽然生病是经常会发生的事，但患癌症有些特殊，会使病人脱离正常的生活轨道，从此好像跌入一个充满恐惧和黑暗的深谷。

这让人感到仿佛一个人被意外地丢进一个陌生的国度：语言不通，文化陌生，又没有地图一时不知该怎么办。遥望前面的路什么也看不见，环顾四周黑夜的笼罩，心生害怕却不顾一切地挣扎着要活命，想找到"回家的路"。其中有不少人很久很久找不到回家的路，竟然会伤心地痛哭或偷偷地流泪。说句真话，身患癌症是很苦的，我们非常同情这些癌症患者。

摆在他们面前的紧急问题是，要正确对待，尽快拿出实施方案来认真对付。该方案的要点有这样4点提供参考：

1 病患者不要害怕和忧愁。因为到这个时候的害怕和忧愁毫无用处，癌症并不等于死亡，早期治疗问题不大。要坦然地去迎接癌症的挑战，心情要尽量放松，把心态调整好，态度要积极。

2 要主动配合医生。知道自己患癌症后，大多数病人的求生欲望很强，在经过几天的心情压抑和思考后，会主动接受治疗。但要选择一家正规或肿瘤专科医院就诊最好是三甲医院，让专家教授来诊治和手术这样就放心。千万不要相信骗钱的游医或信誉度不佳的医院。

3 要集中精力时间，采取各种措施抗癌。生活中的轻重缓急要分清，取消不必要的事情，把精力和时间用在抗癌上。因为有所不为才有所为，人的精力时间有限，此时抗癌是最重要的。喝绿茶抗癌、运动锻炼抗癌、气功抗癌、中药抗癌、加强食疗抗癌等等都要采取。特别是要加强营养、中西药物和积极运动锻炼、心情要放松愉快，这些都必须采取。

4 积极参与体育锻炼。美国癌症协会科研人员在早前发布一项震惊的研究结果，大约有10%的癌症患者会发生癌症自然消退，而且极少复发。这个协会还对576例自然消退的癌症病人进行长期观察，这些病人中多是性格开朗和喜欢体育锻炼的。

初步研究结果表明，人体免疫力的增强是癌症自然消退的主要原因。性格开朗和积极参加体育活动这是一种阳光的生活态度，对抗癌极为有利。其关键在于这样能调动人体内潜在的抵御疾病的能力，让病人认识到自己病情并采取积极态度对抗疾病，这样大脑皮层就会产生良好的兴奋。这种兴奋，能刺激丘脑下部和同激素分泌有关的脑下垂的兴奋，使机体免疫力能有效增强。以下举个很有说服力的例子：

美国鲁特·海德里赫在12年前，医生对这位迷人而美丽、深受孩子和丈夫喜爱的56岁妇女下"死刑判决书"。但当她得知自己患癌症后毅然接受命运的挑战，及时制订锻炼计划。她的想法是，超体力负荷必定能加强免疫系统和提高身体对疾病的抵抗力。但医生却怀疑地摇头说："这不可能"。

海德里赫就这样开始艰苦的运动锻炼，每周要跑80公里，游泳8公里，快速骑自行车6小时等运动项目。此外，她还为自己每天配制抗癌食谱：多吃各种新鲜蔬菜瓜果、杂粮和喝绿茶。她认为，饮食对抗癌有很大作用，胡萝卜有抗癌功效的维生素A，白萝卜有吞噬癌细胞并对致癌物质有分解作用，大蒜含有很多能抗癌的硒，薏米仁是中国贵州产的（圆粒中间有凹槽）抗癌效果比泰国的薏米仁强，还有香菇、花生、卷心菜、山芋、红枣、海带、红薯、茄子、含粗纤维的玉米、燕麦片等等，都是天然的抗癌食品。但不能吸烟喝酒，不能生活起居无规律。这种良好的生活方式习惯和抗癌措施，最终使海德里赫在夏威夷铁人三项运动比赛中先后2次夺得女子冠军称号，4次获得第二名，并且癌症终于消退。海德里赫对人这样说："我觉得自己的身体就像运动员那样棒，全身肌肉发达强健，精神和体力都很好"。

体育专家评价认为，海德里赫的抗癌经验很宝贵：①面对癌症坦然，不被吓退，而是前进；②抗癌措施齐头并进，且能做到意志顽强艰苦拼搏，敢于摆出威武之势，与癌症亮剑决斗。这确实是好样的，备受称赞。

102篇
严管致癌因素是防癌的关键

世界卫生组织最新统计数据表明，癌症患者若能早期发现早治疗，治愈率可达80%以上。但有些人认为如果真得癌症还是不知道为好，这是不对的。俗话说，小病不治大病吃苦，忌医讳医只能使病情加重，自欺欺人最终害自己。世界卫生组织告诫人们，千万不要死于养生无知和任性疏忽。面对任何疾病，我们一定不能消极回避而要积极应对，要想尽各种办法积极采取有效措施。

身体某个部位有症状反映，其深处常常隐蔽着一种疾病或癌魔，这要引起足够重视。尤其是常见肿瘤疾病的早期信号，很需要提高警惕性。早期化验检查，是提高癌症治愈率的最好办法。因为任何事物都有从量变到质变的过程，癌症的进程也是这样。定期1或2年在医院作一次体检，通过化验血液检测甲胎蛋白、癌胚抗原等指标是否异常，拍个胸片是否有肺结节或肺肿瘤等等，就能早期发现问题。如有问题就要积极治疗把病魔扼杀在早期潜伏期，事后补牢挽回一条性命还是值得庆幸的。

至此我们已经知道癌症的早期检查、早期治疗的重要性。那么癌症究竟是怎么来袭的？这里面有什么科学道理？癌症的发生与什么因素有关？我们应该怎样更有效的防癌抗癌？这些问题有许多人很想知道。

其实人体约有100万亿个细胞所组成的极其精密的高级的"生物机器"。每个细胞会照章行事，懂得什么时候该生长分裂，也知道怎样与别的组织结合形成组织和器官，而构成不同组织的"图纸"，就是基因。基因像电脑程序一样，控制着细胞的生长。每当致癌因素影响或刺激基因结构时就会改变程序，此时正常细胞就很有可能突变为癌细胞。当然人体基因有自我修复功能，癌细胞还会通过一种凋亡机制而死亡。然而还有可能一些癌细胞"偷袭"防线而获得成功，这样慢慢地生长发展为肿瘤。

医学界科学研究得到证实，人体各个器官和部位都有患癌症的可能性，唯独心脏不会生癌，这很奇特有趣。心脏不生癌的原因，是心肌细胞与其他组织细胞不同，心肌细胞不会分裂和再生，也不会有细胞分裂时所产生的异常混乱现象，所以就不可能形成癌变。这种永恒的心肌细胞被称为长命细胞，而人体内的其他组织细胞总是在不断地新陈代谢、生长和死亡。细胞正常生长分裂，就是正常细胞。如果某种细胞过度分裂增殖，就是不正常的细胞，而且这样容易变为癌细胞。

生命科学家认为，人人体内都有原癌基因，但绝对不是体内都有癌细胞。原癌基因主管细胞的分裂与增殖，人的生长都需要它。为管控原癌基因，人体内还有抑癌基因，这很有意思。在平时原癌基因与抑癌基因"和平共处"保持着相对的平衡，它们处在封存不动的休眠状态。但在多个致癌因素或一个重要致癌因素的干扰刺激下，原癌基因的"力量"就会逐渐变大，而抑癌基因却变得很衰弱，这样时间长久后原癌基因就会"兴风作浪"，导致原本正常细胞突变为肿瘤。

2019年诺贝尔生理学和医学奖获得者威廉·凯林说，他发现在肾癌患者中抑癌基因VHC丢失，会导致肾内长出很多血管。进一步研究发现，VHC基因就是负责来清除缺氧诱导因子的关键因子。人为何会患肿瘤？发生原因的机制就是这样。

科学家强调，原癌基因被激活和抑癌基因的衰弱，这常常与不良生活方式习惯等内外环境因素有关。因此癌症也被许多人看成是一种与生活方式习惯密切关联的慢性病，主要是由不良生活方式习惯造成的病。例如，日本科学家称经常吃太饱会导致抑制细胞癌化因子活动能力下降，这样会增加得癌症的概率。研究还发现，每顿饭都吃很饱的人和吃七八分饱的人相比，前者体内细胞会发生变异，失去活动能力。对此专家认为，长期的每顿饭吃过饱是导致癌变几率增加的致癌因素。研究还发现，平时常喝绿茶及常吃卷心菜的人，其体内细胞的活力比较旺盛。所以说致癌因素是启动癌细胞生长的"开关"。

致癌因素主要是指长期吸烟、过量饮酒或酗酒、厨房油烟污染、高脂饮食、肥胖、缺乏体育锻炼、暴饮暴食、生活无规律、担心忧愁、熬夜工作或娱乐。还有致癌因素是，吃的食物不够卫生病毒感染、黄曲霉素（霉变食品）、化学致癌物、慢性炎症、农药污染、年龄和遗传等，这些都是致癌因素。如果致癌因素多个开关"联用"或者只要有一个重要的致癌因素例如长期吸烟或经常熬夜，到一定时候就可启动原癌基因生长发展的程序，开关越多启动的机会也就越多，这样更容易患癌症。

也就是说，得癌症大多数是肿瘤患者的养生无知或疏忽大意而"请进来"的。形成肿瘤，往往要经过3至7年甚至更长时间累积到10亿个以上细胞基因遭到破坏才能觉察到。因此说，不良的生活方式习惯和养生无知疏忽是加剧"内乱"而造成癌症发生发展的根源。

有鉴于此，1998 年 8 月十七届世界肿瘤大会期间，各国专家们都明确指出：预防癌症的侵害，最有效的方法和途径是要彻底改变不良生活方式和不健康的习惯，因为不良生活方式习惯包括养生无知疏忽是诱发人类疾病包括癌症和死亡的万恶之源。

综上所述，防病抗癌最为关键的是要严肃管理致癌因素"占便宜"。并且我们要付诸行动坚决有效地清除它们，坚决不让一个致癌因素"漏网"。这样做的好处是，我们基本一辈子就不会得癌症，这样的生活就过得愉快更美好，日子过得更安宁和幸福。

103篇
专家对癌症大数据的释疑

中国医学科学院肿瘤研究所陈万青，赫捷等研究人员，在 2016 年 1 月 25 日美国《临床医师癌症期刊》上发表《2015 年中国癌症统计》的文章。这是迄今为止，首次用大数据对中国癌症进行较为全面的阐述和分析，且很有说服力。

这些大数据来源于中国癌症中心肿瘤注册数据库 22 个单位，数据涵盖 2009～2011 年，包括中国 72 个地区，人数占中国总人口的 6.5%。由于覆盖范围广、病例最多，《2015 年中国癌症统计》揭示中国人患癌的一些特点。总体而言，2015 年中国约有 430 万人确诊患癌，另外有 280 万人因癌症而去世。平均相当于每天有 7500 人死于癌症。

中国人的癌症，当然是男女有别。男性最常见的 5 种癌症，依次为肺癌、胃癌、食管癌、肝癌和结直肠癌，这 5 种癌症约占所有男性癌症病例的 67%。女性最常见的癌症，依次为乳腺癌、肺癌、胃癌、结直肠癌和食管癌，这 5 种癌症占女性所有癌症病例的 61%，其中乳腺癌占所有女性癌症的 15%。男女最常见的 5 种癌症是肺癌、胃癌、肝癌、食管癌和结直肠癌，这 5 种癌症的死亡病例占所有癌症死亡病例的 75%。

无论是男性还是女性，肺癌是发病率最高的癌症，也是癌症死因之首。胃癌、食管癌和肝癌是紧随其后的中国发病率和死亡率都较高的常见肿瘤。而且这 4 种癌症占全国癌症病例的 57%，中国的这 4 种癌症病例数占全球癌症病例数的 1/3。

年龄同样对癌症产生影响。60～74 岁年龄段的男性是癌症新发和死亡病例最多的人群。60～74 岁男性肺癌和胃癌是最高发的癌症，75岁以上男性最高发癌症是肺癌。在60岁以下男性肝癌是常见和死亡率最高的癌症，其次是肺癌和胃癌。女性同样在60～74岁年龄段癌症最高发。60岁以上女性最常见的癌症是肺癌，30～59岁女性最常见的癌症是乳腺癌，30岁以下女性甲状腺癌是最常被诊断的癌症。

尽管中国人的癌症死亡率有所降低，但由于人口老龄化和人口基数的增长，中国的癌症死亡病例数从2000年到2011年还是有明显增长，从每年51690例增加到88800例。从发病原因看，慢性感染、吸烟及污染等等是导致中国癌症个案急速上升的重要原因。中国的4种常见肿瘤如肺癌、胃癌、肝癌和食管癌的主要诱因是不良生活方式和室内环境污染，包括吸烟、饮食不当以及严重的空气和食物污染。这些因素让中国人长期与致癌物接触，并由此诱发癌症。

如何预防癌症？人类的生存和生活方式习惯比较复杂，因此癌症的产生和癌症死亡原因也是多种多样的。从中国、美国和世界的癌症大数据来看，大多数癌症可以通过减少癌症危险因素和有效的临床诊治来防治。

从中国的癌症大数据可以看到，约60%癌症死亡可通过减少可控危险因素暴露来预防，即通过环境因素和改善生活方式习惯来预防。因此中国癌症大数据更支持环境和生活方式是人类疾病的主要诱因，但不可否认遗传因素。例如，控制慢性感染可减少中国人约29%的癌症死亡，因为胃癌、肝癌和子宫颈癌的发生与死亡都与慢性感染有关，胃癌与幽门螺杆菌感染有关，肝癌与肝炎病毒感染有关，子宫颈癌与人乳头状瘤病毒感染有关。

癌症的发生与死亡跟吸烟有重要关联。中国癌症大数据表明，吸烟与25%的中国人的疾病死亡相关。而且估计每年有100万例与吸烟相关的癌症死亡，如果不积极控烟到2030年中国人与吸烟相关的疾病死亡病例每年将达200万。因此，如果能通过改善空气、水、土壤和食物污染，以及建立和遵循良好的生活方式，培养良好的生活习惯，完全有可能降低中国人的癌症发病率和死亡率。

美国的癌症统计提出防治癌症的方式是，加强对主要癌症如乳腺癌、子宫颈癌、结直肠癌和肺癌，以及多种癌症的早期诊断与筛查，做到早发现早治疗。另一个主要措施则是提倡健康的生活方式习惯。健康生活方式习惯主要是不吸烟、保持健康体重、饮食科学合理、少喝酒、坚持锻炼等。这些养生措施虽然不能保证不患癌，但确实可以大大地减少患癌的机会。实践也表明，这些生活方式习惯和措施是美国疾病发病率和死亡率稳步下降的主要原因。

世界卫生组织向人们提供的防癌措施主要是，尽量避免癌症危险因素。其中包括烟草消费、超重或肥胖、不健康饮食（如低水果蔬菜摄入量）、缺少体力活动、过量饮酒、感染（如乙肝、甲肝病毒）、电磁辐射和紫外线、城市空气污染、家庭使用燃气燃烧造成的室内烟雾等。

早期发现、早期治疗也是世界卫生组织推荐的防治措施。因为这样可以有效降低死亡率，防癌意识强是抗癌成功的关键。对癌症，要从各方面去提前预防，在养成良好的生活方式习惯之外，还要增强防癌意识，做到早检查治疗。比如，我国的胃癌发病率与日韩相当，但在早期诊断方面差距悬殊，日本胃癌早期诊断率为60%，韩国约40%，而我国仍徘徊在10%～20%之间。早期诊断的差距悬殊原因之一是防癌意识强与差，对医生的建议依附性好与差的缘故。而早期诊断和规范手术治疗，可使早期胃癌患者5年生存率达95%。

再例如对高危人群定期的体检筛查，可以发现尚属早期的肿瘤。针对第一杀手肺癌，低剂量螺旋CT是发现早期肺癌"蛛丝马迹"较为有效的一种检查手段，其早期检出率高达80%。而筛查出来的早期患者中有80%～90%可通过微创手术切除肿瘤，无须进一步放疗化疗。如果肺癌中晚期，这样麻烦就来了，很有可能给生命画上句号。目前全球肺癌平均5年生存率仅16%，而早期阶段（1期）肺癌可达65%。不幸的是，我国仅有10%的肺癌患者能在早期阶段得到确诊和治疗。用一个B超和一次血液化验就可发现早期肝癌。粪便隐血试验（FOBT）结合肠镜检查，是目前最有效的大肠癌筛查手段。

104篇
患癌原因防癌七建议八原则

人体器官致癌的原因分析：

①肺癌，不管是男还是女，排在首位的都是肺癌。为什么肺如此脆弱呢？根据目前的致癌原因分析主要有两条：第一是吸烟，据有关部门统计40%的肿瘤发病与长期吸烟有关，其中关系最密切的就是肺癌。因为香烟致癌物质可以通过吸而进入人体血液后布散到全身而造成对五脏六腑的危

害，继而导致诱发肺癌、食管癌、喉癌、膀胱癌、胰腺癌、肾癌等。

第二是室内外环境污染。有数据表明，空气污染是诱发肺病肺癌的重要因素。专家说，室内外环境污染对人体的肺部伤害不亚于吸烟，例如厨房油烟（女性有较多接触）、天然气燃烧后烟雾、汽车废气排放、室内装修材料污染除甲醛外还有一种很强致癌的氡，它一般藏在水泥、花岗岩、砖墙里从裂隙中扩散到房内（白天应开窗通风），再通过呼吸道进入体内时间长就会诱发肺病及其他肿瘤。

②胃癌，是世界上第4位最常见的癌肿，每3个病例就有2个是男性。其发病原因，除盐腌食物、辣椒、加工肉类、烟熏食物、烤炸油煎食物等食用过多是胃癌发生的原因外，饮食过饱、过烫过冷使胃黏膜遭受损伤后的病变以及萎缩性胃炎也可导致胃癌。还有胃内有螺旋杆菌或会增加胃癌的直接诱因（在医院作呼气试验可查出螺旋杆菌）。

③肝癌，在世界上排第6位最常见的病。目前有证据证明，乙肝患者误食被黄曲霉素污染的谷物、花生、豆类等（食物要现买现吃）。而黄曲霉素是一种致癌物质很强的毒素。同时患者长期饮酒过量伤肝尤其是饮白酒、饮食过量和身体肥胖、喜吃生鱼

片等，这些都是诱发肝癌的直接原因。

④肾癌，是世界上第5位最常见的癌症，饮水不洁、肥胖以及吸烟嗜酒等三个重要因素可诱发肾癌。不良因素越多越会患肾癌。

⑤淋巴癌，造血系统的癌症主要包括淋巴瘤、白血病、多发性骨髓瘤。这组癌症与肝癌并列为世界第6位高发癌症。室内环境和厨房污染、病毒感染及肥胖、精神压力大、情绪焦虑不良等是造成该病发生的重要原因。

⑥膀胱癌，这是世界上排名第10位最常见的癌症。饮水中的砷是膀胱癌发生的原因之一，夜间睡眠时经常憋尿也会增加膀胱癌、胆结石发生的风险。

⑦乳腺癌，是世界上女性最常见的癌症。其发病的原因主要是喜吃高脂肪高热量高蛋白食物，这样对乳腺的损伤较大，还有精神压力大、情绪焦虑、乐于夜生活、熬夜、晚婚晚育等

⑧胰腺癌，是世界上第13位常见癌症，它是癌症中"富贵病"的代表。发病原因是肥胖、糖尿病、经常饮食过饱、吸烟嗜酒、生活起居不规律等，都有可能导致该病的发生。

⑨大肠（直肠、结肠）癌，这是世界上排列第3位最常见的癌肿。发病原因是，患者常吃红肉、肉类加工

食品、大量饮酒、吃高温油炸食物、常忍便意、不喜欢或少吃蔬菜水果粗粮等，偏食和饮食不科学都有可能会导致大肠癌的发生。长期有便秘、炎症性肠病也可增加患结肠、直肠癌的风险。

⑩宫颈癌与卵巢癌，分别是世界上女性第2位和第7位最常见的癌症。引发原因是多方面的，比如熬夜、生活起居无常、饮食不科学、多肉少素、不吃粗粮等，就有可能患上此病。

国际抗癌联盟主席卡加普为公众健康而提供七条建议：①首先是要健康饮食。不健康的饮食会导致消化道的肿瘤高发。合理的搭配膳食、多吃鲜鱼（每人250克／日）和各种新鲜蔬菜水果、粗粮、豆类及豆制品、吃食物多样化、饮食的营养应当均衡全面、少吃或不吃腊肉、咸鱼、火腿、香肠等加工过的有亚硝酸盐和钠较多的食物、少吃猪牛羊肉等红肉每周少于500克，每日每人食盐小于5克（包括酱油、咸菜、腐乳等咸食中的盐分在内）、少吃能量高的食物比如多油脂、加糖及低纤维食物，少喝含糖饮料和可乐等碳酸饮料、少吃快餐。因为这些食物和饮料对健康有害。

②运动健身非常重要。肥胖是肿瘤高发和患多种疾病的重要原因，而肥胖主要是吃得太多和运动缺乏造成的。因此参加体育锻炼和少吃能够减肥。应坚持每天60分钟以上的中等运动量，每周至少锻炼5天。据体育专家介绍，每天饭后半小时后散步健身的效果很不错，或每周散步5小时能使患胰腺癌的风险降低一半。

哈佛大学公共卫生学院针对7万人的长期跟踪研究发现，每天走路一小时就可降低50%的患大肠癌机会。这是因为，散步能促进大肠的蠕动而有利排便，走路可以消耗热量直接预防胰腺癌及其他癌症的发生。运动出汗可使体内的铅等有害物质随着汗水排出体外，因而达到防癌目的。

③保持健康体重。超重和低体重都对健康有害。减少静坐时间，要管住嘴迈开腿多运动锻炼，这样能使自己的体重和腰围大小理想。例如走路、慢跑、骑自行车、深呼吸、做健身操、打太极拳或练气功等，都是很好的锻炼方式，并要长期坚持不懈去做，这样的健身效果肯定是很好。

④不吸烟很重要。烟草中含有尼古丁等40多种致癌物质，应主动戒烟，远离二手烟。要健康就不吸烟，想长寿就要及早戒烟。因吸烟和二手烟就是慢慢地在吸毒，长期受毒素侵害就会患病，尤其是患肺病、肺癌、心脏病等心血管病。其后果是非常可怕的悲剧性的，寿命大大地缩短，所

以要坚决戒烟，为健康为安全。

⑤适度饮酒。饮酒者不要酗酒，饮酒宜少绝不贪杯。因为经常饮酒过量会伤肝伤心，弄不好会患肝硬化、肝癌、胰腺癌等癌症痛苦万分。驾驶员酒后驾车很危险的，由于酒精的作用会使人昏昏欲睡，脑子迷糊不清开车时掌握不住方向盘而极易出事故，导致人员伤亡，有的在几秒钟内大祸临头。而且，酒后驾车违反交通法规，做违法乱纪的事，危害公共安全。如被交警查到醉驾，那就要被扣分、罚款、吊驾照或拘留。因此酒后禁驾，不能开车。是饮酒重要还是开车安全重要？这个问题必须要搞清楚。醉驾者就是因为对这个问题搞不清楚，所以他们就会做出如此的傻事和愚笨的事情来。

⑥避免阳光暴晒。过度日晒是诱发皮肤癌的元凶，夏天外出应尽量避开正午时分的光照。但是适当的晒太阳可以，因为这样不伤皮肤还能够通过阳光中紫外线增加体内维生素 D 含量，与体内的钙、维生素 K 结合能使骨质变坚硬与防癌抗癌。专家说，维生素 D 不足会患乳腺癌、结肠癌、前列腺癌、卵巢癌、胃癌及患骨质疏松的风险。每天只要晒太阳 20 分钟就足够，暴晒肯定不好。

⑦每天喝绿茶。只要每天喝二三杯绿茶，就能将癌症风险降低 40%。中国疾病预防控制中心营养与食品安全所研究员韩驰教授对茶叶的防癌作用进行过 18 年研究，他发现绿茶、乌龙茶、红茶对肺癌、食道癌、肝癌等都有不错的预防作用。其中包括龙井、碧螺春、毛峰等绿茶的效果最显著，其防癌效果是其他茶叶的 5 倍。但是茶水不要太浓太烫，最佳饮茶温度应是 50 摄氏度左右。

预防肿瘤八条原则：

①要有信心。信心是战胜癌症的动力也是精神的源泉，有信心才会鼓起勇气迎接肿瘤的挑战，精神不垮才更有力量和办法去战胜癌症。

②要有耐心。很多患者在癌症面前缺乏耐心，坚毅性不够，结果要么是放弃治疗，要么急病乱投医，相信所谓的祖传秘方。后果是不但被人骗去钱财，更可怕的是延缓病情使病情恶化。所以看肿瘤病要到正规医院肿瘤科，并要有坚强的耐心和勇气。

③对癌症要有科学认识。如果生病包括癌症就要引起高度重视，对这种病要有所认识，病人自己要独立思考和分析。医学虽然不是一个完美的科学，但专业性很强，所以要听听医生的治病意见和怎样用药治病。再加上患者的反复分析判断包括认真看药品说明书，这样服药才比较合理安全。

④要有终身治疗原则。癌症与其他慢性病一样要有终生治疗原则。该原则并不等同于终身服药，如果病情好转稳定可以服用维持药量。同时可以采取食疗加强营养、积极参加运动锻炼、保持愉快的心情、多参加娱乐活动等来增强免疫力和增强体质抗癌。如果抗癌措施做到位态度积极，早期癌很有可能会消失。

⑤要控制饮食。管不住嘴大鱼大肉、嗜烟如命、有不良的生活方式习惯，往往是这些慢性病、重病发生的诱因和导致并发症发生的助推器。此类患者，应做到饮食清淡、多吃新鲜蔬菜水果、不吃或少吃油炸油腻的东西、不吃烤炸食物、不吃花生等霉变食物（有黄曲霉素致癌物质）、不吃得过饱，有高血压病就要低盐饮食，有糖尿病要忌糖，吃饭要适量不过饱。

⑥积极参与锻炼抗癌。提倡参加有氧运动，强度因人而异，选择适合自己和自己喜欢的运动方式，如散步、太极拳、打乒乓、跳广场舞等，每天坚持锻炼一小时的效果很不错。避免做剧烈或不安全的运动。

⑦到正规医院检查看病。首诊很关键，早检查早发现早治疗，有不适症状就要看病就医，不能拖时间。比如着冷感冒有寒热，不看病就医就有可能会患肺炎，如高烧不退患肺炎严重后就会抢救无效死亡。所以看病莫走弯路，获得专业规范的诊疗服务是使肿瘤患者"与狼共舞"最终很有希望病愈的先决条件。

⑧对疾病要保持高度警惕。因疾病是世界上最凶恶的"洪水猛兽"，它六亲不认，对人类极其残酷，每年在全球要"吞掉"好几千万人的生命。因此我们要高度警惕，在我们的身体周围要用养生之道筑起无形的"万里长城"，这样预防疾病乘虚而入。身有病时也不要害怕，包括患肿瘤要坦然，既来之则安之。唯一的出路要靠我们自己尽最大的努力想尽各种办法，主动与医生配合好去战胜疾病。

编注：本书所采用的资料参考《新民晚报》《益寿文摘》《劳动报》《文汇报》《肝病999问答》《解放日报》等书报有关文章的部分内容。在此，对有关作者、记者表示衷心的感谢。

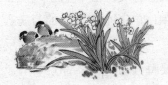